CORPVS MEDICORVM GRAECORVM

EDIDERVNT

ACADEMIAE BEROLINENSIS HAVNIENSIS LIPSIENSIS

III 1

RVFI EPHESII

DE RENVM ET VESICAE MORBIS

EDIDIT ET IN LINGVAM GERMANICAM VERTIT

ALEXANDER SIDERAS

BEROLINI IN AEDIBVS ACADEMIAE SCIENTIARVM MCMLXXVII

RUFUS VON EPHESOS

ÜBER DIE NIEREN- UND BLASENLEIDEN

HERAUSGEGEBEN UND ÜBERSETZT

VON

ALEXANDER SIDERAS

AKADEMIE - VERLAG · BERLIN 1977

Erschienen im Akademie-Verlag, 108 Berlin, Leipziger Straße 3–4

Lizenznummer: 202 · 100/140/77
Herstellung: IV/2/14 VEB Druckerei »Gottfried Wilhelm Leibniz«,
445 Gräfenhainichen · 4691
Bestellnummer: 752 867 0 (2028/20) · LSV 2006
Printed in GDR
DDR 48,– M

KARL DEICHGRÄBER
in Dankbarkeit

VORWORT

Das Werk des Arztes Rufus von Ephesos (um 100 u. Z.) Über die Nieren- und Blasenleiden, das den Gegenstand der vorliegenden Ausgabe bildet, ist die einzige uns erhaltene Spezialschrift zum Thema Pathologie und Therapie urologischer Erkrankungen aus der Feder eines namhaften antiken Autors. Zu den hier dargestellten Krankheiten gehören Nieren- und Blasenentzündung, Nieren- und Blasengeschwüre, Nieren- und Blasensteine, Blutungen in den Nieren und der Blase sowie Harndiarrhöe.

Ihre besondere Bedeutung verdankt diese praktisch-medizinische Schrift dem Umstand, daß sie von einem Arzt verfaßt wurde, der eine für seine Zeit ausgezeichnete wissenschaftlich-medizinische Bildung mit einem ausgeprägten Sinn für die ärztliche Praxis verband, was auch in dieser Abhandlung des Rufus in der Mitteilung eigener Beobachtungen, in der kritischen Auseinandersetzung mit seinen Vorgängern sowie in der sorgfältigen Beschreibung einzelner Krankheitsbilder oder therapeutischer Maßnahmen, etwa des Blasensteinschnitts, seinen Niederschlag gefunden hat. Rufus verzichtete wie in seinem sonstigen medizinischen Schrifttum so auch hier bewußt auf eine ausführliche Erörterung theoretischer Fragestellungen, wie sie für das Werk Galens charakteristisch ist. Sein Anliegen war es, den Bedürfnissen der ärztlichen Praxis Rechnung zu tragen, eine Tatsache, die seinen Schriften und speziell dem Traktat Über die Nieren- und Blasenleiden in der Folgezeit eine nachhaltige Wirkung sicherten. Das bezeugen die zahlreichen Zitate und Exzerpte, die uns bei späteren griechischen und arabischen Autoren aus diesem Werk überliefert sind.

Für die Textherstellung der vorliegenden Edition, die den Anspruch erheben darf, eine den Anforderungen der modernen Textkritik entsprechende Ausgabe zu sein, wurden alle griechischen Handschriften, die den Text der Schrift Über die Nieren- und Blasenleiden enthalten, von neuem kollationiert. Damit kam ihr Herausgeber A. Sideras zugleich auch einem seit langem bestehenden Postulat nach, das von J. Ilberg auf Grund der Unzulänglichkeiten der zuletzt erschienenen Rufusausgabe von Daremberg–Ruelle (Paris 1879) aufgestellt worden war. Darüber hinaus war es durch die Aufarbeitung auch der gesamten griechischen und arabischen Sekundärüberlieferung möglich, die durch mechanische Beschädigung entstandenen zahlreichen Lücken im Text der ältesten Handschrift, die den übrigen Kodizes als Vorlage diente, an einzelnen Stellen mit größerer Sicherheit zu ergänzen, als das bisher geschehen konnte. Die dem griechischen Text beigegebene Übersetzung, die erste in deutscher Sprache, trägt wesentlich zum Verständnis des sprachlich wie sachlich nicht immer leichten Textes bei, was den Wert der vorliegenden Ausgabe weiter erhöht.

Die Redaktion
des Corpus Medicorum Graecorum
Jutta Kollesch

INHALTSVERZEICHNIS

LITERATURVERZEICHNIS

Aëtii Amideni Libri medicinales I–IV (CMG VIII 1), ed. A. Olivieri, Leipzig und Berlin 1935

— Libri medicinales V–VIII (CMG VIII 2), ed. A. Olivieri, Berlin 1950

— Liber medicinalis XI, in: Œuvres de Rufus d'Ephèse, ed. Ch. Daremberg-Ch. E. Ruelle, Paris 1879, S. 85–126

Alexander von Tralles, v. II, ed. Th. Puschmann, Wien 1878 (Nachdruck Amsterdam 1963)

'Alī ibn al-'Abbās, *al-K. al-Malakī*, in: Rhazes, Traité sur le calcul dans les reins et dans la vessie, ed. P. de Koning, Leiden 1896, S. 124–185

Anecdota Graeca, v. I, ed. J. Fr. Boissonade, Paris 1829 (Nachdruck Hildesheim 1962)

Anecdota Graeca et Graecolatina, v. II, ed. V. Rose, Berlin 1870

Anecdota medica Graeca, ed. F. Z. Ermerins, Leiden 1840 (Nachdruck Amsterdam 1963)

Apollonii Citiensis, Stephani, Palladii, Theophili, Meletii, Damascii, Ioannis, aliorum Scholia in Hippocratem et Galenum, vv. I/II, ed. Fr. R. Dietz, Königsberg 1834 (Nachdruck Amsterdam 1966)

Aretaeus (CMG II), ed. C. Hude, 2. Aufl., Berlin 1958

Aristotelis Opera, v. I, ed. I. Bekker, Berlin 1831 (Nachdruck Berlin 1960)

Avicenna, *K. al-Qānūn fī ṭ-ṭibb* (=Canon), ed. Būlāq, v. II, 1294 A. H. (1877); franz. Übersetzung in: Rhazes, Traité sur le calcul dans les reins et dans la vessie, ed. P. de Koning, Leiden 1896, S. 228–267

Caelius Aurelianus s. Anecdota Graeca et Graecolatina

A. Cornelii Celsi Quae supersunt (CML I), ed. F. Marx, Leipzig und Berlin 1915

CMG = Corpus Medicorum Graecorum

CML = Corpus Medicorum Latinorum

Damascius s. Apollonii Citiensis etc.

Daremberg-Ruelle s. Rufus

K. Deichgräber, Aretaeus von Kappadozien als medizinischer Schriftsteller (Abh. d. Sächs. Akad. d. Wiss., Philol.-hist. Kl., Bd. 63, H. 3), Berlin 1971

H. Diels, Die Handschriften der antiken Ärzte (Abh. d. Königl. Preuß. Akademie d. Wiss.), I. Teil, Berlin 1905; II. Teil, Berlin 1906; I. Nachtrag, Berlin 1908

Diodori Bibliotheca Historica, v. IV, ed. C. Th. Fischer, Stuttgart 1964

Pedanii Dioscuridis Anazarbei De materia medica, vv. I–III, ed. M. Wellmann, Berlin 1906–1914

H. Flashar, Melancholie und Melancholiker in den medizinischen Theorien der Antike, Berlin 1966

Claudii Galeni Opera omnia, vv. I–XX, ed. C. G. Kühn, Leipzig 1821–1833 (=K.)

Claudii Galeni Pergameni Scripta minora, v. III, ed. G. Helmreich, Leipzig 1893

Galeni De usu partium libri XVII, vv. I/II, ed. G. Helmreich, Leipzig 1907/1909 (Nachdruck Amsterdam 1968)

Galeni In Hippocratis De natura hominis comm. III, In Hippocratis De victu acutorum comm. IV, De diaeta Hippocratis in morbis acutis (CMG V 9, 1), ed. J. Mewaldt, G. Helmreich, J. Westenberger, Leipzig und Berlin 1914

Galeni In Hippocratis Prorrheticum I comm. III, De comate secundum Hippocratem, In Hippocratis Prognosticum comm. III (CMG V 9,2), ed. H. Diels, J. Mewaldt, J. Heeg, Leipzig und Berlin 1915

Galeni De sanitate tuenda, De alimentorum facultatibus, De bonis malisque sucis, De victu attenuante (CMG V 4,2), ed. K. Koch, G. Helmreich, K. Kalbfleisch, O. Hartlich, Leipzig und Berlin 1923

Galeni De propriorum animi cuiuslibet affectuum dignotione et curatione, De animi cuiuslibet peccatorum dignotione et curatione, De atra bile (CMG V 4,1,1), ed. W. de Boer, Leipzig und Berlin 1937

Galeni In Hippocratis Epidemiarum libros I et II comm. (CMG V 10,1) ed. E. Wenkebach et Fr. Pfaff, Leipzig und Berlin 1934

— In Hippocratis Epidemiarum libr. VI comm. I–VIII (CMG V 10,2,2), ed. E. Wenkebach et Fr. Pfaff, Leipzig und Berlin 1940

H. Gärtner s. Rufus

H. Gossen, Art. „Rufus" (Nr. 18) in: RE IA, 1914, Sp. 1207–1212

O. Hiltbrunner, Latina Graeca. Semasiologische Studien über lateinische Wörter im Hinblick auf ihr Verhältnis zu griechischen Vorbildern, Bern 1958

Œuvres complètes d'Hippocrate, Traduction nouvelle avec le texte grec, vv. I–X, ed. E. Littré, Paris 1839–1861 (=L.)

Hippocratis Opera quae feruntur omnia, vv. I/II, ed. H. Kühlewein, Leipzig 1894/1902 (=Kw.)

Hippocratis Indices librorum, Iusiurandum, Lex, De arte, De medico, De decente habitu, Praeceptiones, De prisca medicina, De aëre locis aquis, De alimento, De liquidorum usu, De flatibus (CMG I 1), ed. J. L. Heiberg, Leipzig und Berlin 1927

Die hippokratische Schrift Prognostikon (Studia Graeca et Latina Gothoburgensia XVII), ed. B. Alexanderson, Göteborg 1963

Die hippokratische Schrift „Über die heilige Krankheit" (Ars medica II 1), ed. H. Grensemann, Berlin 1968

Hippocratis De aëre aquis locis (CMG I 1,2), ed. et transt. H. Diller, Berlin 1970

Hippocratis De natura hominis (CMG I 1,3), ed. et transt. J. Jouanna, Berlin 1975

C. Hude s. Aretaeus

Ibn al-Ǧazzār, *K. Zād al-musāfir*, in: Œuvres de Rufus d'Ephèse, ed. Ch. Daremberg-Ch. E. Ruelle, Paris 1879, S. 582–596

Ibn Hubal, *K. al-Muḫtārāt fī ṭ-ṭibb*, in: Rhazes, Traité sur le calcul dans les reins et dans la vessie, ed. P. de Koning, Leiden 1896, S. 186–226

J. Ilberg, Rufus von Ephesos. Ein griechischer Arzt in trajanischer Zeit (Abh. d. Sächs. Akad. d. Wiss., Phil.-hist. Kl., Bd. 41, Nr. 1), Leipzig 1930

Ioannes Actuarius s. Physici et medici Graeci

F. Kudlien, Rez. zu: A. Sideras, Textkritische Beiträge zur Schrift des Rufus von Ephesos De renum et vesicae morbis, Wiesbaden 1971, in: Gnomon 45 (1973), S. 613f.

K. Lembach, Die Pflanzen bei Theokrit (Bibl. der klass. Altertumswiss., Neue Folge, 2. Reihe, Bd. 37), Heidelberg 1970

Leon Philosophus s. Anecdota medica Graeca

Marcelli De medicamentis liber (CML V), ed. M. Niedermann, iter. cur. ed. E. Liechtenhan, transt. J. Kollesch et D. Nickel, Berlin 1968

H. Omont, Inventaire sommaire des manuscrits grecs de la Bibliothèque Nationale I/II, Paris 1888

Oribasii Synopsis ad Eustathium, Libri ad Eunapium (CMG VI 3), ed. J. Raeder, Leipzig und Berlin 1926

Oribasii Collectionum medicarum reliquiae, vv. I–IV (CMG VI 1,1.2; 2,1.2), ed. J. Raeder, Leipzig und Berlin 1928–1933

Paulus Aegineta, Libri I–IV (CMG IX 1), ed. J. L. Heiberg, Leipzig und Berlin 1921

Physici et medici Graeci minores, vv. I/II, ed. J. L. Ideler, Berlin 1841/42 (Nachdruck Amsterdam 1963)

C. Plini Secundi Naturalis historiae libri XXXVII, ed. C. Mayhoff, Leipzig 1875 sqq.

Plinii Secundi Iunioris qui feruntur De medicina libri tres (CML III), ed. A. Önnerfors, Berlin 1964

Plutarchi Vitae parallelae, v. I 2, ed. K. Ziegler, Leipzig 1959

RE = Paulys Real-Encyclopädie der classischen Altertumswissenschaft, hrsg. von G. Wissowa, W. Kroll, K. Mittelhaus und K. Ziegler, Stuttgart 1893 ff.

Fragments de Rufus d'Ephèse extraits de Rhazès, in: Œuvres de Rufus d'Ephèse, ed. Ch. Daremberg-Ch. E. Ruelle, Paris 1879, S. 453–548

Rhazes, *Maqāla fī l-Ḥaṣā*, in: Traité sur le calcul dans les reins et dans la vessie par Abū Bekr Muḥammed ibn Zakarīyā al-Rāzī, Traduction accompagnée du texte, ed. P. de Koning, Leiden 1896, S. 2–55

Rhazes, *K. al-Fāḫir*, in: Rhazes, Traité sur le calcul dans les reins et dans la vessie, ed. P. de Koning, Leiden 1896, S. 56–123

Rhazes, *K. al-Ḥāwī fī ṭ-ṭibb* (= Liber continens), ed. Hyderabad-Deccan, vv. I–XX, 1955–1967

Œuvres de Rufus d'Ephèse, Texte collationné sur les manuscrits, traduit pour la première fois en français, avec une introduction, ed. Ch. Daremberg-Ch. E. Ruelle, Paris 1879 (Nachdruck Amsterdam 1963)

Rufus von Ephesos, Die Fragen des Arztes an den Kranken (CMG Suppl. IV), ed. H. Gärtner, Berlin 1962

A. Sideras, Textkritische Beiträge zur Schrift des Rufus von Ephesos De renum et vesicae morbis (Akad. d. Wiss. u. d. Lit. Mainz, Abh. d. geistes- u. sozialwiss. Kl. 1971, 3), Wiesbaden 1971

— Aetius und Oribasius. Ihre gemeinsamen Exzerpte aus der Schrift des Rufus von Ephesos „Über die Nieren- und Blasenleiden" und ihr Abhängigkeitsverhältnis, Byz. Zeitschrift 67 (1974), S. 110–130

Stephanus s. Apollonii Citiensis etc.

R. Strömberg, Theophrastea. Studien zur botanischen Begriffsbildung, Göteborg 1937

— Griechische Pflanzennamen, Göteborg 1940

Theophilus s. Apollonii Citiensis etc.

Theophrastus, Enquiry into Plants, with an English translation, vv. I/II, ed. A. Hort, London und Cambridge/Mass., 1948/49 (1. Nachdruck der Ausgabe von 1916)

M. Wellmann, Zur Geschichte der Medicin im Altertum III, Hermes 47 (1912), S. 1–17

EINLEITUNG

A. HANDSCHRIFTLICHE ÜBERLIEFERUNG

I. Allgemeines

Für die vorliegende Ausgabe der Schrift Περὶ τῶν ἐν νεφροῖς καὶ κύστει παθῶν[1] des griechischen Arztes Rufus von Ephesos wurden folgende Handschriften berücksichtigt:

1. Codex Monacensis Graecus 469 saec. XIV fol. 148r–160v et 164r (M)
2. Codex Laudianus Graecus 59 saec. XV fol. 375r–391r (L)
3. Codex Vaticanus Graecus 291 saec. XVI fol. 1r–19v (W)
4. Codex Parisinus Graecus 2288 saec. XVI fol. 161v–168r (Q)
5. Codex Phillippicus Graecus 1536 saec. XVI fol. 9v–21v (F)
6. Codex Vossianus Graecus Q 9 saec. XVII fol. 10r–25v (V)
7. Codex Barberinianus Graecus 91 saec. XVII fol. 27v–71v (B)
8. Codex Parisinus Graecus 2331 saec. XVII fol. 11v–27v (P)
9. Suppl. Parisinum Graecum 629 saec. XIX fol. 65r–68v (S)[2]

[1] Zur Wortumstellung im Titel der Schrift vgl. A. Sideras, Beiträge, S. 7f.

[2] Siehe H. Diels, Handschriften II, S. 88. Bei der von Diels als „Leyden: Bibl. Univ. (catal. p. 395) s. XV" angegebenen Handschrift handelt es sich, wie mich P. F. J. Obbema von der Bibliothek der Reichsuniversität zu Leiden freundlicherweise informiert hat, um den bereits genannten Cod. Voss. Q 9. Diels führt ferner unter der Bezeichnung „Bibl. d. Heil. Grabes 38 s. XVII No 2" als in Jerusalem befindlich auch eine andere Handschrift an, die nach A. Papadopoulos-Kerameus (Ἱεροσολυμιτικὴ Βιβλιοθήκη, Bd. IV, Petersburg 1899, S. 93, Cod. 83b) in der Βιβλιοθήκη τοῦ ἐν Κωνσταντινουπόλει Μετοχίου τοῦ Παναγίου Τάφου vorhanden sein soll. Meine Bemühungen in beiden Richtungen, einen Mikrofilm auch dieser Handschrift zu bekommen, sind bis jetzt ergebnislos geblieben. Aus den griechisch-orthodoxen Patriarchaten in Jerusalem und Konstantinopel erhielt ich die Antwort, daß die betreffende Handschrift dort nicht vorhanden sei; die Jewish National and University Library zu Jerusalem teilte mir mit, daß es sich dabei vielleicht um eine Handschrift eines in der Altstadt Jerusalem befindlichen Klosters handle; zwei Briefe an diese Adresse blieben bis jetzt unerwidert. Aber wenn sie, wie Papadopoulos-Kerameus schreibt, eine Abschrift von einem gedruckten Buch (ἀντίγραφον ἐξ ἐντύπου τινὸς βιβλίου – sicherlich aus der editio Parisina) darstellt, ist sie für die Textgestaltung unseres Traktates ohne Belang. Bedauerlich ist es freilich, daß ich auch den Cod. Petrop. 164 s. XVIII nicht mehr zu Rate ziehen konnte; und das nicht wegen seiner paläographischen Bedeutung, die man ihm auf Grund seines jungen Alters nicht beimessen kann, sondern deshalb, weil er für die Edition dieser Schrift des Rufus weder von v. Matthaei noch von Daremberg berücksichtigt worden ist (s. unten S. 75f.). Zu den „mirabilia fata" dieser

Schon beim ersten einfachen Vergleich der Kodizes miteinander stellt sich deutlich heraus, daß der Monacensis als Vorlage für alle anderen gedient hat. Darauf deuten unmißverständlich die in M von fol. 153r1 (= S. 110,18) ab einsetzenden und bis zum Traktatschluß reichenden Textverderbnisse[1] hin, die durch unbeschriebene Zwischenräume, sog. Fenster, an den entsprechenden Stellen auch in den übrigen Handschriften gekennzeichnet worden sind. Manchmal stimmen sogar die Längen der Lücken in M und in den Kopien fast überein. Es besteht also kein Zweifel darüber, daß alle uns bekannten Kodizes von M abhängen. Diese – vorerst nicht näher erläuterte – Abhängigkeit dürfte auch ohne Berücksichtigung zusätzlicher Indizien als sicher betrachtet werden. Außerdem zeigen die späteren Handschriften alle Fehler von M[2]. Es handelt sich dabei um gewisse zumeist durch Verschreibung entstandene Wort- und Formvarianten, gemeinsame orthographische Fehler und falsche Akzente. Viele dieser oft sinnentstellenden Fehler haben bereits die früheren Herausgeber berichtigt. Man vergleiche z. B.:

1. Wortvarianten:

S. 100,15 πόνοις codd.: σπόγγοις Gu.
S. 102,6 φοίνικα (bis) codd.: χοίνικα (bis) Gu.
S. 106,20 προσαπογλυκαίνειν codd. Gu.: προαπογλυκαίνειν Ma.
S. 110,13 εὐταξίᾳ MLWQFVGu.: εὐεξίᾳ BS (in mg.) Ma.

Handschrift, die v. Matthaei (Rufus, S. XVIII; s. auch Daremberg-Ruelle, Rufus, S. XIII Anm. 1) erwähnt, gehört auch folgendes Abschlußkapitel ihrer Geschichte: Wie mir K. M. Romanowskaja von der Naučnaja Biblioteka in Leningrad berichtet, wurde sie dort bis 1927 aufbewahrt und anschließend mit anderen Handschriften zusammen nach Polen zurückgegeben (s. Sigla Codicum Manuscriptorum, qui olim in Bibliotheca Publica Leninopolitana exstantes nunc in Bibliotheca Universitatis Varsoviensis asservantur. Edita cura Delegationis Polonicae in mixta Polono-Sovietica commissione peculiari Moscoviae – Prace Bibljoteczne IV – Krakau 1928, S. 61). Die Leitung der Handschriftenabteilung der Universitätsbibliothek zu Warschau teilte mir ferner auf Anfrage mit, daß die Sammlung der ehemals von Leningrad zurückerhaltenen Handschriften 1944 während der Kämpfe um Warschau verbrannt sei; auch der betreffende Kodex sei höchstwahrscheinlich mit dem größten Teil des Bestandes vernichtet, da er unter den wenigen unversehrten Resten, die zur Zeit in der Biblioteka Narodowa aufbewahrt werden, nicht zu finden sei.

[1] Diese Textverderbnisse sind durch eine Beschädigung des oberen Kodexrückens verursacht, s. unten S. 18 Anm. 1.

[2] Selbstverständlich mit Ausnahme von vereinzelten Korrekturen bzw. Korrekturversuchen seitens der Kopisten. M und vor allem seine Kopien enthalten, wie übrigens nicht anders zu erwarten, auch eine Reihe von weiteren Sonderfehlern; darüber wird bei der Besprechung der einzelnen Handschriften zu handeln sein, s. unten S. 18ff.

S. 116,15 οὖν codd. edd.: οὐ scripsi
S. 138,3 νόσημα codd.Ma.: νόημα Da.
S. 140,6 ἁπαλῆς codd.Ma.: πάλης Da.
S. 146,10 ὥστε codd.: ἅτε Ma.
S. 146,17 δάκνηται codd.: δάκνῃ τε Ma.
S. 152,17 μονὴν codd.: τομὴν Ma.
S. 152,18 ἔμμονα codd.Ma.: ἔμμοτα Da.
S. 152,18 τιμᾶσθαι codd.: ἰᾶσθαι Da.

2. Formvarianten:

S. 86,14 μαλακώτεροι codd.Gu.Ma.: μαλακώτερον Da.
S. 90,20 τούτῳ codd.Gu.Ma.: τούτου Da.
S. 104,13 μέλι codd.: μέλιτι Gu.
S. 106,13 ἀνατρέφον codd.edd.: ἀνατρέφει scripsi
S. 108,17 νεφρῶν codd.edd.: νεφροὺς scripsi
S. 116,12 τοῖς νεφροῖς codd.edd.: τῶν νεφρῶν scripsi
S. 124,12 τὰς ταλαιπωρίας codd.Ma.: ταῖς ταλαιπωρίαις Da.
S. 130,16 νεφροῖς codd.: νεφροὺς Ma.
S. 132,9 ἐθέλοιο codd.Ma.: ἐθέλοι Da.: ἐθέλοις scripsi
S. 150,1 ἑλκύσει codd.: ἑλκοῦται Da.
S. 162,6 νεφροὶ codd.: νεφροὺς Ma.

3. Orthographische Fehler:

S. 98,10 πυρὰ codd.: πυρρὰ Gu.
S. 106,8 ὑὸς codd.: οἱὸς Da.
S. 106,19 ὄχρων codd.: ὤχρων Gu.
S. 126,1 κίσιρι codd.: κισσήρει Da.
S. 132,4 διάροιαν codd.Ma.: διάρροιαν Da.
S. 156,8 ὀπτημένοις codd.: ὠπτημένοις Ma.
S. 160,11 εὐεμώτατον codd.(praeter L)Ma.: εὐαιμότατον L[1]
S. 162,2 προειδομένοις codd.(praeter L)Ma.: προϊδομένοις L
S. 164,15 οἰδικότα (οἰδηκότα LPMa.) codd.Ma.: ᾠδηκότα Da.

4. Falsche Akzente:

S. 90,20 βουκέρας codd.Gu.Ma.: βούκερας Da.
S. 96,10 χαμαιπίτυς codd.(praeter P)Gu.Ma.: χαμαίπιτυς PDa.[2]

[1] L hat mehrere Korrekturen seiner Vorlage versucht, dabei hat er aber nicht immer Glück gehabt; s. unten S. 25ff. Daremberg, dem die Lesart von L entgangen zu sein scheint, ändert hier zu εὐχυμότατον; s. A. Sideras, Beiträge, S. 38.

[2] Einige Verbesserungen seiner Vorlage hat auch P versucht, zumeist aber ohne Erfolg, s. unten S. 48ff.

S. 100,6 μυξοποιά vel μιξοποιά codd.Gu.Ma.: μιξόπυα Da.
S. 110,9 λύσαι (λύσας FV) codd.Gu.Ma.: λῦσαι Da.[1]
S. 114,5 μελανῶν codd.(om.P): μελάνων Ma.
S. 146,9 ὑπτίαι codd.Ma.: ὕπτιαι Da.
S. 152,8 μήλοιο (μύλοιο L) codd.Ma.: μηλοῖο Da.
S. 156,11 ἰωνίας codd.Ma.: ἰωνιᾶς Da.

Auch S. 138,3 ἔστη, das erst B richtig zu ἔστι (von seinem Kopisten P darin gefolgt) änderte, obwohl in seiner Vorlage V die Form ἔστη stand[2], zeigt, wie solche Fehlschreibungen des Archetypus M von den Abschreibern kritiklos übernommen wurden. Am charakteristischsten ist dabei fol. 160v1 (= S. 160,5) βούκερα, wo die Kopien κούκερα bzw. κόνκερα überliefern, weil M hier wie auch sonst in der Regel u für β verwendet[3]. Das Fehlen der Präposition ἐν vor ἰσοπέδῳ S. 110,11, das nur der Schreiber von L bemerkte, der auch als einziger die Ergänzung vornahm, zeugt ferner nicht nur davon, daß alle jüngeren Kodizes auf die gemeinsame Quelle M zurückgehen, sondern auch davon, daß L, der außerdem eine Anzahl von Sonderlücken aufweist[4], keiner der uns bekannten Handschriften als Vorlage gedient haben kann.

Aus den vorgetragenen Beobachtungen geht mit Sicherheit hervor, daß wir bezüglich der direkten Überlieferung des zu edierenden Traktates nur auf eine Handschriftenfamilie angewiesen sind, deren Stammvater M ist. Damit stellt sich uns aber sogleich die Frage nach dem Verwandtschaftsgrad einerseits zwischen M und seinen Abschriften, andererseits zwischen den Kopien untereinander. Wenden wir uns zunächst der Frage nach dem Abhängigkeitsverhältnis zwischen M und seinen Abschriften zu. Diese oder einige von ihnen dürften, wenn sie direkt auf M zurückgingen, sie also M unmittelbar kopierten – abgesehen von den eigenen Zusätzen –, kein Textplus gegenüber M aufweisen; und bis auf einen einzigen Fall ist es wirklich so. S. 106,10

[1] Der Kontext lautet: ἀλλά μοι δοκεῖ τολμήσας τις θαμινὰ ἐξεμεῖν, ταχὺ ἂν καὶ ἕλκος ἐν νεφροῖς καὶ ἄλλην τινὰ ἐνθένδε λῦσαι βλάβην. Der flüchtige Schreiber oder Leser kann hier durch das vorangehende potentiale ἂν leicht irregeführt werden, daß es sich nämlich bei ΛΥΣΑΙ um den Optativ handle; das unpersönliche δοκεῖ verlangt aber den Infinitiv. Den Fehler hat erst Daremberg berichtigt, während in den früheren Ausgaben das handschriftliche λύσαι zu lesen ist. Angesichts des unmittelbar vorausgehenden τολμήσας dürfte man die Lesart λύσας von F eher als einen Influenzfehler bezeichnen denn als eine Fehlschreibung von λύσαι. Auch V, dessen Vorlage F gewesen sein muß (s. unten S. 41ff.) hat zunächst ebenfalls λύσας geschrieben, dann aber selber sinngemäß zu λύσαι korrigiert, was auch sein Kopist B bevorzugte.

[2] Über die Gruppe VBP s. unten S. 38ff.

[3] Siehe unten S. 19.

[4] Über L s. unten S. 25ff.

jedoch zeigt M zwischen ἄλλο und ἔστ' ἄν, wo die übrigen Handschriften λαμβάνειν bzw. ἀπολαμβάνειν bieten, eine Lücke[1]. Dieses Phänomen reicht sicherlich nicht aus, um eine direkte Abhängigkeit aller späteren Kodizes von M auszuschließen; denn für einen Schreiber, der M unmittelbar kopierte, wäre es nicht schwierig gewesen, das fehlende Wort in seiner Abschrift selbst sinngemäß zu ergänzen. M weist aber auch eine ganze Reihe sonstiger Abweichungen gegenüber allen anderen Handschriften auf, woraus man eher mit ziemlich großer Wahrscheinlichkeit schließen darf, daß keines der uns bekannten Mitglieder der Familie M direkt auf M selbst zurückzuführen ist[2]. Wir wollen aber zuerst den Hauptzeugen M genauer betrachten; seine Besonderheiten werden dann auch auf die Frage des Abhängigkeitsverhältnisses zwischen ihm und seiner Nachkommenschaft mehr Licht werfen können.

II. Der Hauptzeuge Monacensis 469

M Der Monacensis Graecus 469 (M), ein schlecht erhaltener, auf Bombyzinpapier und in jüngeren Minuskeln geschriebener Kodex aus dem 14. Jahrhundert, ist die älteste, zugleich aber auch die wichtigste Quelle, auf die sich unsere Ausgabe stützt. Er enthält nur medizinische Schriften von Galen und Rufus[3]. Der Traktat Über die Nieren- und Blasenleiden umfaßt die foll. 148^r bis 160^v sowie fol. 164^r[4]. Von fol. 161^r bis fol. 163^v folgen Teile einer anderen Schrift des Rufus, deren Anfang sich auf fol. 164^v befindet[5]. Die Reihenfolge der foll. ist offenbar gestört und vermutlich auf ein Versehen des Buchbinders zurückzuführen, wodurch fol. 164 von seinem ursprünglichen Platz

1 Nicht berücksichtigt sind hier selbstverständlich die aus der Beschädigung des oberen Kodexrückens entstandenen gemeinsamen Textverluste (s. oben S. 15), bei denen einige Kopien oft etwas mehr Text bieten als M. Es handelt sich dabei zumeist um das letzte Wort vor oder das erste nach der Lücke. Diese Tatsache läßt sich folgendermaßen erklären: M war früher in viel besserem Zustand erhalten als heute; auch die Textverluste in ihm dürften von entsprechend kleinerem Umfang gewesen sein. Wörter also, die in M heute ganz oder teilweise verderbt dastehen, haben die Kopisten früher entweder lesen oder leicht ergänzen können. Auch Daremberg hat, wie ich bei der Kollation von M festgestellt habe, bei einigen Lücken manchmal ein paar Buchstaben mehr gelesen, als wir es heute tun können. Dies zeigt, daß sich der Zustand der Handschrift allmählich verschlechtert. Über den subjektiven Charakter der angebotenen Textergänzungen zur Ausfüllung der Lücken s. unten S. 80.

2 Im Gegensatz dazu s. Daremberg-Ruelle, Rufus, S. XIVff.

3 Vgl. I. Hardt, Catalogus Codicum Manuscriptorum Bibliothecae Regiae Bavaricae I 4, Monachii 1810, S. 451ff.

4 Siehe H. Diels, Handschriften, I. Nachtrag, S. 64.

5 Siehe Daremberg-Ruelle, Rufus, S. 64 und S. 66 App. zu 10.

nach fol. 160 um drei foll. nach hinten versetzt wurde[1]. So entstand das Durcheinander[2]. Nach fol. 155v folgt ein nicht numeriertes, leeres Blatt. Der Text findet seine Fortsetzung auf fol. 156r.

Die Schrift läßt sich, außer an den Stellen, an denen der Kodex beschädigt ist, verhältnismäßig gut lesen. Es werden viele Ligaturen und Abkürzungszeichen verwendet, die nicht immer eindeutig sind. Auch hochgestellte Buchstaben (vor allem bei Selbstkorrekturen und -ergänzungen) kommen häufig vor, während das iota subscriptum selten erscheint – und zwar regelmäßig nur bei den entsprechenden Formen des Artikels. Der Buchstabe β hat in M meistens die Form u, was S. 102,11 und S. 160,5 zur Verwechslung mit dem ähnlichen Schriftzeichen κ führte, so daß aus den Formen ὑπουλύζειν (= ὑποκλύζειν) und υούκερα (= βούκερα) von M die entsprechenden Varianten ὑποβλύζειν in F und κούκερα bzw. κόνκερα in allen M-Deszendenten entstanden. Die Interpunktion ist in M, wie auch in dessen Nachkommen, nicht immer sinnvoll. Fol. 149v und die vier ersten Zeilen von fol. 150r sind, wie der Duktus klar erkennen läßt, von einem anderen Schreiber geschrieben. Diese Schrift ist etwas größer und deutlicher. Dann aber setzt die erste Hand wieder ein und bleibt bis zum Schriftende[3].

M enthält weniger orthographische Fehler als seine Kopien. Die meisten dieser Fehler sind auch von den Abschreibern übernommen worden (Beispiele s. oben S. 16f.). Darüber hinaus weist M auch eine relativ kleine Anzahl von weiteren orthographischen Fehlern auf, die in den Abschriften teilweise korrigiert erscheinen. Es handelt sich – vom falschen Spiritus und Akzent abgesehen – um folgende:

S. 88,1	ὠτιλὰς MFVBP: ὠτειλὰς recte cett.
S. 88,11	λωβοῦ MLFVBP: λοβοῦ recte cett.
S. 136,5	ἀλθέας M: ἀλθαίας recte cett.
S. 140,9	προμάλλου MWFV: προμάλου recte cett.
S. 140,13	γυναικίοις M: γυναικείοις recte cett.
S. 142,7	αἱμοραγῇ M: αἱμορραγῇ recte cett.
S. 150,5	ἐπιφράσοντος MWF: ἐπιφράσσοντος recte L: ἐπιφράσαντος cett.
S. 160,5	τέτιγες MW (om. L): τέττιγες recte cett.

[1] Vgl. Daremberg-Ruelle, Rufus, S. XI. Auch am linken Rand des fol. 161r steht bereits die Bemerkung: „Ex comparatione horum numerorum colligo tria folia hic excidisse“. (Stammt das aus der Hand von v. Matthaei? Siehe unten S. 76 Anm. 4.)

[2] Siehe unten S. 76 mit Anm. 4.

[3] Auch die Schreibart der foll. 150v und 155v hebt sich vom Schriftbild der übrigen foll. ab, es handelt sich aber eher um den Neuansatz derselben Hand als um verschiedene Schreiber.

Die Fülle der in M vorhandenen Sonderlesarten widerlegt m. E. die Annahme einer direkten Abstammung irgendeiner der erhaltenen Abschriften von M. Denn es scheint höchst unwahrscheinlich, daß ein unmittelbar abschreibender Kopist von seiner Vorlage so sehr abgewichen ist, wenngleich viele Varianten der gesamten M-Nachkommenschaft M gegenüber als Influenzfehler, Verschreibungen oder falsche Deutungen von Abkürzungszeichen erklärt werden könnten. Man vergleiche z. B.:

1. Wortvarianten:

S. 86,10 περιφρονῆσαι M: παραφρονῆσαι recte cett.
S. 88,2 προσαγορεύειν M: προαγορεύειν recte cett.
S. 98,16 ἀποκρινόμενον recte M: ἐκκρινόμενον cett.
S. 100,1 ἔσω M: ἔξω recte cett.
S. 100,5 ἀναστομώσει M: ἀναστομώσῃς scripsi: ἀποστομώσει vel ἀποστομώσῃ cett.
S. 112,5 ἀπιστεῖν recte M: ἀντιπεῖν vel ἀντειπεῖν cett.
S. 118,15 ἑτέρως M: ἑτέρῳ recte cett.
S. 128,1 οὖν M: οὐ recte cett.
S. 128,5 πεφθέντος recte M: πεμφθέντος vel πεμφέντος cett.
S. 128,8 ἡμάτωται recte M: ἥνωται cett.
S. 154,9 ἐπὶ recte M: ἐπιὸν cett.[1]
S. 162,4 ἐπιγάστριον recte M: ἐπὶ γαστρὶ cett.[2]
S. 164,14 προσαλείφειν recte M: παραλείφειν cett.

2. Formvarianten:

S. 98,16 τοῦτον[3] recte M: τοῦτο cett.
S. 108,5 προϊὼν M: προϊόντες vel προϊόντος recte cett.
S. 110,7 δαψιλὲς recte M: δαψιλὸν cett.
S. 114,13 ἐρευγμοὶ recte M: ἐρυγμοὶ L: ἐρεγμοὶ cett.
S. 120,2 ἀφέψημα recte M: ἀφεψήματος cett.
S. 132,3 λεπτυντιθέντες M: λεπθυνθέντες V: λεπτυνθέντες recte cett.
S. 136,6 ἀνιείσθω M: ἐνιέσθω recte L: ἀνιέσθω cett.
S. 148,10 χρίμασιν M: χρίσμασιν recte cett.
S. 152,8 παιδίον recte M: παιδία cett.
S. 152,14 πεποιημένον M: πεποιημένου recte cett.

[1] Paläographisch läßt sich ἐπιὸν aus ἐπὶ ohne Schwierigkeit erklären: der Akzent von ἐπὶ ist in M etwas länger, so daß man ihn mit der üblichen Abkürzung der Endung -ον leicht verwechseln kann. Vgl. auch Anm. 2 und 3.

[2] Eine falsche Deutung der Abkürzung ἐπιγάστρι` (sic) in M; vgl. dazu die vorstehende Anm. 1.

[3] Der Fehler rührt von der Abkürzung τοῦτ` in M her. S schrieb sinngemäß τοῦτον, obwohl in seiner Vorlage Q τοῦτο stand.

S. 156,4 τρέφειν recte M: τρέφοντος cett.
S. 162,13 κάχρυϊ recte M: κάγχρυϊ vel κάγχριϊ cett.

3. Textplus:

S. 100,14 οὖν M: om. cett.
S. 100,16 δὲ^{II} M (γὰρ L): om. cett.
S. 116,9 γὰρ M: om. cett.
S. 122,3 ταύτῃ M: om. cett.
S. 122,19 καὶ^{I} M: om. cett.
S. 124,14 τοτὲ δὲ λιπαρώτερον M: om. cett.
S. 130,2 τὸ M: om. cett.
S. 146,3 γε M: om. cett.
S. 152,20 πῶροι κύστεως M: om. cett.
S. 158,6 . . .α κύστεως M: om. cett.

4. Umstellungen:

S. 116,3 οὐ φαύλη πάνυ M (om. L): οὐ πάνυ φαύλη cett.[1]
S. 136,4 κλυσμοὶ πρόσθετοι tituli loco M, in textu cett.
S. 142,10 αἱμορραγία ἀπὸ καυλοῦ post ἴαται M, ante τὰς δὲ cett.
S. 156,14 οὐρητικὰ – λίθος post κρατεῖ M, ante ὅπου δὲ cett.

Wenn man trotz der Mannigfaltigkeit der Eigentümlichkeiten von M irgendeinen seiner Nachkommen von ihm unmittelbar abhängig machen wollte, müßte man willkürlich und nach Bedarf sowohl mit der Nachlässigkeit als auch mit dem Korrektureifer des oder der vermeintlichen Kopisten operieren. Außerdem hätte man noch eine Frage klären müssen: M ist nämlich auch mit einer relativ großen Anzahl von Randnoten versehen. Außer F, der nach meiner Meinung M am nächsten steht, jedoch nicht direkt aus ihm abgeschrieben ist und auf dessen ersten Folien einige Randbemerkungen in Übereinstimmung mit denen von M stehen, bieten die übrigen Kopien keine Marginalien – manchmal werden nur am Rand spärliche Textkorrekturen notiert. Ich führe hier die ersten fünf Randnotizen von M auf, die auch in F wiederkehren[2]:

fol. 148^{r}8–9 rechts (S. 86,9ff.) σημείωσαι ὅτι αἱ κατὰ κύστιν φλεγμοναὶ ὀξύτερον
fol. 148^{r}17–18 rechts (S. 88,3ff.) πῶς χρὴ διαγινώσκειν νεφρῶν φλεγμονήν
fol. 148^{v}17–18 links (S. 90,7ff.) πῶς χρὴ θεραπεύειν νεφρῶν φλεγμονήν

[1] Zu dieser Stelle s. ausführlich A. Sideras, Beiträge, S. 17.
[2] Siehe unten S. 36f.

fol. 149^{v}3–5 links (S. 94,3ff.) σύνθεσις τοῦ καταπλάσματος τοῦ Χρυσίππου

fol. 150^{r}21 rechts (S. 98,7ff.) σημεῖα ἐμπυήματος

Insgesamt finden sich in M 50 Randnotizen[1]. Viele dieser Randbemerkungen stehen neben den Textüberschriften und stimmen oft mit ihnen überein. Dies bedeutet einerseits, daß einige Randnotizen bloße Wiederholungen von Überschriften sind, und andererseits, daß einige Überschriften in den Text aufgenommene Randnotizen darstellen.[2]

Somit ergeben sich eindeutige Anhaltspunkte für das Verwandtschaftsverhältnis von M und seinen Deszendenten: Während einerseits überzeugende Beweise die Abstammung aller jüngeren Handschriften von M außer Zweifel lassen (s. oben S. 15ff.), verbieten es andererseits zahlreiche Eigentümlichkeiten von M (s. oben S. 19ff.), irgendeinen seiner erhaltenen Abkömmlinge von ihm unmittelbar abhängig zu machen. Die große Anzahl der gemeinsamen Fehler, durch die sich alle uns bekannten M-Nachkommen von M unterscheiden (am charakteristischsten die gemeinsamen Lücken, s. oben S. 21), deutet darauf hin, daß sie alle aus einer gemeinsamen Quelle (ψ) geflossen sind; diese Quelle kann, den bisherigen Ausführungen gemäß, nur eine Kopie von M sein. Andererseits erscheint es mir in Anbetracht der zahlreichen Sonderlesarten einer jeden der erhaltenen Abschriften bzw. Abschriftengruppen unwahrscheinlich, daß allen Variantenträgern – nämlich allen Mitgliedern der älteren Familie LWQF – dieselbe Kopie von M als Vorlage gedient haben könnte. Die jüngeren Handschriften gehen also nicht direkt, sondern über bereits verlorene bzw. uns nicht bekannte Zwischenstufen auf M zurück. Die Zahl dieser Zwischenglieder können wir nicht näher bestimmen, wie wir aber weiter unten sehen werden, dürfte es sich m. E. um mindestens zwei gehandelt haben.

Der Weg von M in der Überlieferungsgeschichte der vorliegenden Studie des Rufus läßt sich aus Mangel an älteren Zeugen nicht weiter zurückverfolgen. So viel kann man aber mit ziemlicher Sicherheit sagen,

[1] Sie werden jeweils im textkritischen Apparat notiert. Fol. 155^{v}8–12 links steht eine etwas längere, durch Ligaturen, Abbreviaturen und teilweise verderbte Buchstaben fast unlesbar gewordene Notiz, der ich keinen befriedigenden Sinn entnehmen konnte. Sie ist in einer – anscheinend von späterer Hand – ringsum gezogenen Linie eingeschlossen und wird weder von v. Matthaei noch von Daremberg erwähnt. Hier ein erster Lesungsversuch: ὁ δὲ ἀαίτιος ('Αέτιος?) στυπτηρίας σχιστῆς φησι (?) ἔκ τε τραγακάνθης ξηρᾶς λειοτριβηθείσης καταλλήλως. ἡ δόσις· κεράσας πρὸς αἱμορροΐδα (?) αὐστηροῦ (?). Am Anfang des Kapitels über Blasenkrätze (S. 158,6) befand sich in M nach Darembergs Zeugnis (vgl. seinen Apparat zur Stelle) die Randnote πῶς χρὴ διαγινώσκειν ψωρίασιν τῆς κύστεως καὶ θεραπεύειν, die heute überhaupt nicht mehr zu lesen ist.

[2] Ausführlicher s. A. Sideras, Beiträge, S. 9f.

nämlich daß M, obwohl der Textzustand, den der Kodex bietet, im ganzen nicht schlecht ist, sich vom Exemplar des Autors relativ weit entfernt hat. Darauf verweisen die gemeinsamen sinnstörenden Fehler der gesamten Klasse M sowie die in den M-Sonderlesarten vorhandenen Fehlschreibungen, von denen einige Kopisten manches teils mit, teils ohne Erfolg zu korrigieren versucht haben (s. oben S. 19ff.). Alle diese Nachteile dürften in der Vorlage von M nicht unbedingt enthalten gewesen sein. Ob aber auch jene vermeintliche Quelle ω, die M kopierte, dem Exemplar des Autors am nächsten stand im Vergleich zu anderen vermutlichen Vorläufern, darf, angesichts der weiten Zeitspanne zwischen der Lebenszeit des Rufus und der Entstehungszeit von M und seiner Vorlage, fraglich erscheinen. Denn wenn M oder seine Vorlage einer alten, mit dem Exemplar des Autors fast identischen Textquelle entstammten, hätte m. E. wenigstens manche Randnotiz nicht als Überschrift in den eigentlichen Text (oft sogar an falscher Stelle) eindringen können.

III. Die M-Deszendenten

Die gesamte M-Nachkommenschaft läßt sich nicht nur nach äußeren, sondern vor allem nach inneren Indizien in zwei Gruppen aufteilen: LWQFS und VBP. Die Mitglieder beider Gruppen haben außer den gemeinsamen Elementen, die sie als Nachkommen der Familie M erwartungsgemäß aufweisen, auch eine Vielzahl sonstiger Berührungspunkte, die unverkennbar eine gemeinsame Herkunft andeuten. Und da M selbst auf Grund der Mannigfaltigkeit seiner Sonderlesarten als direkte Vorlage ausgeschlossen werden muß, bleiben nur noch zwei Möglichkeiten übrig: Die von den M-Abkömmlingen überlieferte Fassung geht letzten Endes entweder auf einen verlorenen bzw. uns nicht bekannten Kodex zurück, oder sie ist auf eine der erhaltenen Handschriften zurückzuführen. In Frage kämen dann selbstverständlich nur die älteren Kopien, namentlich die Handschriften LWQF, während die jüngere Gruppe VBP und S auch deshalb, weil ihr Abhängigkeitsverhältnis klarer ist (s. unten S. 34ff. und 38ff.), ausscheiden.

Im folgenden wird jede Gruppe zunächst als Ganzes genommen und nach ihren Bindefehlern oder sonstigen Sonderlesarten untersucht, die die Zugehörigkeit zur Gruppe sichern. Die Besprechung der einzelnen Mitglieder schließt sich jeweils unmittelbar an. Sie werden sowohl in ihrem Verwandtschaftsverhältnis zu M als auch in ihrer gegenseitigen Abhängigkeit geprüft. Daraus wird auch erhellen, ob wir einen der erhaltenen Kodizes als Vorlage eines anderen betrachten dürfen.

a) Die Gruppe LWQFS

Dieselben Eigentümlichkeiten, die VBP zu einer Gruppe verbinden, unterstreichen zugleich auch die Zugehörigkeit der Kodizes LWQFS zu einer anderen Gruppe (s. unten S. 38ff.). LWQF sind die ältesten Abschriften von M, die ihm, wie die Vielzahl der gemeinsamen Sonderlesarten zeigt, auch am nächsten stehen. Unter ihnen haben wir also, gemäß den obigen Ausführungen, die Vorlage zu suchen, von der alle übrigen Kopien direkt oder indirekt abhängen und über die sie auf die ursprüngliche Quelle M zurückgehen. Wird aber die Prüfung der einzelnen Handschriften unseren Erwartungen nicht gerecht, so ist die Annahme einer oder mehrerer Zwischenstufen unausweichlich.

Betrachtet man die Gruppe LWQFS genauer, so sieht man, daß F sich von den anderen Kopien abhebt oder, anders ausgedrückt, daß die Handschriften LWQS eine engere Verbindung zeigen. Dies geht aus folgenden Beispielen hervor:

S. 86,1 ʽΡούφου ʼΕφεσίου recte MLWQS: τοῦ (οὗ B) αὐτοῦ cett.
S. 88,5 πέσῃ LWQS: συμπέσῃ recte cett.
S. 90,9 συμφέρουσιν LWQS: συμφέρουσαι recte MF: συμφέρονται cett.
S. 90,19 κλύσματι LWQS: κλυσμάτιον recte MFVB: κλυσμέτιον P[1]
S. 96,5 βέλτιον om. LWQS, habent cett.
S. 98,12 ῥιγώδεις LWQS: φρικώδεις vel δριμώδεις vel δρυμώδεις cett.[2]
S. 102,10 μηδὲν recte MLWQS: μηδὲ cett.
S. 108,14 ἄλλου ἁλμυροῦ recte MLWQS: ἄλλου καὶ μυροῦ cett.

Diese Beispiele zeigen schon eindeutig, daß die Gruppen LWQS und F(VBP)[3] unterschiedliche Vorlagen gehabt haben müssen. Es geht also letzten Endes darum, diese Quellen zu konstatieren, da sich alle anderen Handschriften mit an Sicherheit grenzender Wahrscheinlichkeit von ihnen ableiten lassen. Doch wenden wir uns nun den Kodizes selbst zu, und zwar zunächst jenen der Gruppe LWQS.

[1] Die Formen κλύσματι L, κλύσματί WQ sind aus falscher Deutung der Abkürzung κλυσμ´τι` (= κλυσμάτιον) von M entstanden (s. oben S. 20 Anm. 1). Das α des Wortes κλυσμάτιον ähnelt in B einem ε, was in seiner Kopie P zur Verschreibung κλυσμέτιον geführt hat; s. unten S. 50.

[2] ῥιγώδεις ist eine merkwürdige Lesart der Gruppe LWQS, ein zusätzliches Indiz, daß sie eine andere Vorlage als den Kodex M gehabt haben muß. In M steht nämlich δριμ
φρικώδεις (sic), woher die Variante δριμώδεις von F und seinen Abkömmlingen stammt; s. unten S. 41.

[3] VBP gehen auf F zurück; V direkt, B über V und P über B; s. unten S. 41ff.

1. Der Laudianus 59

L

Wenn wir als Entstehungszeit des Laudianus 59 (L) das 15. Jahrhundert annehmen, so ist er der älteste der erhaltenen Abkömmlinge von M. Es handelt sich um einen Papierkodex, der unter anderem auch die Studie des Rufus Über die Nieren- und Blasenleiden umfaßt[1]. Dieser Traktat ist in L von zwei Schreibern geschrieben worden. Von der ersten Hand stammen die foll. 374^r–380^r (mehr nach rechts geneigte Schrift) und von der zweiten die foll. 380^v–391^r (ungefähr senkrechte, sorgfältigere Schrift). Beide Kopisten, die keine ausgesprochenen Kalligraphen gewesen zu sein scheinen, schreiben die Initialen größer und lassen sie, wenn die Kapitel mit einer neuen Zeile beginnen, am linken Rand herausragen.

Wenigstens der zweite Schreiber hat die Initialen nachträglich hinzugefügt – oder es dem Rubrikator überlassen –, was sich aus einigen dafür charakteristischen Auslassungen ergibt. So stehen die Anfangswörter Λάχανα (S. 108,1), Προσφέρειν (S. 120,6) und Ἔστι (S. 128,1) der Kapitel Περὶ λαχάνων, Λίθων θρυπτικά und Περὶ αἵματος οὐρήσεως ohne Initialen, offenkundig deshalb, weil der Schreiber (bzw. der Rubrikator) sie später hinzusetzen wollte, es dann aber an diesen Stellen vergaß[2].

Außer drei Textkorrekturen[3] enthält L keine Randnotizen. Die Abkürzungen, die er verwendet, sind die üblichen. Das Vorhandensein des iota subscriptum sowie Streichungen und Selbstkorrekturen sind selten. Was in dieser Handschrift auf den ersten Blick vor allem in die Augen springt, sind die zahlreichen Textauslassungen, wobei es sich nicht nur um einzelne Wörter, sondern oft, wie die folgende Liste zeigt, auch um längere Wortgruppen handelt:

S. 86,15 καὶ (post δὲ); S. 92,6; S. 102,18; S. 114,2 καὶ^{I}; S. 124,8 (post εἶναι); S. 140,4 (ante καταπλάσσειν); S. 144,9 καὶ^{III}; S. 152,20 om. L

S. 90,18 αἱ (post ὁποῖαι); S. 160,3 (post καὶ^{III}) om. L

S. 94,13 ἐλαίου om. L

S. 96,4 δὲ (post κεδρίδας); S. 106,7; S. 142,9 om. L

1 Näheres bei H. O. Coxe, Catalogi codicum manuscriptorum Bibliothecae Bodleianae I, Oxonii 1853, Sp. 539ff.

2 Die Hypothese, daß L diese Auslassungen bereits in seiner Vorlage vorgefunden habe, ist sehr umstritten. L hat, wie wir sehen werden, andere, wesentlich weniger einfache Korrekturen und Ergänzungen vorgenommen; wäre er also nicht imstande gewesen, auch hier dasselbe zu tun – oder hat er alles aus seiner Vorlage übernommen?

3 S. 90,8 μαλακώτερα im Text: γρ ὡς μαλακώτατα am Rand; S. 92,6 φλεβοτομι im Text: γρ τῆς φλεγμονῆς am Rand; S. 102,9 δραμχὴν im Text: λ δραχμὴν am Rand.

S. 98,1 τοῦ^I om. L
S. 98,15 καὶ σαπέντος om. L
S. 104,1 καὶ^I – μέλιτος[1] om. L
S. 106,13f. δὲ – τάχιστα om. L
S. 106,21 καθ' αὑτοὺς om. L
S. 110,14 τε om. L
S. 112,15 μέλαιναι om. L
S. 116,3 ἔστι – νόσος om. L
S. 120,4f. καὶ – σπέρματος om. L
S. 124,4 τὰ^II om. L
S. 128,1 καὶ ἧδε om. L
S. 140,1f. διὰ – αἱμορραγίαις om. L
S. 140,14 τῇ om. L
S. 146,7f. μάλιστα – ἀποπαυόμενοι om. L
S. 146,10 τοῦ[2] om. L
S. 148,11 τοὺς^II om. L
S. 152,7 τε om. L
S. 152,8 τι om. L
S. 160,4f. καὶ οἱ τέττιγες om. L

Neben den vielen Auslassungen erscheinen in L auch einige Zusätze, die – von S. 104,6 δύο und S. 122,18 πολλάκις[3] abgesehen – einsilbige Wörter betreffen. Dabei haben wir nur in einem einzigen Fall

[1] Die längeren Sonderlücken von L lassen sich im allgemeinen als Sprungfehler bezeichnen, verursacht durch das Zusammentreffen identischer bzw. ähnlicher oder gleich auslautender Wortformen (Homoioteleuta). So ist der flüchtige Schreiber S. 104,1 von einem μέλιτος zum anderen, S. 120,4f. von einem σπέρματος zum anderen gesprungen. S. 98,15 übersah er, durch den ähnlichen Auslaut der Wörter ἐμπυήματος und σαπέντος irregeführt, den Genetiv des Partizips σαπέντος samt dem vorausgehenden καὶ, weil er ihn offenbar mit dem Genetiv des Substantivs ἐμπυήματος verwechselte. S. 106,13f. ging er von μάλιστα zu τάχιστα über; S. 106,21 bemerkte er den Spiritus nicht und sprang von αὐτοὺς zu αὑτούς. S. 140,1f. hat er sich höchstwahrscheinlich durch den gleichen Auslaut -αι der Wörter ἐπιλαμβάνεται und καὶ verleiten lassen und über die Zwischenwörter hinweggesetzt. Auf ähnliche Verwechslung des Wortauslautes scheint auch die Mehrzahl der sonstigen Auslassungen von L zurückzugehen; man vergleiche: S. 86,15; 92,6; 102,18 (δὲ/καὶ); S. 90,18 (ὁποῖαι / αἱ); S. 112,15 (μέλαιναι / αἱ); S. 116,3 (κύστεως / νόσος); S. 124,8 (εἶναι / καὶ); S. 128,1 (ἔστι δὲ / καὶ ἧδε); S. 146,7f. (ἀεὶ / ἀποπαυόμενοι); S. 146,10 (τοῦ / ἦτρου; s. unten Anm. 2); S. 148,11 (λίθους / τούς); S. 152,8 (πολὺ / τι); S. 152,20 (ἐγνωκέναι/καὶ); S. 160,3 (καὶ / αἱ); S. 160,4f. (θαλασσίου / οὐκ).

[2] τοῦ hat seinen Platz zwischen ἐκ und ἦτρου; ἐκ ist aber in L das letzte Wort des fol. 387^r und ἦτρου das erste des fol. 387^v. Der Wegfall des Artikels ist hier also eine Folge des Folienwechsels.

[3] πολλάκις steht bereits kurz davor an richtiger Stelle; die falsche Wiederholung ist also darauf zurückzuführen. Ein Strich unter dem Wort macht auf seine Entbehrlichkeit hier aufmerksam.

(S. 110,11; Wiederherstellung der Präposition ἐν vor ἰσοπέδῳ; s. oben S. 17) einen richtigen Eingriff des Schreibers, alles übrige sind entbehrliche, manchmal sogar sinnstörende Wortadditionen:

S. 104,6 δύο ante εὐηθέστερα add. L
S. 108,1 Ἡ ante μαλάχη add. L
S. 108,17 οὖν post οὐδενὶ add. L
S. 110,11 ἐν ante ἰσοπέδῳ add. L
S. 122,18 πολλάκις post πίνειν add. L
S. 126,5 τοὺς ante νεφροὺς add. L
S. 130,15 καὶ ante ἄλλῃ; S. 146,6 post ὁπότε add. L
S. 130,16 τῶν ante νεφρῶν add. L
S. 134,16 δὲ post ἀποκτείνει add. L
S. 156,3 τῇ in tit. ante κύστει add. L

L weist ferner eine Vielzahl von nur bei ihm belegten Textvarianten auf, worin er alle M-Deszendenten übertrifft. Unter ihnen finden sich auch einige richtige Lesarten, die meisten stellen aber bloße Verschreibungen oder sonstige Flüchtigkeitsfehler dar. Man vergleiche z. B.:

1. Wortvarianten:

S. 88,13 ἄλλοι L: ἀλλὰ recte cett.
S. 88,13 δὲ ἐσπασμένοι L: διεσπασμένοι recte cett.
S. 96,3 ὀβολὸς L: κόκκους recte cett.
S. 102,3 τ[1] L: τι recte cett.
S. 110,15 ἀνάπαυλαι L: παλαὶ BP: ἀνάπαλαι (sic) cett.
S. 112,7 φθινώδη L: φθινάδι recte cett.
S. 128,5 πεμφθέντος L: πεφθέντος recte M: πεμφέντος cett.
S. 136,6 ἐνιέσθω recte L: ἀνιείσθω M: ἀνιέσθω cett.
S. 138,1 ἐμπίπτειν L: ἐκπέμπειν recte cett.
S. 144,10 σκληρώματα L: σκληρόσαρκα recte cett.
S. 148,3 βούτυρον[2] L: βούκερον cett.
S. 152,6 ἐν τούτοις L: ἐντύχοις cett.

[1] Da der Apostroph fehlt, bleibt es unklar, ob hier eine Auslassung des ι von τι oder eine (falsche) Elision des ε von τε vorliegt. Manche Wortvarianten erklären sich einfach durch Silben- bzw. Buchstabenausfall; vgl. z. B. S. 118,6 δείκνυνται; S. 146,17 χρὴ statt: ἀποδείκνυνται, χρηστή; S. 94,4 ὀροβίου; S. 106,9 προφέρειν; S. 138,9 προπαροξύνειν statt: ὀροβίνου, προσφέρειν, προσπαροξύνειν – letzteres wahrscheinlich durch die Abkürzung πρ° (= προσ-) verursacht. Umgekehrt sind andere Varianten durch Silbenzusatz entstanden; so z. B. S. 148,15 νεφριτικοὺς; S. 150,4 ἀποσαλευθήσεται; S. 150,10 οἱ τοιοῦτοι; S. 158,13 ἁλμυρωδεστέρους statt: νεφρούς, ἀποσαλεύσεται, οὗτοι, ἁλμωδεστέρους.

[2] Vgl. den textkritischen Apparat zur Stelle.

S. 160,9 μετὰ L: καὶ recte cett.
S. 164,20 φύσει L: κύστει recte cett.

2. Formvarianten

S. 88,7 τοὺς κενεῶνας L: τοῖς κενεῶσιν recte cett.
S. 104,8 ἰσχυρότερα L: ἰσχυροτέρων recte cett.
S. 104,18 λεπτῆς L: λεπτοῖς recte cett.
S. 106,15 ἁμάρτοις L: ἁμαρτάνοις recte cett.
S. 108,13 ἀμυγδάλων L: ἀμύγδαλα recte cett.
S. 120,4 βάφουσι[1] L: βάπτουσι recte cett.
S. 120,12 ἐσωτέρω recte L: ἐσωτέρου cett.
S. 140,4 περιτοναίῳ L: περιναίῳ cett.
S. 146,13 σχολαίτερον L: σχολαιότερον cett.
S. 150,5 ἐπιφράσσοντος recte L: ἐπιφράσοντος vel ἐπιφράσαντος cett.
S. 156,5 θερμοτέρου L: θερμοῦ recte cett.
S. 160,11 εὐαιμότατον recte L: εὐεμώτατον cett.
S. 160,16 γυναικὸς L: γυναικὶ recte cett.
S. 162,2 προϊδομένοις recte L: προειδομένοις cett.
S. 164,14 χυλῷ recte L: χυλὸν cett.

3. Lückenergänzungen:

S. 108,16 μὲν L: fere exstinctum in M: om. cett.
S. 132,5 ὠνόμασαν L: ὠνόμα... MWF: ὄνομα vel ἄνομα cett.
S. 138,7 ἐπιτιθέναι L: ...τιθέναι cett.
S. 152,1 κλίναντες L: lacunam indicaverunt vel omiserunt cett.

4. Verschiedenes:

Hierzu gehören einige Auslassungen des einen von zwei gleichen Konsonanten. Folgende Wörter stehen in L mit einfachem statt mit einem Doppelkonsonanten: S. 100,17 ἐμβάλειν; S. 102,6 ἐμβάλον; S. 104,12 καταπλάσειν; S. 106,12 κάλιστον; S. 146,19 περιβάλοντα (statt: ἐμβάλλειν, ἐμβάλλων, καταπλάσσειν, κάλλιστον, περιβάλλοντα). Die Umstellung S. 108,1 (der Titel Περὶ λαχάνων steht hinter dem Wort παροῦσι) ist insofern beachtenswert, als wir derselben Umstellung auch in Q begegnen und zwischen L und Q keine direkte Verbindung angenommen werden kann[2].

Wenn wir jetzt auf die Abhängigkeitsfrage zurückkommen, so können wir mit Sicherheit allein auf Grund der zahlreichen individuellen Textauslassungen von L keine der erhaltenen Handschriften von ihm abhängig machen. Andererseits kann L, wenn seine Datierung

[1] Ein älteres Zeugnis der im Neugriechischen verbreiteten Tendenz: πτ > φτ > φ bzw. β (βάπτω > βάφτω > βάφω; θάπτω > θάφτω > θάβω).
[2] Vgl. die hier folgenden Ausführungen; siehe auch unten S. 31.

stimmt, nicht aus einer der uns bekannten Kopien von M abstammen, weil diese alle jünger sind. Enge Verwandtschaft zeigt L zu W, so daß man ihn, wenn sein Alter dem nicht widerspräche, von W direkt hätte ableiten können. Die weitere Übereinstimmung zwischen den beiden ist eher darauf zurückzuführen, daß sie dieselbe Vorlage (χ) gehabt zu haben scheinen. Die gegenseitigen Unterschiede beruhen auf dem differenzierenden persönlichen Eingreifen der Schreiber. L nimmt in der Gruppe der älteren M-Deszendenten eine Sonderstellung ein. Zwar ist er, wie gesagt, ein enger Verwandter von W, steht aber sozusagen ohne Nachkommen da.

2. Der Vaticanus 291

Der Vaticanus Graecus 291 (W) wird dem 16. Jahrhundert zugeschrieben; er ist ein Papierkodex, der hauptsächlich Schriften des Rufus von Ephesos enthält[1]. Die Schrift stellt sich als einheitlich, gut lesbar und gepflegt dar, geschrieben von einem sorgfältigen Schreiber. Er kopierte im allgemeinen getreu seine Vorlage und hat sich, von den in allen Handschriften gemeinsamen Fehlern abgesehen, sonst kaum etwas zuschulden kommen lassen. Er hat manchmal auch versucht, den Textzustand seiner Vorlage zu verbessern. So korrigierte er S. 88,11 λωβοῦ und S. 114,15 παριδίων durch ein übergeschriebenes ο bzw. ω richtig zu λοβοῦ und πωριδίων[2]. Durch Streichungen beseitigte W nicht nur seine eigenen Versehen, wie S. 94,5 die Wörter ὁλκαὶ τριάκοντα vor ξηρᾶς, S. 118,4 das Wort πολλὰ vor λεπτὰ usw., sondern auch diejenigen seiner Vorlage, wie z. B. S. 108,17 den falschen Zusatz οὖν nach οὐδενὶ, den wir in L unbeanstandet finden. W hat ferner S. 100,19 ἄγειν wie L richtig zu ἄγει geändert, eine Lesart, die bereits M bietet. In W finden sich auch einige weitere Streichungen und Selbstkorrekturen, wir greifen aber nur noch zwei von ihnen heraus, die auf das Verhältnis zwischen W und F etwas Licht werfen: W korrigierte S. 124,14 τρυρία zu τρυγία und S. 138,10 ἄποτρου zu ἄπο τρόπου; beides aber, τρυρία und ἄποτρου, steht bereits in F. Wir beschränken uns hier nur auf diese Bemerkung und verweisen auf die ausführliche Besprechung von F (s. unten S. 36ff.), in der auch seine Verwandtschaft zu W diskutiert wird. W

Außer einer Textergänzung (πεποιημένου, S. 152,14) hat W keine Randnotizen. Über ι und υ setzt er gewöhnlich einen doppelten oder einfachen Punkt. Die Abkürzungen bereiten uns keine Schwierigkeiten.

[1] Vgl. J. Mercati—P. F. de' Cavalieri, Bibliothecae Apostolicae Vaticanae Codices Vaticani Graeci I, Romae 1923, S. 405f.

[2] λοβοῦ bietet nur noch Q, der höchstwahrscheinlich nicht von W, sondern von dessen Vorlage χ abhängt (s. unten S. 33f.).

Auch in W sind die Initialen größer geschrieben und werden, wenn das entsprechende Kapitel mit einer Sonderzeile beginnt, am linken Rand vorgeschoben. Wie in L so scheinen auch in W die Initialen nachträglich hinzugefügt worden zu sein[1], was in dieser Handschrift zu einer größeren Zahl von Auslassungen geführt hat als in L. Man kann schwerlich behaupten, daß diese Auslassungen bereits in der Vorlage von L und W vorhanden waren, weil bei jeder der genannten Handschriften unterschiedliche Initialenauslassungen vorkommen. Andererseits, wenn L und W sie in ihrer Vorlage vorgefunden hätten, wäre es für sie ganz einfach gewesen, die Initialen wieder einzufügen. In W sind nicht nur die Initialen der jeweils ersten Wörter einiger Unterkapitel fortgelassen worden, wie S. 144,1 das O von Ὅσα, S. 152,1 das T von Τρόπος, S. 152,20 das X von Χρὴ und S. 162,14 das K von Καστόριον, sondern auch Initialen von Überschriften, wie S. 144,1 das Π von Περὶ φυμάτων und S. 152,1 das X von Χειρουργία λίθου[2].

Auffallenderweise enthält der Text von W im Vergleich mit den übrigen Kopien nur wenige Sonderlesarten: die richtige Lesung κωδύας (S. 96,5), wo die anderen Handschriften κληκωδύας (MF), κωδίας (LVBP), κωδώας (QS) überliefern, und die Fehlschreibung αἱμοραγίας (S. 138,13) statt αἱμορραγία (M) bzw. αἱμορραγίας (alle übrigen Kodizes). Mit F zusammen bietet W zwei merkwürdige Fehler: S. 146,3 νευρώδεις statt νευρώδης und besonders S. 152,10 τὸ (!) νοσοῦντι[3]. Aber diese Gemeinsamkeiten, die F und W aufweisen, reichen m. E. nicht aus, um den einen vom anderen abzuleiten, obwohl für beide als Entstehungszeit das 16. Jahrhundert angenommen wird. Dies verbieten vor allem die zahlreichen Abweichungen, die F nicht nur von W, sondern von der gesamten Gruppe LWQS unterscheiden[4]. W kann aber auch nicht von Q abhängen, weil Q nur einen Teil des Traktates umfaßt – das umgekehrte Verhältnis erscheint zunächst denkbar und wird uns später beschäftigen[5]. Auf der anderen Seite haben wir bereits (oben S. 28f.) L als Vorlage einer der uns bekannten Kopien ausschließen müssen. Was man also von W mit hinreichender Sicherheit sagen kann, ist nur, daß er zusammen mit seinem engsten Verwandten L auf dieselbe Quelle (χ) zurückgeht.

[1] Siehe oben S. 25.

[2] Das X von Χειρουργία steht nur in M und L, das K von Καστόριον fehlt in allen M-Nachkommen. Auch der Titel Πῶροι κύστεως vor Χρὴ (S. 152,20) findet sich nur in M; die übrigen Handschriften verraten entweder die Existenz einer Überschrift durch das übliche Zeichen :- (LF) bzw. :, (W) hinter ἐπιτυγχάνουσιν oder gehen von ἐπιτυγχάνουσιν zu Χρὴ über, indem sie dazwischen einen Punkt (V) bzw. ein Komma (BP) setzen.

[3] Siehe auch unten S. 38 Anm. 4.

[4] Siehe oben S. 24ff.

[5] Siehe unten S. 33.

3. Der Parisinus 2288

Q

Auch der Kodex Parisinus 2288 (Q) stammt aus dem 16. Jahrhundert und enthält Werke des Aretaios und Rufus[1]. Die Schrift Über die Nieren- und Blasenleiden ist von einem im ganzen vorsichtigen Kopisten geschrieben. Am Anfang, oberhalb des Titels, befindet sich eine waagerechte Dekoration. Geschmückt sind ebenfalls – besonders auf den ersten Folien der Schrift – die größer geschriebenen Anfangsbuchstaben der einzelnen Kapitel[2], die auch in Q vor der linken Textsenkrechten herausspringen. Der Text unseres Traktates hört in Q auf fol. 167^{v} (= S. 112,1) mit dem Wort ἀπεκορύφου auf, d. h. dort, wo die allen Handschriften gemeinsamen Lücken beginnen[3]. Q umfaßt also nur einen Teil, ungefähr das erste Drittel der ganzen überlieferten Schrift. Erwartungsgemäß enthält auch alles, was sich direkt oder indirekt von Q herleitet, nur diesen Abschnitt[4].

Bei aller Sorgfalt verraten einige merkwürdige Verschreibungen in Q doch eine gewisse Flüchtigkeit des Kopisten. Darauf lassen folgende Versehen schließen: S. 88,9 ἕπατος; S. 90,19 λίνον; S. 90,21 πλῆθους; S. 94,8 πύστιν; S. 94,11 συνυψημένων; S. 96,5 ἡμιωβόλο; S. 96,13 θαλασίων; S. 100,13 ῥῖξιν; S. 104,5 ἠθήσαν; S. 104,13 εὐθοῖς; S. 104,15 ἀλλὰ; S. 106,2 χαμαιπίττοος; S. 108,4 δήξει; S. 108,5 προϊόντες; S. 110,5 γλυκία; S. 110,12 δρίμους; S. 110,12 φυλάσεσθαι statt: ἥπατος, λίνου, πλῆθος, κύστιν, συνηψημένων, ἡμιώβολον, θαλασσίων, ῥῆξιν, ἠθήσας, ἐφθοῖς, ἄλλα, χαμαιπίτυος, δήξεις, προϊόντος, γλυκέα, δρόμους, φυλάσσεσθαι[5].

Außerdem stehen die Titel Περὶ λαχάνων (S. 108,1) und Ἐμετικά (S. 110,1) entsprechend nach παροῦσι bzw. πλησμονὰς, was S berichtigt hat[6]. Eine längere Textumstellung findet sich S. 94,7ff.: . . . τοὺς

[1] Siehe H. Omont, Inventaire II, S. 242. Vgl. auch C. Hude, CMG II, S. VII.

[2] Fol. 164^{r}7f. (= S. 98,7) wurde versehentlich nicht die Initiale des Wortes τὰς, mit dem das Kapitel Ἐμπυημάτων καὶ φλεγμονῶν θεραπεία beginnt, sondern der Anfangsbuchstabe des ersten Wortes ὅσοις der nächsten Zeile groß geschrieben. Die nachträglich hinzugefügten Initialen werden oftmals nicht nur fortgelassen (s. oben S. 25 und 30), sondern auch an die falsche Stelle gesetzt.

[3] Siehe oben S. 15 mit Anm. 1. Mit fol. 168^{r} . . . καὶ παιδοποιΐα setzt ohne Anfang die Schrift des Rufus Περὶ φαρμάκων καθαρτικῶν ein, nach der man bei Daremberg-Ruelle, obwohl sie im Prolog (S. XX) mit Handschriften und Editionen angekündigt wird, vergeblich sucht. Siehe Bussemaker-Daremberg, Œuvres d'Oribase II, Paris 1854, S. 90ff. Vgl. auch J. Ilberg, Rufus, S. 5.

[4] So die editio Parisina, deren Vorlage Q gewesen ist, die editio Londinensis, die einen unveränderten Nachdruck der Parisina darstellt, alle lateinischen Übersetzungen, die auf dem Originaltext der Parisina beruhen, sowie die spätere Abschrift S, die Q unmittelbar kopierte (s. unten S. 34ff. und 70ff.).

[5] S hat alle diese Fehler (außer γλυκία S. 110,5; s. unten S. 34f.) beseitigt; s. auch unten S. 70ff.

[6] Siehe auch oben S. 28.

μὲν νεφριτικοὺς ἐξόπισϑεν· εἰ δὲ μὴ καταπλασσομένῳ πραΰνοιτο ἡ ὀδύνη, τοὺς δὲ κατὰ πύστιν (sic) πονοῦντας ἔμπροσϑεν statt τοὺς μὲν . . . τοὺς δὲ . . . εἰ δὲ μὴ . . . Der Irrtum wurde nachher bemerkt, und es wurde durch ein entsprechendes α und β (eher c′) über τοὺς δὲ und εἰ δὲ μὴ auf die richtige Reihenfolge der Sätze hingewiesen. Dieselbe Wortumstellung mit der gleichen nachträglichen Korrektur zeigt auch S[1].

Die Fortlassung des Anfangsbuchstabens von κάλλιστα (S. 98,1) möchte ich nicht mit der Variante μάλιστα von L in Zusammenhang bringen, wobei μ ein korrigiertes κ zu sein scheint. Vielleicht ist sie eher auf einen Defekt im Papier gerade an dieser Stelle zurückzuführen als auf die Flüchtigkeit des Schreibers selbst. Denn auch kurz davor im Wort ϑαλασσίων, das fast in derselben Senkrechten mit κάλλιστα steht, finden sich der Buchstabe λ und das ihm folgende α in einem sonst nicht zu rechtfertigenden Abstand voneinander, der für etwa 2 Buchstaben ausreichen würde[2].

Streichungen begegnen uns in Q nur zweimal: S. 102,10 μηδὲν μᾶλλον ῥηγνύοιτο τὸ ἐμπύημα καὶ τάδε ποιοῦντι und S. 110,16 νεφριτικῶν. Beide Male handelt es sich um falsche Wortwiederholungen, ebenso wie S. 104,3, wo der Schreiber die Konjunktion καὶ^{I} wiederholte, ohne es zu bemerken. Von den (Selbst)-Korrekturen erwähne ich nur S. 86,13 εἰϑισμέν$\overset{\text{o}}{\text{ῶ}}$ν, wo S der falschen Form εἰϑισμένων den Vorzug gab, und S. 92,1 $\overset{\text{εἰ}}{\text{τα}}$, wo S in Übereinstimmung mit den übrigen Handschriften – wenngleich davon unabhängig – zu Recht εἰ bevorzugte[3].

Außer den oben S. 31 aufgeführten Verschreibungen bietet Q auch einige weitere Wort- und Formvarianten, die auch S übernommen hat, ohne die Fehler zu korrigieren; es sind folgende:

S. 88,1 αὐτὰ QS: τοιαῦτα recte cett.
S. 88,11 λοβοῦ recte QS: λ$\overset{\text{o}}{\text{ῶ}}$βοῦ W: λωβοῦ cett.
S. 90,11 ἀποσιτείαι QS: ἀποσιτίαι recte cett.
S. 90,14 οὔρεσιν QS: οὔρησιν recte cett.
S. 96,5 καὶ κωδώας QS: κληκωδύας MF: καὶ κωδίας vel καὶ κωδύας recte cett.
S. 98,8 ἐξογγεῖ QS: ἐξογκοῖ P: ἐξογκεῖ recte cett.

[1] Siehe unten S. 35 Anm. 1.
[2] Obwohl hier ϑαλ ασίων (sic, mit einem σ) geschrieben ist, kann man die Lücke nicht durch die Annahme einer Rasur oder Auslassung des zweiten α erklären, denn dies steht unzweideutig vor dem einfachen σ.
[3] Die Lesart εἰδεῖται (S. 110,17) des Kodex Q wußte der Kopist von S nicht zu erklären und ließ das anlautende εἰ fort; vgl. den textkritischen Apparat zur Stelle.

S. 100,1 παρεξιὼν QS: παρεξιὸν recte cett.
S. 104,16 εὐσεντερικῶν[1] QS: δυσεντερικῶν recte cett.
S. 106,5 ὄνιον QS: ὀνεῖον vel ὄνειον recte cett.
S. 106,17 πισάνης QS: πτισάνης recte cett.

Von dem Kodex Q kann keine der älteren Kopien abstammen, weil diese einen vollständigeren Text bieten als jener[2]. Auch die Lücke S. 96,2f. ὀβολοὺς – σπέρματος kommt nur in Q und seiner Nachkommenschaft vor[3]. Weitgehende Übereinstimmung weist Q mit W auf, ich glaube aber nicht, daß er von W abhängt[4]. Für ein solches Verhältnis spricht nichts Entscheidendes; außer den der ganzen Gruppe LWQ gemeinsamen Sonderlesarten, die sich aus der Herleitung von derselben Quelle erklären lassen, findet sich nur noch κερανύων (S. 96,7), das W und Q gegenüber der Schreibung κεραννύων in den übrigen Handschriften verbindet. Dagegen unterscheidet sich Q über die bereits erwähnten Eigentümlichkeiten hinaus, die diese Handschrift aufweist[5], von W auch durch einige zusätzliche Varianten, wie z. B.:

S. 86,5 γίνονται Q: γίγνονται W
S. 90,12 ἀκρατῶν Q: ἀκρἀ̊τῶν (sic) W
S. 90,21 προσμίγων Q: προσμίσγων W
S. 98,3 σκάδικες Q: σκάνδικες W
S. 100,19 ἄγειν Q: ἄγειν̸ (sic) W
S. 102,11 ἐλεβόρου Q: ἐλλεβόρου W
S. 104,3 καὶ καὶ Q: καὶ W
S. 104,16 ἐνιἔναι (sic) Q: ἀνιέναι W
S. 106,11 ὑποχωρῆσαν Q: ὑποχωρήσαν W
S. 110,5 ἐστιν Q: ἐστι W
S. 110,17 εἰδεῖται Q: οἰδεῖται W[6]

Q geht also höchstwahrscheinlich unabhängig von seinen Verwandten L und W direkt auf die allen drei gemeinsame Vorlage (χ) zurück.

[1] S unterstreicht zwar das Wort, korrigiert es aber nicht, wie üblich, am Rande
[2] Siehe oben S. 31.
[3] Siehe oben S. 31 Anm. 4. Bei der Lücke handelt es sich um einen Sprungfehler (Übergang von einem σπέρματος zum anderen; s. oben S. 26 Anm. 1).
[4] Trotz Daremberg-Ruelle, Rufus, S. XV Anm. 1.
[5] Siehe oben S. 31f.
[6] Die übrigen Handschriften konnten hier unberücksichtigt bleiben, denn es geht nur um das Verhältnis von Q zu W.

4. Das Supplementum Parisinum 629

S Bei dem Supplementum Parisinum 629 (S) handelt es sich um eine paläographisch unbedeutende späte Kopie des Minoides Mynas[1]. Die Mühe einer Klärung der Abhängigkeitsfrage hat uns der Schreiber selbst erspart, indem er fol. 65r die Erläuterung vorausschickte: 'Ρούφου 'Εφεσίου. Περὶ τῶν ἐν κύστει καὶ νεφροῖς παθῶν. ἀντιγραφὲν ἐκ χειρογράφου τῆς ἐν Παρισίῳ Βασιλικῆς Βιβλιοθήκης ἀριθμὸν ἐπιγεγραμμένου 2288. ἐπέγραψα τοῖς ἀλφαβητικοῖς γράμμασι τὰ ἀντιγραφέντα κεφάλαια ἕως τῶν ις', οὗπερ ἐλλιπὲς τὸ τέλος. ἡ δὲ μετὰ τάδε σελὶς 168 ἐν τῷ χειρογράφῳ οὐ συνέχεται τῇ προηγουμένῃ· διὸ καὶ χωρὶς ταύτην (sic) τε καὶ τὰς λοιπὰς ἀντέγραψα. ἐξεδόθη δὲ ἡ βίβλος τοῦ 'Ρούφου ἐν Παρισίῳ ὑπὸ Τουρνέβου τῷ 1554[2]. περὶ δὲ τοῦ 'Ρούφου ὅρα τὸν Σουΐδαν. („Rufus von Ephesos. Über die Blasen- und Nierenleiden. Kopiert nach einer Handschrift der Königlichen Bibliothek in Paris, die die Nummer 2288 trägt. Ich habe die abgeschriebenen Kapitel mit den Buchstaben des Alphabets durchnumeriert bis zum 16., dessen Schluß fehlt. Die darauf folgende Seite 168 in der Handschrift hängt mit der vorausgehenden nicht zusammen; deshalb habe ich sie und die übrigen in meine Kopie nicht aufgenommen. Die Schrift des Rufus ist in Paris von Turnebus (: Goupyl?)[3] im Jahr 1554 herausgegeben worden. Über Rufus siehe den Suidas.")

Die Schrift dieser Kopie ist klein, fein und stark nach rechts geneigt mit dicht aneinander geschriebenen Zeilen. Die Kapitelinitialen sind größer und reich verziert. Ligaturen und Abkürzungen fehlen fast gänzlich. Am Rande stehen einige Textkorrekturen wie: οὔ τοι für οὔτοι (S. 88,13), ἐφθοῖς für εὐθοῖς (S. 104,13), εὐεξίᾳ für εὐταξίᾳ (S. 110,13). Außer den korrigierten sind in S im Text noch einige weitere Wortformen unterstrichen wie ἀποσιτείαι (S. 90,11), τρητίνην (S. 104,4), εὐσεντερικῶν (S. 104,16), τ' ἄλλα (S. 104,19), ἀμυλίοις (S. 106,17), πλυτῷ (S. 106,18), ἀνακομίζειν (S. 108,18), ἐμετηρίων (S. 110,4), ἀνάπαλαι (S. 110,15), an denen er anscheinend Anstoß nahm. Es wurden aber am Rande keine Emendationen vermerkt.

Daß S neben Q auch die Pariser Edition vor Augen hatte, geht nicht nur aus seinem vorstehenden Hinweis, sondern auch aus der Angabe der Seitenzahlen der Pariser Edition hervor, die jeweils links oder rechts am Rande angegeben werden. Deshalb kann man nicht mehr wissen, welche von den Textverbesserungen, die S in Überein-

[1] Siehe H. Omont, Inventaire III, S. 287. Über Mynas Minoides s. H. Omont, Minoide Mynas et ses missions en Orient (Mém. de l'Inst. Nat. de France, Acad. des Inscr. et Belles-Lettres, Tome 40), Paris 1916, p. 337–419.

[2] Siehe unten S. 47 mit Anm. 1; S. 48 mit Anm. 1; S. 70f.

[3] Siehe unten S. 70f.

stimmung mit der Pariser Edition gegenüber Q bietet, als Korrekturen von S oder als Entlehnungen von der Parisina zu betrachten sind. Man vergleiche z. B.:

S. 94,8 πύστιν Q: κύστιν Gu.S
S. 98,1 .άλλιστα Q: κάλλιστα Gu.S
S. 98,16 τοῦτο Q: τοῦτον Gu.S
S. 100,1 ποιθέσθαι Q: πυθέσθαι Gu.S
S. 100,11 ποῖον Q: πύον Gu.S
S. 100,19 ἄγειν Q: ἄγει Gu.S
S. 104,5 ἠθήσαν Q: ἠθήσας Gu.S
S. 104,15 ἀπέχει Q: ἐπέχει Gu.S
S. 108,4 δήξει Q: δήξεις Gu.S
S. 108,5 προϊόντες Q: προϊόντος Gu.S
S. 108,8 πετραία Q: πετραῖα Gu.S
S. 110,12 δρίμους Q: δρόμους Gu.S

Auch die Wortumstellungen S. 94,7ff.; 108,1; 110,1 (s. oben S. 31f.) haben Gu.S berichtigt[1]. S. 104,3f. ἐν ἄλλῳ καὶ τοῦ κορίου (sic)[2], das Gu. als Variante weggelassen hat, klammert auch S ein. Dies ist ein zusätzlicher Beweis dafür, daß S das gedruckte Buch immer wieder zu Rate zog, er tat es aber nicht ganz konsequent, denn er hätte sonst einige Fehler von Q nicht aufgenommen, wie z. B. S. 86,13 εἰθισμένων; S. 90,11 ἀποσιτείαι; S. 90,14 οὔρεσιν; S. 92,9 βρυονίας; S. 98,8 ἐξογγεῖ; S. 98,10 πυρὰ; S. 100,1 παρεξιὼν; S. 102,1 κελεύοι; S. 102,11 ἐλεβόρου; S. 104,4 τρητίνην; S. 104,13 μέλι; S. 104,16 εὐσεντερικῶν; S. 106,5 ὄνιον; S. 106,6 ὑπίοι; S. 106,7 χρήζει; S. 106,17 πισάνης; S. 106,19 ὄχρων; S. 108,3 σικύος; S. 110,2 κενώσαι; S. 110,5 σικύοι, die bereits Gu. richtig zu εἰθισμένον, ἀποσιτίαι, οὔρησιν, βρυωνίας, ἐξογκεῖ, πυρρὰ, παρεξιὸν, κελεύειν, ἐλλεβόρου, ῥητίνην, μέλιτι, δυσεντερικῶν, ὄνειον, ὑπίῃ, χρήζῃ, πτισάνης, ὤχρων, σίκυος, κενῶσαι, σίκυοι geändert hat. Auch die Präposition ἐν vor ἰσοπέδῳ (S. 110,11), die Gu. ohne Kenntnis von L wiederherstellte[3], fehlt in S.

Außer den von Q übernommenen hat S zusätzliche Fehler gemacht; das sind unrichtige Wort- bzw. Formvarianten wie: γλουττοὶ (S. 90,4); παύσασθαι (S. 90,15); ἐξαίρονται (S. 90,18); ῥιτίνης (S. 94,4); δραχμὰς τέσσαρας (S. 94,5); φοινικικῶν (S. 104,1); τηκτικοῖς (S. 106,13); γλυκίω (S. 110,5); δίετα (S. 110,16) statt: γλουτοὶ, πέσσεσθαι, ἐξεύρηνται, ῥητίνης, δραχμαὶ τέσσαρες, φοινίκων, συντηκτικοῖς, γλυκέα, δίαιτα.

[1] Auf den richtigen Textzusammenhang S. 94,7ff. weist S wie Q durch hochgestelltes α, β, γ am Anfang der entsprechenden Sätze (α über τοὺς, β über εἰ, γ über πυριᾶν) hin.
[2] Siehe A. Sideras, Beiträge, S. 12.
[3] Siehe oben S. 17.

Zusätzliche Lücken verursachte die Fortlassung von γε (S. 90,3); καὶ τῆς ἀλθαίας (S. 92,3) und ἐφ' (S. 106,16).

Nennenswerte Abweichungen gegenüber seinen beiden Vorlagen Q und Gu. bietet S, abgesehen von einigen Varianten der Art γιν-/γιγν-, kaum. Man liest z. B.:

S. 94,2 προσμίγειν S: προσμίσγειν recte QGu.
S. 94,11 συνεψημένων S: συνηψημένων recte QGu.
S. 96,11 κασσία S: κασία recte QGu.
S. 98,14 μὲν S: μὴν recte QGu.
S. 102,6 ψευδοδικτάμου S: ψευδοδικτάμνου recte QGu.
S. 104,19 οὕτω S: οὕτως QGu.
S. 106,3 δὴ S: δεῖ recte QGu.
S. 108,4 δὴ S: δὲ QGu.
S. 110,13 τοσοῦτον S: τοσοῦτο QGu.

Daremberg-Ruelle erwähnen S nicht und emendieren S. 112,1 ἀπεκορύφου (MLWQFVBP) bzw. ἀπεκορύφουν (Gu.Cl.) zu ἀπεκορυφοῦτο, eine Korrektur, die sich bereits in S findet. Mit diesem Wort hören Q und alles, was direkt oder indirekt auf ihn zurückgeht[1], auf.

5. Der Phillippicus 1536

F Der Phillippicus 1536 (F), ein Papierkodex aus dem 16. Jahrhundert, enthält mehrere Schriften des Rufus[2]. Er bietet ein gepflegtes und schönes Schriftbild. Die Bemühungen des Schreibers, auch rechts die Textsenkrechte möglichst gleichmäßig zu erhalten, erkennt man an den sich vermehrenden Abkürzungen oder Buchstabenverlängerungen gegen Zeilenende. Oberhalb des Titels in Zeilenhöhe findet sich eine Dekoration in roter Farbe. Auch die vorspringenden Kapitelinitialen sind mit roter Tinte geschrieben und verziert.

F enthält als einziger unter den M-Deszendenten auch einige Randnotizen, die mit jenen von M wörtlich übereinstimmen[3]; es sind folgende:

fol. 9v8–10 links (S. 86,9ff.) ὅτι αἱ κατὰ κύστιν φλεγμοναὶ ὀξύτερον
fol. 9v20 links (S. 88,3ff.) πῶς χρὴ διαγινώσκειν νεφρῶν φλεγμονήν
fol. 10r11–13 rechts (S. 90,7ff.) πῶς χρὴ θεραπεύειν νεφρῶν φλεγμονήν

[1] Siehe oben S. 31 Anm. 4.
[2] Vgl. G. Studemund–L. Cohn, Verzeichniss der von der Königl. Bibliothek zu Berlin erworbenen Meermann-Handschriften des Sir Thomas Phillipps (Codices ex Bibliotheca Meermanniana Phillippici Graeci nunc Berolinenses), Berlin 1892, S. 54 (Nr. 132).
[3] Siehe oben S. 21 f.

fol. 11ᵛ13–15 links (S. 94,3 ff.) σύνθεσις τοῦ καταπλάσματος τοῦ Χρυσίππου
fol. 12ʳ22 f. rechts (S. 98,7 ff.) σημεῖα ἐμπυήματος

Am Rande sind außerdem einige Textkorrekturen vermerkt oder Lücken im Text ergänzt; so fol. 9ᵛ14 (= S. 86,15) ἢ εἰσὶ für das unterstrichene ἐστὶ des Textes, fol. 14ʳ17 f. (= S. 118,9 f.) θερμῷ καὶ γλυκεῖ μίσγειν δὲ τῷ ἀλεύρῳ, dessen Platz zwischen dem vorangehenden ἀλεύρῳ und dem folgenden πευκεδάνου ist, fol. 14ʳ29 (= S. 120,3) γρ ἄσαρον für ἄγαρον sowie fol. 15ʳ12 (= S. 120,8) σμύρνα τε καὶ τῆς δ⟨άφνης⟩ ἡ ῥίζα, das zwischen dem vorausgehenden ῥίζα und dem folgenden καὶ παλιούρου stehen sollte[1]. Über das Fehlen des Titels S. 130,15 siehe unten S. 42.

Neben den Fehlern, die der Kodex F mit den übrigen Handschriften teilt, weist er ferner eine Anzahl von sonstigen (falschen) Sonderlesarten auf: S. 94,9 πυρὶ ἀσυκίας für πυρία σικύας[2]; S. 100,9 δύοσμα für δύσοσμα; S. 100,16 ἀγαθῶν für ἀγαθὸν; S. 102,11 ὑποβλύζειν für ὑποκλύζειν[3]; S. 104,10 κίμυνον für κύμινον; S. 110,9 λύσας für λῦσαι[4]; S. 118,10 πευκιδάνου für πευκεδάνου; S. 136,2 τέμενε für τέμνε[11]; S. 138,10 ἄποτρου für ἀπὸ τρόπου; S. 150,13 οὐροῦνται für οὐροῦντας[5].

Engere Verwandtschaft zeigt F, wenn wir von der auf ihn zurückgehenden späteren Handschriftengruppe VBP absehen[6], auffallenderweise mit dem Archetypus M als mit LWQ, mit denen zusammen er die ältere M-Nachkommenschaft darstellt[7]. Das geht aus mehreren nur in M und F belegten Lesarten hervor, von denen einige, wie man der folgenden Aufstellung entnehmen kann, für das Verhältnis der beiden zueinander charakteristisch sind:

S. 86,4 γιγνώσκειν MF: γινώσκειν cett.
S. 88,10 φλεγμαίνοι recte MF: φλεγμαίνει cett.

[1] Bei den Textauslassungen hier und S. 118,9 f. handelt es sich offenbar um Sprungfehler, verursacht durch die in unmittelbarer Nähe aufeinanderfolgenden gleichen Formen ἀλεύρῳ (S. 118,9 f.) und ῥίζα (S. 120,8).

[2] In F gibt es viele Wortverknüpfungen, eine Erscheinung, auf die wahrscheinlich auch diese falsche Worttrennung zurückzuführen ist. Daremberg schaltet πυρία als eine in den Text eingedrungene Randnote mit Recht aus; andernfalls wäre man zu unnötigen Textänderungen gezwungen.

[3] Wir haben bereits oben (S. 19) gesehen, daß M für β oft u schreibt, das sehr leicht mit κ verwechselt werden kann, wie es hier mit ὑποκλύζειν / ὑποβλύζειν und S. 160,5 mit βούκερα / κούκερα geschehen ist.

[4] Siehe auch oben S. 17 Anm. 1.

[5] Auch die Varianten, die F mit V bzw. VBP gemeinsam hat, sind gegenüber MLWQ als Sonderlesarten von F zu betrachten, da VBP auf F zurückgehen (V direkt, B über V und P über B); s. unten S. 41.

[6] Siehe unten S. 38 ff.

[7] Siehe oben S. 23 ff.

S. 90,9 συμφέρουσαι[1] recte MF: συμφέρουσιν vel συμφέρονται cett.
S. 90,19 ἡψήσας MF: ἑψήσας recte cett.
S. 92,3 ἀποτρόπου MF: ἄπο τρόπου vel ἀπότροπον cett.
S. 92,3 συνηψῆσθαι recte MF: συνεψῆσθαι cett.
S. 94,11 συνηψημένων recte MF: συνεψημένων vel συνεψωμένων cett.
S. 96,4 κεδρίδας recte MF: κεδρίας cett.
S. 96,5 κληκωδύας MF: καὶ κωδώας vel καὶ κωδύας recte cett.[2]
S. 124,6 θρύπτει MF: θρύπτειν recte cett.

F kann zwar nach den obigen Ausführungen[3] nicht unmittelbar aus M abgeschrieben worden sein, er entstammt aber einer M am nächsten stehenden Kopie, während LWQ aus einem ferneren M-Deszendenten geflossen sind, höchstwahrscheinlich aus einer Abschrift der Vorlage von F, wodurch sich auch die sonstigen Übereinstimmungen zwischen LWQ und F hinreichend erklären lassen[4].

b) Die Gruppe VBP

Mit der Gruppe VBP betreten wir hinsichtlich der Abhängigkeitsfrage einen relativ sicheren Boden, denn ihr Verwandtschaftsverhältnis läßt sich in der Überlieferungsgeschichte unseres Traktates deutlich umreißen. Zunächst bedarf es der Rechtfertigung, daß wir diese drei späteren, ungefähr gleichzeitigen Zeugen zu einer Gruppe vereinigt haben. Aus der Fülle der Charakteristika, die eine Einteilung aller M-Deszendenten in zwei Gruppen (LWQFS und VBP) rechtfertigen (Trennfehler) und gleichzeitig die Vereinigung der späteren Kodizes (VBP) zu einer Gruppe begründen (Bindefehler), führe ich nur einige bezeichnende Beispiele an:

1. Wortvarianten:

S. 86,8 μέντοι VBP: μέν τι cett.
S. 88,2 δεῖ VBP: χρὴ cett.

1 συμφέρου$^{\sigma}$ = συμφέρουσαι (nicht συμφέρουσιν!) M; vgl. unten S. 98,11 σφύζου$^{\sigma}$ = σφύζουσαι.
2 Vgl. den textkritischen Apparat zur Stelle.
3 Siehe oben S. 19ff.
4 Vgl. z. B. S. 118,9 δράγμασι LWF: βρέγμασι bzw. δράχμασι cett.; S. 136,5 ὑπεκλυζέσθω LWF: ὑποκλυζέσθω bzw. ἐπικλυζέσθω cett.; S. 146,4 πῦον LWF: πύον cett.; S. 152,9; 162,5 ἴτρον LWF: ἶτρον cett. Außerdem: S. 112,5 ἀντιπεῖν WF(B): ἀπιστεῖν bzw. ἀντειπεῖν cett.; S. 114,7 ἐπὶ WF(V): ἐστὶ cett.; S. 124,14 τρυρία WF(V): τρυγὶ bzw. τρυγία oder τυρία cett.; S. 144,16 ὀξείαι WF(VP): ὀξεῖαι cett.; S. 146,3 νευρώδεις WF: νευρώδης cett.; S. 152,1 εἰρουργία WF(VBP): χειρουργία cett.; S. 152,10 τὸ WF: τῷ^{I} cett. (VBP setze ich hier jeweils in Klammern, weil sie von F abstammen; QS hören S. 112,1 auf).

S. 98,16 μετὰ VBP: μὲν cett.
S. 128,3 ταχύτητας VBP: παχύτητας cett.
S. 136,2 καὶ VBP: μὴ cett.
S. 136,5 ἐπικλυζέσθω VBP: ὑπεκλυζέσθω vel ὑποκλυζέσθω cett.
S. 136,17 μὲν VBP: μὴν cett.
S. 140,12 ἐξείρηται VBP: ἐξεύρηται cett.
S. 150,8 ἐκτεινομένου VBP: ἐντεινομένου cett.
S. 160,5 ἅρμοστον VBP: ἀνάρμοστον cett.
S. 162,1 καθετήρια VBP: καθετῆρα cett.
S. 164,4 μάλιστα θίου VBP: μελανθίου cett.
S. 164,5 ἑλκύσαι VBP: ἑλκῶσαι cett.
S. 164,12 οἱ VBP: καὶ cett.

2. Formvarianten:

S. 94,2 κεκομμένου VBP: κεκομμένης cett.
S. 112,11 ἑκόντως VBP: ἑκόντας cett.
S. 130,13 πληθώρους VBP: πληθώραν cett.
S. 132,1 ἔχον VBP: ἔχοι cett.
S. 136,9 ὀλίγον VBP: ὀλίγου cett.
S. 136,17 φλεγματίας VBP: φλεγμασίας cett.
S. 148,4 σπέρματα VBP: σπέρμα cett.
S. 150,2 ἐρείδοντες VBP: ἐρείδοντας cett.
S. 152,16 τέμνε VBP: τέμνειν cett.
S. 162,2 προχωρεῖν VBP: προχωρεῖ cett.
S. 162,10 λάπαρον VBP: λαπάρας cett.[1]
S. 164,1 κλύσοις VBP: κλύζοις cett.

3. Auslassungen:

S. 92,9 μίσγειν om. VBP
S. 116,2.8 καὶ, 116,5; 142,9 καὶ^{II} om. VBP
S. 118,9f. ἑ. . . – ἀλεύρῳ om. VBP
S. 118,16 τὸν λίθον om. VBP
S. 128,9; 136,15; 162,8 δὲ om. VBP
S. 136,1 τρ. . . om. VBP
S. 140,15 πρῶτα om. VBP
S. 142,5 μετὰ om. VBP
S. 162,3 οὐκ om. VBP
S. 164,3 τε om. VBP

4. Zusätze:

S. 88,13 δὲ post μάλιστα add. VBP
S. 118,7 θεραπείας post νεφρῶν add. VBP

[1] Siehe unten S. 45 Anm. 2.

S. 132, οἷον ἡ λιεντερία (sic; λιοντερία BP) post ὀνομαζέσθω add. VBP
S. 148,7 καὶ ante γὰρ add. VBP

5. Verschiedenes:

S. 142,7f. ὡς τὰ ἔναιμα (sine lac.) VBP: inter ὡς et τὰ lac. in cett.
S. 144,4 καρδάμῳ προσέτι VBP: προσέτι καρδάμῳ cett.
S. 160,5f. ἐφθὰ τούτου (sine lac.) VBP: inter ἐφθὰ et τούτου lac. design. cett.

Die aufgeführten gemeinsamen Fehler zeigen unmißverständlich, daß die Handschriften VBP zu einer Gruppe gehören. Mit dieser Feststellung erhebt sich aber sogleich auch die Frage nach dem Variantenträger der betreffenden Gruppe. Dieser muß einerseits die Vorlage der Kodizes VBP sein, andererseits selbst von einem M-Deszendenten abhängen – ob direkt oder indirekt, das wird sich aus der Besprechung der einzelnen Kopien ergeben.

1. Der Vossianus Q 9

V Beim Vossianus Q 9 (V) handelt es sich um eine nur zwei Schriften des Rufus von Ephesos umfassende Kopie aus dem 17. Jahrhundert[1]. Sein Schreiber liefert uns kein gutes Zeugnis ausreichender Bildung und Sorgfalt. Unser Traktat weist eine ungemein große Anzahl von groben orthographischen Fehlern, Verschreibungen, Akzentverschiebungen, Streichungen und Selbstkorrekturen auf, wovon vieles durch mechanisches Abschreiben auch in BP überging. Ligaturen und Abkürzungen werden in V kaum verwendet; für die in allen Handschriften vorhandenen Lücken[2] läßt V viel mehr Raum frei, als die fehlenden Wörter und Wortteile benötigen.

Abgesehen von zahlreichen itazistischen Fehlern gibt es in V folgende Verschreibungen und Akzentversetzungen:

1. Verschreibungen: S. 90,15 τρὶν; S. 92,5 βλέβα; S. 120,6 τρύπτειν; S. 132,3 λεπθυνθέντες; S. 132,11; 156,9.15 χρῆσται; S. 136,1 φλεμνονῆς; S. 156,14 ψυκρὸν; S. 158,13 ἀποδειχνύντων statt: πρὶν, φλέβα, θρύπτειν, λεπτυνθέντες, χρῆσθαι, φλεγμονῆς, ψυχρὸν, ἀποδεικνύντων.

2. Akzentversetzungen: S. 88,7 κενέωσιν; S. 94,3 ἄγαθον; S. 94,5 ὅλκας; S. 102,11 δρίμεσιν; S. 104,13 ξήρους; S. 106,12 ἴχωρσιν; S. 110,3 ταλαιπώροιντο; S. 110,7 δάψιλον; S. 116,8 κωλυοῦσι; S. 118,9 δράχμασι; S. 122,7 ἐμπεφύλαχθαι; S. 124,4 ὀστρακοδέρμα; S. 132,3 ἀπολλῦνται;

[1] Siehe K. A. de Meyïer, Bibliothecae Universitatis Leidensis Codices Manuscripti VI (Codices Vossiani Graeci et Miscellanei), Lugduni Batavorum 1955, S. 104.
[2] Siehe oben S. 15.

S. 136,2 μάκραν; S. 136,13 ἀλευρῷ; S. 136,15 οὖρειν; S. 148,10 χριεῖν; S. 148,10 ὡσαυτῶς; S. 148,13 ἄνθεμις; S. 152,12 ἐκφύγων; S. 156,1 προσυνέργει; S. 156,2 ὕποστασιν; S. 164,5 ἀπεχεῖν.

Sonstige nennenswerte Sonderlesarten hat V nicht; zusätzliche Fehler stellen folgende Lesungen dar: ὑποχωρήσσαν (S. 106,11); κατ' αὐτοὺς (S. 106,21); ὑδατώδεσσιν (S. 112,14); διαδίδουσι (S. 138,14) statt: ὑποχωρῆσαν, καθ' αὐτοὺς, ὑδατώδεσιν, διαδίδωσι und S. 140,10 τοῦ τοῦ μεγάλου statt τοῦ μεγάλου[1].

Von den Gliedern der Familie VBP ist es V, der einem älteren M-Deszendenten, nämlich F, am nächsten steht. Dies ergibt sich aus folgenden Übereinstimmungen zwischen F und V:

S. 86,1 τοῦ (οὗ B) αὐτοῦ FV(BP)[2]: Ῥούφου Ἐφεσίου cett.
S. 96,8 ἢ FV(BP): εἰ cett.[3]
S. 98,8 γίνονται FV(BP): γίγνονται cett.
S. 98,12 δριμώδεις vel δρυμώδεις FV(BP): ῥιγώδεις vel φρικώδεις recte cett.[4]
S. 102,10 μηδὲ FV(B): μηδὲν recte cett.
S. 108,14 ἄλλου καὶ μυροῦ FV(B): ἄλλου ἁλμυροῦ recte cett.
S. 110,12 φυλάττεσθαι FV(B): φυλάσσεσθαι cett.
S. 112,16 αἱ FV(BP): αἳ recte cett.
S. 122,9 πιέζοντας FV(B): πιέζοντες P: πιέζονται cett.
S. 122,17 δὲ FV: δὴ recte cett.
S. 126,2 ἠθισμέναι FV: εἰθισμέναι recte BP: ἐθισμέναι cett.
S. 138,15 πάντως FV(BP): πάντα recte cett.
S. 140,5 σχοίνου FV(BP): σχίνου recte cett.
S. 146,18 ἐρεθίζει vel ἐξεθίζει FV(BP)[5]: ἐρεθίζῃ recte cett.
S. 152,2 κάμπειν FV: κάμπτειν recte cett.
S. 158,7 σημαίνειν FV(BP): σημαίνει recte cett.
S. 160,7 ψύραις FV(BP): ψώραις recte cett.
S. 164,8 ἐμπυριᾶν FV(BP): ἐκπυριοῦ L: ἐκπυριᾶν recte cett.
S. 164,10 τὴν ῥίζαν recte FV(BP): τὴν ῥίζα cett.

Dieses unbestreitbare Verwandtschaftsverhältnis von V zu F sollen einige weitere Bemerkungen konkretisieren: S. 96,4f. hat V zunächst κεδρίδας δὲ κλικωδίας (sic; eine Variante, die nur M und F überliefern) geschrieben, dann aber das zweite δ von κεδρίδας sowie die erste Silbe von κλικωδίας gestrichen und darüber ein καὶ gesetzt, so daß die Les-

[1] Weitere von B übernommene Lesungen von V siehe unten S. 45f.
[2] BP sind hier als V-Nachkommen ohne Belang; siehe unten S. 43ff.
[3] In M undeutlich; wahrscheinlicher ist ἢ. Vgl. den textkritischen Apparat zur Stelle.
[4] Vgl. den textkritischen Apparat zur Stelle.
[5] Siehe unten S. 50.

art der übrigen Handschriften κεδρίας δὲ καὶ κωδίας (bzw. κωδύας oder κωδώας) entstanden ist. Durch ähnliches nachträgliches Eingreifen in das bereits Geschriebene verbesserte V auch folgende Sonderlesarten von F: S. 94,9 ἀσυκίας zu συκίας; S. 100,9 δύοσμα zu δύσοσμα; S. 100,16 ἀγαθῶν zu ἀγαθὸν; S. 102,11 ὑποβλύζειν zu ὑποκλύζειν; S. 110,9 λύσας zu λύσαι; S. 156,10 ἀσπαράγῳ zu ἀσπαράγου[1]. Die Abkürzung τ˴ in F (S. 156,16) deutete und vermittelte V seinen Nachkommen als τοῦ, während alle älteren Handschriften (MLW) τῆς überliefern. Der Sprungfehler von F S. 118,9f.[2] hat außerdem bei V (und seinen Nachkommen BP) eine zusätzliche Lücke hervorgerufen: die Wörter γλυκεῖ μίσγειν δὲ τῷ ἀλεύρῳ, die F am Rande schrieb, sind in VBP fortgelassen, während das ε (von ἑ⟨ψημένῳ⟩)[3] irrtümlicherweise mit πευκεδάνου (bei VP sogar mit der F-Lesung πευκιδάνου) verbunden wurde[4].

Demnach dürfte man mit Recht behaupten, daß eine direkte Abhängigkeit der Handschrift V von F außer allem Zweifel stehe. Es gibt aber eine dieser Annahme widersprechende Tatsache, mit der man sich auseinandersetzen muß. V (und ebenso seine Nachkommenschaft) bietet nämlich S. 130,15 die Überschrift Περὶ διαροίας (sic; διαρσίας P) τοῦ οὔρου; F deutet hier zwar durch ein entsprechendes Schriftzeichen[5] auf die Existenz eines Titels, hat aber keinen, während alle anderen M-Deszendenten mit M übereinstimmend Κοινὴ νόσος ἥπατος καὶ φλεβός überliefern. Woher kommt dieser Sondertitel von V? Es ist zweierlei möglich: Entweder hat er einen weiteren, mit F im wesentlichen identischen Kodex zu Rate gezogen, oder er nahm selbst diese Titelergänzung vor. Die Hypothese, hier habe eine Kontamination stattgefunden, muß man aus Mangel an sonstigen Anhaltspunkten fallen lassen. Uns ist übrigens kein älterer bzw. von V unabhängiger Kodex mit der gleichen Titelvariante bekannt. V hat also die Ergänzung Περὶ διαρροίας τοῦ οὔρου anstelle des in seiner Vorlage fehlenden Titels höchstwahrscheinlich selbst vorgenommen. Er konnte, auch wenn ihm die Bezeichnung der betreffenden Krankheit unbekannt war, durch den Textinhalt darauf gebracht worden sein (vgl. S. 132,4f.: διάρροιαν εἰς οὖρα ὠνόμασαν ⟨τὴν νόσον...⟩)[6].

1 Das alles betrachte ich als Selbstkorrekturen von V; eine andere Hand zu vermuten, sehe ich keinen Anlaß.
2 Siehe oben S. 37 mit Anm. 1.
3 Vgl. den textkritischen Apparat zur Stelle.
4 Mißdeutungen von F-Abkürzungen durch V siehe auch unten S. 45 Anm. 2.
5 Siehe oben S. 30 Anm. 2.
6 Der Titel Περὶ διαρροίας τοῦ οὔρου von VBP ist viel besser als das Κοινὴ νόσος ἥπατος καὶ φλεβός von MLW und wurde mit Recht von Daremberg bevorzugt. Letzteres scheint ursprünglich eine Randnotiz gewesen zu sein, die dem Kapitelanfang Κοινὴ δὲ ἄλλη νόσος ἥπατος καὶ φλεβὸς entnommen wurde; vgl. auch A. Sideras, Beiträge, S. 9f.

2. Der Barberinianus 91

Der Barberinianus 91 (B) aus dem Anfang des 17. Jahrhunderts umfaßt zwei Traktate des Rufus[1]. Das gesamte Schriftbild unterscheidet sich kaum von einer heutigen nach rechts geneigten neugriechischen Schreibart. Der Zeilenabstand ist zu groß im Verhältnis zur Buchstabengröße (13 Zeilen pro Seite). B

Als Randnoten enthält B einige Textkorrekturen bzw. -ergänzungen wie: fol. 28^{v}6 links (= S. 88,3) ἔνθεν für ἐντεῦθεν; fol. 47^{r}11 rechts (= S. 120,7) ἀδύαντον für ἀδύνατον; fol. 62^{r}1 rechts (= S. 148,6) σαι καὶ von ⟨οὔ⟩σαι καὶ; fol. 67^{r}10 rechts (= S. 158,2) μάλιστα; fol. 67^{r}11 rechts (= S. 158,3) ρώτεραί τε von ⟨καθα⟩ρώτεραί τε; fol. 67^{r}12 rechts (= S. 158,4) καὶ τὴν von καὶ τὴν λιθιῶσαν κύστιν.

Die Lücken seiner Vorlage signiert B einfach durch einen Doppelpunkt (:), ohne dafür entsprechenden Raum frei zu lassen – manchmal verzeichnet er sie überhaupt nicht. Außerdem finden sich bei ihm zusätzliche Lücken, Buchstaben- und Wortauslassungen. Das alles hat auch sein Nachkomme P größtenteils übernommen[2]. Hier erwähne ich nur Sonderlesungen von B, darunter auch Auslassungen, die P nicht notiert hat[3], nämlich folgende:

1. Buchstabenauslassungen:

S. 86,1 οῦ statt τοῦ; S. 104,12 ἀλεύροι statt ἀλεύροις; S. 128,13f. οὐρήσεω statt οὐρήσεως; S. 158,16 ῥφήματα statt ῥοφήματα.

2. Wortauslassungen:

S. 100,18 καὶ χαμελαίας om. B
S. 102,11 τε om. B
S. 102,13 ἐν^{I} om. B
S. 104,6 οὕτω om. B
S. 104,15 καὶ^{I} om. B
S. 106,3 μὲν om. B
S. 106,8 γὰρ om. B
S. 110,1f. ξηρὰ κενῶσαι om. B

An zwei Stellen hat B ein überflüssiges καὶ hinzugefügt: S. 100,6 vor οὐροῦσιν und S. 100,19 nach δὲ^{I}. Andere nennenswerte Sonderlesungen in B (itazistische Fehler wieder ausgenommen) sind folgende:

[1] Vgl. V. Capocci, Bibliothecae Apostolicae Vaticanae Codices Barberiniani Graeci I, (Città del Vaticano) 1958, S. 194f.

[2] Darauf kommen wir bei der Klärung des Verwandtschaftsverhältnisses zwischen B und P zurück; siehe unten S. 48ff.

[3] Sie sind in dem Textabschnitt zu finden, den P nicht ausgeschrieben hat; siehe darüber unten S. 46f.

1. Wortvarianten:

S. 104,15 ἐπέχει recte B (et S)[1]: ἀπέχει cett.
S. 106,1 ἀπὸ B: ὑπὸ recte cett.
S. 106,6 εἰ πίοι B: ὑπίοι cett.
S. 106,13 συνεκτικοῖς B: τηκτικοῖς S: συντηκτικοῖς recte cett.
S. 106,16 ἐν B: ἐφ' recte cett.
S. 108,8 ῥίγας B[2]: ρίνας (sic) cett.
S. 108,9 λαχάνων B: σελάχων (sic) cett.
S. 110,5 πλείονα B: πίονα recte cett.
S. 110,6 τετραμμένον B: τετριμμένον recte cett.
S. 110,8 τολμήσαντας B: τολμήσας τις recte cett.
S. 110,13 εὐεξίᾳ recte B (et S in mg.): εὐταξίᾳ cett.
S. 110,15 παλαί B: ἀνάπαυλαι L: ἀνάπαλαι (sic) cett.
S. 124,9 οὐ κινόντας B[3]: οὐ κίνοντας P: οὐκ ἐνόντας recte cett.

2. Formvarianten:

S. 104,13 ἐφθοὺς B[4]: ἐφθοῖς recte cett.
S. 104,19 χλιάσματι B: χλιάσμασι recte cett.
S. 106,15 νεφρικὸν B: νεφριτικὸν recte cett.
S. 108,2 σπάραγος B: ἀσπάραγος recte cett.
S. 108,15 νεφρικῶν B: νεφριτικῶν recte cett.
S. 108,17 οὐδὲν B: οὐδενὶ recte cett.

[1] Hier und S. 110,13 treffen sich B und die späte Kopie S (s. oben S. 34ff.) unabhängig voneinander in ihrem Korrekturstreben.

[2] Die Variante ῥίγας in B ist aus der Lesart ῥίνας von V entstanden, wobei die Spitze vom ν etwas länger nach unten gezogen wurde, so daß ν hier leicht mit γ verwechselt werden kann. Aus ähnlichen unsicheren Formen oder Selbstkorrekturen in V entstanden mehrere falsche Varianten in B, die auch sein Abschreiber P übernahm; so S. 88,8 κλάσεις (BP) aus κλίσεις (V); S. 136,6 παρηγορεῖται (BP) aus παρηγορῆται (V); S. 150,1 δυσουρίαν (BP) aus δυσουρίαι (V); S. 156,10 ἀσπαράγγου (BP) aus ἀσπαράγῳ (V); S. 160,12 μέτρως (BP) aus μέσως (V); S. 162,6 κενεῶνες (BP) aus κενεῶνας (? V).

[3] Wieder ein Fehler, der auf die Schreibweise von V zurückzuführen ist. V läßt nämlich sehr häufig zwischen den aufeinanderfolgenden Wörtern keinen Abstand. Aus falscher Worttrennung können dann bei den Kopisten, wie es hier in B der Fall ist, solche Verschreibungen leicht entstehen. Vgl. auch A. Sideras, Beiträge, S. 49.

[4] Auch diese Variante geht auf V zurück; dort kann man oft die Endungen -ους und -οις, außer wenn der gelegentlich vorhandene Akzent zu Hilfe kommt, kaum unterscheiden. An dieser Stelle steht zwar in V deutlich ἐφθοῖς, gleich dahinter aber ῥόδους ξήρους (sic!). B hat also nicht nur den Akzent von ξήρους an seinen richtigen Platz auf die Endsilbe versetzt, sondern auch den Dativ ἐφθοῖς den vermeintlichen Akkusativen ῥόδους ξηρούς angeglichen – statt umgekehrt vorzugehen. Ähnliche Fehler, die in B entstanden, gingen von ihm in P über; so S. 136,7 συνεψοῖς V: συνεψοῦς BP; S. 150,8 πολλοῖς V: πολλοὺς BP; S. 152,4 τοῖς δακτύλοις V: τοὺς δακτύλους BP; S. 158,10 τούτοις V: τούτους BP. Siehe auch unten S. 50.

S. 110,4 κελεύει B: κέλευε recte cett.
S. 110,6 ἀλεύρου B: ἄλευρον recte cett.
S. 118,9f. ἐπ' εὐκεδάνου B: ἐπ' εὐκιδάνου VP: ἐ... πευκιδάνου vel πευκεδάνου cett.[1]

B steht, wie bereits angedeutet, in engem Verwandtschaftsverhältnis zu V. Dies ergibt sich zunächst aus einigen nur in diesen Handschriften vorkommenden Auslassungen wie: S. 102,4 εἰ; S. 102,18 δὲ und S. 104,15 ἄλλα. In ihnen erscheinen außerdem eine Reihe von gemeinsamen (falschen) Wort- und Formvarianten, die ich hier, entsprechend unterteilt, anführe:

1. Wortvarianten:

S. 106,10 ἀπολαμβάνειν VB(P): om. M: λαμβάνειν cett.
S. 108,13 φύγων VB(P): φρύγων recte cett.
S. 108,18 δὲ VB: τε recte cett.
S. 110,12 πεδήσεις VB: πηδήσεις recte cett.

2. Formvarianten:

S. 100,19 συμπέσσειν VB: συμπέσσει recte cett.
S. 102,4 συμμίξαι VB: συμμίξαις recte cett.
S. 104,3 χαλβάνου VB[2]: χαλβάνης recte cett.
S. 104,13 ῥόδους VB: ῥόδοις recte cett.
S. 104,16 περιλαμβάνεσθαι VB: περιλαμβάνοντας cett.
S. 106,6 δέονται VB: δέωνται recte cett.
S. 106,13 ἀνατρέφων VB: ἀνατρέφον cett.[3]
S. 108,7 εἰς VB: ἐς cett.
S. 122,12 αὐταὶ VB: αὗται recte cett.

Obwohl B nicht alle Irrtümer von V übernommen hat, zeugen doch einige Bindefehler (Akzent-, Schreib- und sonstige Versehen) für die enge Verbindung beider Kopien; es sind folgende:

S. 90,19 μαλαχὴν VB: μαλάχην cett.
S. 94,4 θερεβενθίνης VB: τερεβινθίνης cett.
S. 100,6 μιξοποιὰ VB: μυξοποιὰ cett.
S. 100,8 σεσηπομένοις VB: σηπομένοις cett.

[1] Siehe oben S. 42.
[2] In F steht die Abkürzung χαλβάν𝔷, die V als χαλβάνου auffaßte; es ist aber eher χαλβάνης gemeint – in Übereinstimmung mit allen älteren Handschriften. Eine ähnliche Mißdeutung einer F-Abkürzung durch V, die ebenfalls in seine Kopie B (und von dieser in P) überging, ist S. 162,10 λαπάρ~ (= λαπάρας) F und MLW: λάπαρον VBP.
[3] Vgl. den textkritischen Apparat zur Stelle.

S. 100,9 μιξώδη VB: μυξώδη cett.
S. 100,15 συκῶν VB: σύκων cett.
S. 102,5 ῥιγνύντα VB: ῥηγνύντα cett.
S. 104,4 τριτίνην VB: ῥητίνην vel τρητίνην cett.
S. 104,11 κάνχρυος VB: κάγχρυος cett.
S. 106,2 χαμαιπύτιος VB: χαμαιπίττοος Q: χαμαιπίτυος cett.
S. 106,5 ὀνεῖον VB: ὄνειον cett.
S. 106,5 ἱππεῖον VB: ἵππειον cett.
S. 106,20 πρὸς ἀπογλυκαίνειν VB[1]: προσαπογλυκαίνειν cett.
S. 142,9 ἄγχυτον VB: ἔγχυτον cett.

Es besteht also kein Zweifel darüber, daß B einen Nachkommen von V darstellt und daß er ihn sogar, wie die vorstehenden Beobachtungen deutlich erkennen lassen[2], unmittelbar kopierte. Ein umgekehrtes Verhältnis ist schon auf Grund der zahlreichen Sondercharakteristika, die in B und seiner Abschrift P vorkommen[3] – allein die lange Lücke S. 128,10f. würde genügen –, ausgeschlossen.

3. Der Parisinus 2331

P Der Parisinus Graecus 2331 (P) stammt ebenfalls aus dem 17. Jahrhundert und enthält dieselben Rufus-Schriften wie B[4]. Er ist in gut lesbarer, etwas nach rechts geneigter Schrift geschrieben. Die Untertitel sind in gleichmäßigen Majuskeln ausgeführt. Viele der vorhandenen Fehler hat P bereits in seiner Vorlage vorgefunden, manches aber auch selbst verschuldet.

Bemerkenswert in dieser Handschrift ist folgendes: fol. 14v15 (= S. 100,6) bricht der Text mit dem Wort κύστιν ab und setzt sich erst mit dem Beginn der Lücken (S. 110,18 καὶ τῇ χειρὶ καταφανέστερον . . .) wieder fort. Nach κύστιν (S. 100,6) findet sich in kleiner, anscheinend von derselben Hand stammender Schrift die lateinische Notiz:

[1] Irrtümer gleicher Art, d. h. Zerlegung von Komposita, sind außerdem: S. 96,2 τοῖα δὲ; S. 100,1 παρ ἐξιὸν; S. 138,15 ἐφ' ἱδροῦντα; S. 156,5 ὑπὸ στάθμην in BP statt: τοιάδε, παρεξιὸν, ἐφιδροῦντα, ὑποστάθμην sowie S. 144,15 τοῦ πίπαν und S. 164,14 τὰ ψειὰς (sic, aus ταψείας B) in P statt: τοὐπίπαν, θαψίας. Irrtümer entgegengesetzter Art, d. h. Bildung von Zusammensetzungen aus selbständigen Wörtern, sind folgende: S. 140,15 αὐτοφαρμάκοις; S. 142,3 ἐπισπέρματος; S. 142,13 ἐξάκρου; S. 148,13 ἱάνθεμις (ἡ ἄνθεμις V); S. 152,14 ὡσὰν in BP statt: αὐτὸ φαρμάκοις, σπέρματος, ἐξ ἄκρου, ἡ ἀνθεμὶς, ὡς ἂν sowie S. 124,6 ἀθρύπτειν und S. 146,6f. ἐπισηπομένοις in P statt: ἃ θρύπτειν, ἐπὶ σηπομένοις.

[2] Vgl. vor allem S. 44 Anm. 2, 3, 4.

[3] Siehe unten S. 48ff.

[4] Siehe H. Omont, Inventaire II, S. 242.

„etc., quae edita, quae edito sunt ab Adriano Turnebo[1], quae propterea non describemus. tantum itaque variantes lectiones inde excerpemus.“ Dieses „inde“ bezieht P hier auf seine Vorlage, deren Varianten er gegenüber der Pariser Ausgabe folgendermaßen angibt[2]:

S. 100,10f.] καὶ τὸ *ποῖον* λευκὸν καὶ ὁμαλὸν

S. 100,18ff.] ταῦτα δὲ ἅμα μὲν *συμπέσσειν* ἅ. δὲ καὶ ἐπ' οὖρ. ἄγειν

S. 102,1] τῶν οὐρητικῶν *κελεύοι συμφέρειν*

S. 102,3f.] καὶ ἕν τι ἕκαστον καὶ * δύο καὶ τ. σ.

In caput περὶ οὐρητικῶν ῥηγνύντων τὰς ἀποστάσεις:

S. 102,6] καὶ *ψευδοδικτάμου*

S. 102,11] ἐλεβόρου * ἀπόβρεγμα

S. 102,12f.] βρέχειν δὲ * ἅλμη

In caput περὶ οὐρητικῶν ἕλκων (sic) καθαρτηρίων

S. 102,18] διδόναι * καὶ τῶν οὐρητικῶν

S. 104,3f.] καὶ χαλβάνην καὶ τοῦ ἡρακλεωτικοῦ ἐν ἄλλῳ καὶ τοῦ κορύου ἡρακλεωτικοῦ καὶ τριτίνην τερμινθίνην διατήξας ἐν ὕδατι etc.

In caput ἐπιπλάσματα σηπομένων ἑλκῶν

S. 104,15f.] ταῦτά τε * ὅσα τοιαῦτα * καταπλάσμασιν ὁ. κ. κ. ὅ. *περιλαμβάνεσθαι*. ἁ. δὲ κ. *ἀνιέναι*

In caput περὶ γάλακτος

S. 106,6] ἀλλὰ τὸ μὲν *πύον εἰ πίοι* ὀλίγον

S. 106,8f.] καὶ μᾶλλον τῆς ὑὸς παχύτερον * καὶ ἧσσον διαχωρητικόν

S. 106,10] μηδὲν ἄλλο *ἀπολαμβάνειν*

S. 106,13] μάλιστα δὲ ἐν νοσήμασι *συνεκτικοῖς*

S. 106,15] πιαίνοις τὸν *νεφρικόν*

In caput περὶ κρεῶν

S. 108,8f.] καὶ *ῥίγας* κ. λ. κ. ν. καὶ τ. τ. γ. τῶν *λαχάνων*

In caput περὶ τραγημάτων

S. 108,13] καὶ ἀμύγδαλα *φύγων*

In caput περὶ ἐμετικῶν

S. 110,5] ταῦτα δέ ἐστι τὰ *πλείονα* καὶ γλυκέα

S. 110,11] καὶ * ἰσοπέδῳ περιπατεῖν

S. 110,13] ῥώμη τε καὶ *εὐεξίᾳ*

S. 110,15] πόνων ἐστί, *παλαί* τε χειρῶν etc.

Nach diesen Angaben fügt der Schreiber von P – wiederum in lateinischer Sprache – folgendes hinzu: „Hactenus Adrianus Turne-

[1] Adriano Turnebo steht oberhalb eines gestrichenen Henrico Stephano; siehe auch unten S. 48 Anm. 1. Gemeint ist offenbar die editio princeps; darüber siehe unten S. 70ff.

[2] Die Varianten werden im folgenden durch Kursivdruck, die Zusätze durch Sperrung, Auslassungen durch Sternchen gekennzeichnet.

bus[1] edidit. quae sequuntur, usque ad finem libri, omnia sunt inedita." Anschließend kommt er auf seine Vorlage zurück und setzt fol. 15r22 (= S. 110,18 καὶ τῇ χειρὶ καταφανέστερον) die Kopie fort.

Wenn man die Varianten, die P angibt, mit den Sonderlesarten von B vergleicht[2], dann sieht man, daß sie identisch sind. Daraus ergibt sich zwingend die Folgerung, daß B die Vorlage von P war. Allerdings zeigt P bei der Angabe der Abweichungen seiner Vorlage gegenüber der editio Parisina keine besondere Sorgfalt, da ihm, wie man aus dem Vergleich der Listen ersieht, mehrere Eigentümlichkeiten in B – von itazistischen Fehlern ganz abgesehen – entgangen sind. Andererseits führt er entgegen seiner sonstigen Gewohnheit zweimal, offenbar versehentlich, anstatt der Variante von B gegenüber der Pariser Ausgabe umgekehrt die Variante der Pariser Ausgabe gegenüber B an: so S. 102,18 οὐρητικῶν καθαρτηρίων und S. 104,3 χαλβάνην statt καθαρτηρίων οὐρητικῶν und χαλβάνου, wie B und seine Vorlage V überliefern.

B und P weisen außerdem eine Fülle von Sonderlesarten auf, die deutlich erkennen lassen, daß zwischen ihnen ein direktes Abhängigkeitsverhältnis besteht; das sind Auslassungen, Zusätze, falsche Wort- und Formvarianten sowie Nichtkennzeichnung der überlieferten Lücken – von den orthographischen Quisquilien ganz zu schweigen.

1. Auslassungen:

S. 88,6 ὕπτιοι δὲ ἀνέχονται[3]; S. 90,10; 96,13; 114,10 τε; S. 86,9; 98,15; 128,1; 138,6; 164,13 δὲ; S. 122,14 μή; S. 124,13 καὶ τὴν ὀσφὺν; S. 128,10 bis 12 γε – τε; S. 136,5 ἡ I; S. 142,3 f. ξει ἀρτύων; S. 144,17 ὑ; S. 150,6 τι.

2. Zusätze:

S. 86,11 καὶ (vor ὀξύτεραι); S. 86,11 τὴν (vor κύστιν); S. 88,5 τὴν (vor γαστέρα); S. 90,3 καὶ (vor ὅταν); S. 92,11 καὶ (nach σχοίνου); S. 92,11 καὶ (vor καταπλάσματα); S. 112,9 τοῦ (vor ἄνω)[4]; S. 116,13 ἢ (vor ὥσπερ); S. 128,1 καὶ (vor οὐρήσεως); S. 134,10 τὴν (vor κύστιν); S. 142,11 δὲ (nach δὲ); S. 144,14 δὲ (nach δεινὰ); S. 156,19 f. λουτροῖς χρῆσθαι[5]; S. 160,8 καὶ (vor πίνοντες).

[1] Wieder steht Adrianus Turnebus oberhalb eines gestrichenen Henricus Stephanus; siehe oben S. 47 Anm. 1.
[2] Siehe oben S. 43 ff.
[3] Sprung von einem ἀνέχονται zum anderen; s. oben S. 33 Anm. 3; S. 37 Anm. 1.
[4] Der Fehler geht auf V zurück, der den Artikel τὸ vor ἄνω wiederholte.
[5] Siehe den textkritischen Apparat zur Stelle.

3. Wortvarianten (Beispiele):

S. 88,3 ἐντεῦθεν BP[1]: ἔνθεν recte cett.
S. 88,8 κλάσεις BP[2]: κλίσεις recte cett.
S. 98,16 εἰή BP: ἔτη recte cett.
S. 98,17 δέδωκα BP: δώδεκα recte cett.
S. 112,9 τοιαύτῃ BP: ταύτῃ recte cett.
S. 112,14 καλὰ BP: πολλὰ recte cett.
S. 118,16 μέγα BP: μόνα recte cett.
S. 128,8 δέδενται BP: δέδευται recte cett.
S. 130,3 πνεύσεις BP: πτύσεις recte cett.
S. 132,7 ἐφ' ἡμένον BP: εἰρημένον recte cett.
S. 132,13 ἀνασπᾶν BP: ἀντισπᾶν recte cett.
S. 146,11 περιπετεῖς BP: περιρεπεῖς (sic) cett.
S. 152,17 τρώσαντι BP: τρῶσαί τι recte cett.
S. 164,8 πόμα BP: πότιμα recte cett.

4. Formvarianten (Beispiele):

S. 86,9 ὀξύτεραι BP: ὀξύτερον recte cett.
S. 118,1 πολὺ BP: πολλοὶ recte cett.
S. 120,13 οἷον BP: οἷοι recte cett.
S. 122,5 συγκείμενον BP: συγκείμενοι cett.[3]
S. 122,16 ταύτας BP: ταύταις recte cett.
S. 126,9 ὑδατοῦντα BP: ὑδατοῦνται recte cett.
S. 136,3 τὰς BP: τοῖς recte cett.
S. 140,9 ῥάμνον BP: ῥάμνου recte cett.
S. 146,8 γενομένων BP: γινομένων recte cett.
S. 148,4 σπέρματα BP: σπέρμα recte cett.
S. 156,16 κύμνον BP: κύμινον recte cett.
S. 160,10 κνηθμοὺς BP: κνησμοὺς recte cett.
S. 160,16 ὕστερον BP: ὑστέρ῀ (sic) M: ὑστέρων cett.
S. 162,2 ἀθρόαν BP[4]: ἄθρουν recte cett.

Es seien hier noch die Lücken aufgeführt, die in BP im Gegensatz zu den übrigen Handschriften nicht gekennzeichnet sind: S. 112,1f. (τὰ δὲ/τὰ κοῖλα); S. 114,13 (φῦσαί τε/καὶ ἐρευγμοὶ); S. 124,10 (εἶναι/καὶ); S. 138,7f. (πεποιημένας/κου); S. 138,9 (γυναικὶ/οὐκ); S. 144,15f. (ῥηγνύμενα/ὀξεῖαι); S. 148,4 (γ./ἐπιστάζων); S. 148,6 (ἅτε σε/ἐπικείμεναι)[5];

[1] Am Rande vermerken jedoch auch BP die Lesart ἔνθεν; siehe oben S. 43.
[2] Mehrere durch die Schreibweise von B entstandene Verlesungen in P werden unten S. 50 zusammengestellt.
[3] Vgl. den textkritischen Apparat zur Stelle.
[4] ἢ ἄθρουν sscr. BP.
[5] Vgl. den textkritischen Apparat zur Stelle.

S. 148,7 (γόνασι/καὶ γὰρ); S. 148,8 (ἔντερον/ἀναδέξασθαι); S.152,1f. (τοιόσδε/τὸν ἄνθρωπον); S. 154,8f. (πολλαχῇ δὲ/ψυχρότερον); S. 154,9f. (ηὐξημένον/γε μὴν); S. 156,1 (προσενεργεῖ/οὐρητὴρ). Auch die Wortumstellung S. 162,14 τά τε statt τε τὰ kommt nur in BP vor. Ferner verwenden diese beiden Kopien entgegen den übrigen Handschriften häufig das ν ἐφελκυστικόν sowie die Formen γιν- statt γιγν-.

Die enge Verwandtschaft zwischen B und P dürfte somit erwiesen sein. Einige Sonderfehler von P lassen sich durch die Schreibweise von B hinreichend erklären, was am klarsten beweist, daß P von B unmittelbar abhängt. Folgende Verschreibungen von P z.B. gehen auf die Vorlage B zurück: Aus κλυσμάτιον (S. 90,19), bei dem in B das α einem ε ähnelt, ist κλυσμέτιον in P entstanden; aus περιωδυνίας (S. 96,1), in B mit einem unklaren Schluß-Sigma, rührt die Variante περιωδυνίαν von P her; aus ἕλκους (S. 112,3), bei dem B das Schluß-Sigma mit der bekannten Ligatur für ου verbindet, entstand der Fehler ἕλκου von P. Das υ von χυμῶν S. 114,5 ist in B der in diesem Kodex häufigen Ligatur für ει sehr ähnlich; daraus erklärt sich die sonst unverständliche P-Variante χειμῶν. An zwei anderen Stellen (S. 146,1 und S. 146,7) hat P diese Ligatur mit dem fast ähnlich aussehenden ν verwechselt und ἂν statt ἀεὶ geschrieben. Durch Verwechslung der Ligatur für ερ in B, die sich sowohl von αρ als auch vom Buchstaben ξ kaum unterscheidet, kam in P aus παριέναι (S. 130,8) und ἐρεθίζει (S. 146,18) entsprechend περιέναι und ἐξεθίζει zustande. εὐθὺς (S. 138,10) und ἑρπύλου (sic; S. 164,11) haben in B das υ oben fast ganz geschlossen, so daß P es für ο gehalten und εὐθὸς, ἑρπόλου geschrieben hat. Auf ähnlichen Verlesungen unsicherer Formen in B von Seiten des Schreibers von P beruhen schließlich auch folgende Lesarten dieser letzten Kopie: S. 140,10 μεδίου (statt μηδίου, sic; η ähnelt einem ε in B); S. 142,3 βατὸν (statt βάτου; B hat βάτον zu βάτου geändert); S. 158,16 ῥ°φήματα (ῥφήματα B); S. 162,15 ἐμβανεστέραν (statt ἐμφανεστέραν; in B ist der obere Strich von φ höher gezogen)[1].

Wir haben gesehen (oben S. 49f.), daß B und P eine Reihe der allen Handschriften gemeinsamen Lücken nicht vermerkt haben; P ging erwartungsgemäß auch seinerseits weiter. Die Textverderbnisse S. 118, 5 (πρᾶγμα/οι οὐδὲ); S. 122,4 (ἐνθυμεῖσθαι/καὶ τοῦτο); S. 132,5 (ἄνομα/ἀλλὰ); S. 132,9 (ἐμὲ/σπᾶν); S. 142,6f. (ὡς/αἱμορραγικὰ); S. 144,18f. (ἐν/προσκλύζει); S. 148,9 (ὕδωρ/καὶ) kennzeichnet er nicht. Darüber hinaus hat er auch folgende Wörter fortgelassen: μὴ (S. 94,9); μελανῶν (S. 114,5); ἕλκεσιν (S. 146,7); τὸν (S. 152,11); καὶ^II (S. 158,13). Am Rande vermerkte P, was er dort in seiner Vorlage B vorfand (außer ἀδύαντον und σαι καὶ)[2], dazu auch das im Text ausgelassene εἰ μὴ καθετήρια (sic) ἐνθείης. τοῖς δὲ προχωρεῖν (sic; fol. 26^r 18f. rechts = S. 162,1f.).

[1] Siehe auch oben S. 44 Anm. 2 und 4; S. 46 Anm. 1.
[2] Siehe oben S. 43.

IV. Grammatisches und sonstiges in M

Hier möchte ich einige grammatische und sonstige Besonderheiten unseres Archetypus erwähnen:

1. Elision

In den Schriften des Rufus läßt sich im allgemeinen keine Tendenz erkennen, Hiate zu vermeiden, wie es etwa bei Galen der Fall ist. Somit spielt die Elision nach dem Zeugnis von M in dem Traktat Über die Nieren- und Blasenleiden nur eine sehr geringe Rolle. Auslautende Vokale werden selbst vor anlautenden gleichen Vokalen häufig nicht elidiert[1]. In den verhältnismäßig wenigen Fällen, wo eine Elision vorliegt, handelt es sich meistens um den Ausfall des α von κατά (13mal) und ἀλλά (4mal), des ι von ἐπί (7mal) und des ε von δέ (3mal). Je 2mal tritt Elision bei ἀπό, διά, ἔστε und ὑπό ein und je einmal bei μετά, τοιαῦτα, ὧδε und ὥστε.

2. Krasis

Krasis ist noch seltener anzutreffen als Elision. Sie erscheint je 5mal bei τοὐπίπαν und τἄλλα (neben τἆλλα[2] S. 94,14 usw. und τὰ ἄλλα S. 114,2 usw.) und einmal bei κἀνταῦθα (S. 146,16).

3. ν ephelkystikon

In dieser Schrift des Rufus wird das εὐφωνικὸν ν fast immer richtig gebraucht: es wird an den Auslaut eines Wortes angeschlossen, wenn das folgende Wort mit einem Vokal anlautet, in Fällen also, wo es gilt, einen Hiat zu vermeiden. Vermißt wird es nur ein einziges Mal (κρέασι, ὡς S. 130,4f.), während es umgekehrt an einer anderen Stelle abundiert (ἔστιν. παράλυσις S. 160,13f.) – allerdings nach starker Interpunktion.

[1] Vgl. z. B. δὲ ἔφη (S. 98,15); δὲ ἐντεῦθεν (S. 126,12); μάλιστα ἂν (S. 106,1); αἷμα αὐτὸ (S. 130,8) usw.

[2] Formen wie τἄλλα, τἄχω usw., die durch Elision des auslautenden Vokals des vorangehenden bzw. Aphärese des anlautenden Vokals des nachfolgenden Wortes und Zusammenziehung beider Wortteile entstehen, sind im Neugriechischen häufig, obwohl M. Triantaphyllidis (Νεοελληνική Γραμματική, Athen 1941, S. 75ff.) in solchen Fällen, wo keine Krasis vorliegt, die getrennte Schreibweise lehrt (z. B.: τ' ἄλλα, τά 'χω usw.). In Handschriften mit nachklassischen und frühbyzantinischen Texten ist es vielleicht doch sinnvoller, bei Formen wie ΤΑΛΛΑ Krasis anzunehmen und τἄλλα zu schreiben, wenngleich nach dem Verlust der Quantität, der bekanntlich bis auf die hellenistische Zeit zurückreicht, in solchen Fällen zwischen Elision und Krasis (etwa zwischen τἄλλα und τἆλλα) nicht mehr unterschieden werden kann.

4. γιγν- / γιν-

Formen von γίγνεσθαι und γίνεσθαι wechseln und sind fast gleich häufig (11mal γιγν-, 13mal γιν-). Formen von γινώσκειν finden sich nicht im Text, sondern immer (4mal) γιγν-; umgekehrt werden in den Randnoten keine γιγν-, sondern immer (6mal) γιν-Formen gebraucht.

5. σσ / ττ

Von einigen Ausnahmen abgesehen (ἀπαλλάττουσιν S. 116,9; πυρέττουσι S. 134,11; θᾶττον S. 146,13; καταπλάττειν S. 164,6), werden überall die Formen mit doppeltem σ verwendet (θάλασσα, θαλάσσιος, καταπλάσσειν, μαλάσσειν, πέσσειν, συμπέσσειν; s. Index verborum).

6. οὕτω / οὕτως

οὕτω steht nie vor Vokal; dagegen wird οὕτως meistens vor einem Konsonanten gebraucht (6mal). In vier Fällen ist der anlautende Konsonant des folgenden Wortes stimmhaft (γ oder δ); ein weiteres Mal wird nach οὕτως stark interpungiert. S. 126,2 οὕτως ποιεῖν ist jedoch das Schluß-Sigma überflüssig.

7. εἰς / ἐς

ἐς kommt nur an zwei Stellen vor (S. 108,7 ἐς τήνδε τὴν νόσον und S. 118,16 ἐς τὸ οὐρηθῆναι τὸν λίθον), sonst immer εἰς. Auch die Form des Adverbs εἴσω überwiegt gegenüber der Form ἔσω (5mal εἴσω, 3mal ἔσω).

8. μάραθρον / μάραθον

M hat immer μαραθ-, nicht μαραθρ- (s. Index verborum; vgl. auch ἱππομαράθου). Nur S. 96,2 ist die Form μαράθου, die am Zeilenende steht, nicht einwandfrei zu lesen. Ich glaube aber, daß auch dort kein ρ nach θ geschrieben wurde.

9. ἄκρεα / ἄκρα

An zwei Stellen (S. 90,1 und S. 140,1) steht in M – und seinen Abschriften – die unkontrahierte (ionische) Form ἄκρεα (an der zweiten Stelle hat nur L zu ἄκρα korrigiert). Einen weiteren Ionismus stellt wahrscheinlich der Dativ κίσιρι (sic; S. 126,1) dar.

B. NEBENÜBERLIEFERUNG

I. Quellen

Rufus von Ephesos, „einer der wenigen, wirklich selbständigen Ärzte der nachklassischen Zeit", wie M. Wellmann einmal mit Recht betont hat[1], schmückt sich nicht mit fremden Federn. Wir können also nicht erwarten, daß wir bei ihm – weder in dieser Abhandlung noch in den übrigen Schriften – wörtlich aufgenommene Partien aus anderen Autoren wiederfinden, wie wir es nicht nur bei den späteren Kompilatoren, sondern auch bei Galen gewohnt sind. Rufus pflegt, sooft er eine Quelle benutzt, seinen Gewährsmann mit Namen zu nennen. So werden in der Schrift Über die Nieren- und Blasenleiden außer Hippokrates (S. 112,3) auch Chrysippos (S. 94,3), Praxagoras (S. 98,15), Eurypodes (S. 112,3), Kleophantos (S. 128,5) und Philomelos (S. 138,3) erwähnt. Abgesehen von Hippokrates handelt es sich bei den anderen um gelegentliche, vereinzelte, kurze Mitteilungen.

a) Hippokrates

Den Altmeister Hippokrates hat Rufus nicht nur bewundert, sondern auch kommentiert[2]. Es war also auch ohne direkten Hinweis anzunehmen, daß in dieser Studie des Rufus – der wichtigsten der erhaltenen Schriften – hippokratisches Gedankengut steckt. Zwar gibt es im überlieferten hippokratischen Corpus keine selbständige Abhandlung über Nieren- und Blasenkrankheiten, es ist aber in verschiedenen Schriften gelegentlich auch davon die Rede; so z. B. in den Aphorismen, in De morbis IV, De affectionibus interioribus u. a. Im letztgenannten Traktat werden sogar mehrere Nierenkrankheiten besprochen[3]. Diese hippokratische Schrift hat Rufus m. E. unmittelbar konsultiert. Darauf deutet auch die Stelle S. 112,3ff. hin, an der berichtet wird, daß Hippokrates imstande war, die Nierenkranken zu operieren[4].

Aus der Fülle der hippokratischen Anklänge in dieser Schrift des Rufus, über die jeweils der Similienapparat Auskunft gibt, stelle ich hier eine Auswahl solcher Passus zusammen, die über die gedankliche Ver-

[1] Siehe M. Wellmann, Geschichte, S. 4.

[2] Außer dem nicht gerade fehlerfreien Artikel von H. Gossen in der RE s. auch M. Wellmann, Geschichte, S. 6f., und J. Ilberg, Rufus, S. 40f.

[3] Siehe Bd. VII, S. 202ff. L.

[4] Vgl. die Parallelstellen unten S. 55.

wandtschaft hinaus oft auch im Wortgebrauch eine engere Verbindung mit den entsprechenden Partien des Hippokrates erkennen lassen:

Ruf. Prooem. 5 (S. 86,15)	Hipp. Aph. VI 6 (IV 564,6 L.)
πάντα δὲ καὶ τὰ τῶν νεφρῶν καὶ τὰ τῆς κύστεως οὐκ εὐμεταχείριστα	τὰ νεφριτικὰ καὶ ὁκόσα κατὰ τὴν κύστιν, ἐργωδῶς ὑγιάζεται
Ruf. 1,1 (S. 88,3–6)	Hipp. De aff. inter. 17 (VII 206, 12–17 L.)
ὀδύνη ἔχει ὑπὸ τοὺς κενεῶνας καὶ οὔτε ὀρθοῦσθαι δύνανται οὔτε βαδίζειν. καὶ ἤντε πταρμὸς ἤντε ἄλλος τις σεισμὸς συμπέσῃ, ἀνοιμώζουσι· καὶ ἐπὶ γαστέρα μὲν κλινόμενοι οὐκ ἀνέχονται, ὕπτιοι δὲ ἀνέχονται μένειν·	ὀδύναι πιέζουσιν αὐτὸν ἐς τὴν λαπάρην καὶ ἐς τὸν κενεῶνα καὶ ἐς τὴν ὀσφὺν καὶ ἐς τοὺς μύας τῆς ὀσφύος, καὶ πάσχει ὁκοῖα γυνὴ ὠδίνουσα, καὶ οὐκ ἀνέχεται ἐπὶ τοῦ ὑγιέος κατακείμενος, ἀλλ' ἄγαν πονέει, καὶ τοῦ κενεῶνος δοκέει κατακρέμασθαι[1] ὡς ἀπορρησόμενα· ἐπὶ δὲ τὰ πρηνέα ἢν κατακέηται, οὐκ ἀλγέει·
Ruf. 1,3 (S. 88,12–90,1)	Hipp. De aff. inter. 16 (VII 204, 21–24 L.)
ἄλλοι δὲ πόνοι μέχρι κύστεως καὶ αἰδοίου κατέρχονται· καὶ οὔ τοι συνεχεῖς, ἀλλὰ διεσπασμένοι μάλιστα εἰς ὀσφύν τε καὶ ἰσχία καὶ ἦτρον ἐνσείουσι.	αἱ δὲ ὀδύναι ἔχουσιν ἐν τῇ ὀσφύϊ καὶ ἐν τῇ κύστει καὶ ἐν τῷ περινέῳ καὶ ἐν αὐτῷ τῷ νεφρῷ ἐπ' ὀλίγον χρόνον· ἔπειτα ἀνῆκεν ὁ πόνος καὶ αὖθις ἐπέλαβεν ὀξὺς δι' ὀλίγου· καὶ ἐς τὸ λεπτὸν τῆς γαστρὸς ἔστιν ὅτε ὀδύνη ἐμπίπτει.
Ruf. 1,4 (S. 90,1f.)	Hipp. De aff. inter. 17 (VII 206, 17–19 L.)
ψύχεται δὲ αὐτοῖς ἄκρα, μᾶλλον δὲ κνῆμαι καὶ πόδες, καὶ οὐροῦσι συνεχῶς καὶ ἐπιπόνως	οἱ δὲ πόδες καὶ αἱ κνῆμαι αὐτοῦ ἀεὶ ψυχρά· τὸ δὲ οὖρον μόλις προέρχεται
Ruf. 2,2 (S. 98,11f.)	Hipp. Epid. I 3 (II 612,1–3 L. = I 183,7f. Kw.)
καὶ οἱ πυρετοὶ οὐ καθεστῶτες, ἀλλὰ πεπλανημένοι γίγνονται καὶ φρικώδεις.	πυρετοῖσι φρικώδεσι σμικρὰ ἐφιδροῦντες, ἄλλοτε ἀλλοίως παροξυνόμενοι πεπλανημένως

[1] Zu diesem Satz vgl. Ruf. 3,34 (S. 126,6f.): δοκεῖ δὲ αὐτοῖς ὥσπερ ἐκ τῶν κενεώνων κρέμασθαί ⟨τι⟩.

Ruf. 2,5f. (S. 100,1–5)

ἄλλοις δὲ ἐπὶ τὰ ἔξω ῥήγνυται παρεξιὸν τὸν κενεῶνα, ὃν πληροῦσθαι ἀνάγκη πύου τε καὶ οὔρου καὶ αὐτοῦ μένειν, χρόνῳ δὲ βιασάμενα εἰς τὴν ἕδραν ἥκειν καὶ ταύτῃ ἰέναι ἔξω. τοῖς δέ τισιν οὐδὲ ῥήγνυσθαι ἐθέλει ἐκ τῶν νεφρῶν, ἀλλ' αὐτοῦ μένει[ν] χρόνον πολύν

Hipp. De morb. IV 48 (VII 576,12–16 L.)

καὶ ἢν μὲν μελεδαίνηται καὶ ἔχῃ ἔξοδον τὸ πύος ἐξωθεόμενον ὑπὸ τοῦ ὑγροῦ τοῦ ἐλθόντος ἐν τῇ ταραχῇ, ἔξω ἀποκαθαίρεται τὸ ἕλκος· ἢν δὲ μὴ μελεδαίνηται, οὐκ ἔχον ἔξοδον τὸ πύος, αὐτοῦ καταμένον σὺν τῷ κατελθόντι, πόνον παρέχει καὶ ἀείρει τὴν σάρκα τὴν περὶ τὸ ἕλκος

Ruf. 2,8 (S. 100,9f.)

καί τινα καὶ σαρκία παραμήκη ὁποῖα⟨ι⟩ ἶνες ἀπέρχονται

Hipp. Aph. IV 76 (IV 530,6f.)[1]

σαρκία σμικρὰ ὥσπερ τρίχες συνεξέρχονται

Ruf. 2,8 (S. 100,10f.)

εἰ δὲ χρηστὰ εἴη τὰ ἕλκη, ⟨τότε⟩ καὶ τὸ πύον λευκὸν καὶ ὁμαλὸν καὶ ἄνοσμον καὶ ὀλίγον ἀπέρχεται

Hipp. Progn. 7 (II 130,9–11 L. = I 85,18f. Kw.)

τὸ δὲ πύον ἄριστον λευκόν τε εἶναι καὶ ὁμαλὸν καὶ λεῖον καὶ ὡς ἥκιστα δυσῶδες

Ruf. 2,35f. (S. 110,17–112,5)

Εἰ δὲ πρὸς τὰ ἔξω τράποιτο τὸ ἐμπύημα, οἰδεῖ τε μᾶλλον ἐνταῦθα καὶ τῇ χειρὶ καταφανέστερον ⟨καὶ τῇ ὄψει γίγνεται· τού⟩τους διέκαιον οἱ παλαιοὶ ᾗ ἀπεκορύφου μάλιστα· τὰ δὲ ⟨ἕλκη ὡς τὰ κοινὰ καὶ⟩ τὰ κοῖλα ἰῶντο. οὐ μὴν εἰς ἅπαν ἐξυγιάζετο, ἀλλά ⟨τι καὶ ἐσυριγ⟩γοῦτο τοῦ ἕλκους. Εὐρυώδης δὲ ὁ Σικελὸς καὶ Ἱππο⟨κράτης ἠπί⟩σταντο καὶ τέμνειν τοὺς νεφριτικούς, ὥστε παρεκελεύοντο ⟨τὸν λιθ⟩ιῶντα νεφρὸν καὶ ἔμπυον ταύτῃ τέμνοντα⟨ς⟩ ἰᾶσθαι·

Hipp. De aff. inter. 14 (VII 202, 20–23 L.)

ὁκόταν δὲ ἀποιδήσῃ καὶ ἐξαρθῇ, ὑπὸ τοῦτον τὸν χρόνον τάμνειν κατὰ τὸν νεφρόν, καὶ ἐξελὼν τὸ πύος, τὴν ψάμμον διουρητικοῖσιν ἰῆσθαι· ἢν μὲν γὰρ τμηθῇ, ἐλπὶς ἐκφυγέειν· ἢν δὲ μή, ἡ νοῦσος τῷ ἀνθρώπῳ συναποθνήσκει.

Hipp. De aff. inter. 15 (VII 204, 6–10 L.)

ὁκόταν γοῦν ἔμπυος ᾖ ὁ νεφρός, ἀποιδέει παρὰ τὴν ῥάχιν. τοῦτον, ὅταν οὕτως ἔχῃ, τάμνειν κατὰ τὸ ἀποιδέον, μάλιστα μὲν βαθείην τομὴν κατὰ τὸν νεφρόν· κἢν μὲν τύχῃς ταμών, παραχρῆμα ὑγιέα ποιήσεις· ἢν δὲ ἁμάρτῃς, κίνδυνος ἕλκος ἔμμοτον γενέσθαι.

[1] Vgl. auch Hipp. De nat. hom. 14,3 (CMG I 1,3, S. 202,6f.).

Ruf. 2,37 (S. 112,9f.) καὶ ἴσως ἐν τοῖς ἐσχάτοις ἀρρωστήμασι καὶ τοιοῦτόν τι τολμητέον	Hipp. Aph. I 6 (IV 462,10f. L.) Ἐς δὲ τὰ ἔσχατα νουσήματα αἱ ἔσχαται θεραπεῖαι ἐς ἀκριβείην κράτισται[1].
Ruf. 3,8f. (S. 116,1–6) Τὰ μὲν οὖν πολλὰ ἄνδρες κατὰ νεφροὺς λιθιῶσι, γυναῖκες δὲ ἥκιστα. ὤφθη γε μὴν ἤδη καὶ γυνὴ ψαμμία οὐροῦσα, ἡ μὲν ἀπὸ νεφρῶν, ἡ δὲ ἀπὸ κύστεως. ἔστι δὲ ταύταις [οὐ] φαύλη πάνυ ἡ νόσος· οὔτε γὰρ στραγγουρία⟨ι⟩ οὔτε πόνοι ἰσχυροὶ ἔχουσιν. αἴτιον δέ· οἱ γὰρ οὐρητῆρες εὐρύτεροι τῇ γυναικί, ὥσπερ καὶ τὰ ἄλλα ἔνδον· πρὸς δὲ καὶ κατ' εὐθὺ πεφύκασι μήκει τε μικρότεροί εἰσιν.	Hipp. De aër. 9,8 (CMG I 1,2, S. 46, 11–15) τοῖσι δὲ θήλεσι λίθοι οὐ γίνονται ὁμοίως· ὁ γὰρ οὐρητὴρ βραχὺς ἐστιν ὁ τῆς κύστιος καὶ εὐρὺς ὥστε βιάζεσθαι τὸ οὖρον ῥηϊδίως· οὔτε γὰρ τῇ χειρὶ τρίβει τὸ αἰδοῖον[2] ὥσπερ τὸ ἄρσεν οὔτε ἅπτεται τοῦ οὐρητῆρος· ἐς γὰρ τὰ αἰδοῖα ξυντέτρηνται· οἱ δὲ ἄνδρες οὐκ εὐθὺ τέτρηνται καὶ [διότι] οἱ οὐρητῆρες οὐκ εὐρέες·
Ruf. 6,1f. (S. 134,10–16) Τῶν δὲ περὶ κύστιν νοσημάτων χαλεπώτατον μὲν καὶ θανατωδέστατόν ἐστι φλεγμονὴ κύστεως. ὥστε πυρέττουσί τε ὀξέως . . . ἀποκτείνει ⟨δὲ⟩ διὰ ταχέων	Hipp. Progn. 19 (II 166,1–4 L. = I 99,17–19 Kw.) κύστιες δὲ σκληραί τε καὶ ἐπώδυνοι, δειναὶ μὲν παντελῶς καὶ ὀλέθριαι· ὀλεθριώτεραι δὲ ὁκόσαι ξὺν πυρετῷ ξυνεχεῖ γίγνονται· καὶ γὰρ οἱ ἀπ' αὐτέων τῶν κυστίων πόνοι ἱκανοὶ ἀποκτεῖναι
Ruf. 6,7 (S. 138,2f.) πιέζειν τὸ ἦτρον, ἀλλὰ μὴ πλέον τοῦ καιροῦ, ὡς μὴ ἐκ περισσοῦ ὀδύνη γίγνηται	Hipp. De morb. I 10 (VI 158,7–8 L.) μηδὲ πιέζειν ἃ μὴ δεῖ· καὶ ψαύοντα ὅκου ἂν ψαύῃ, μὴ ὀδύνην παρέχειν ἐκ περισσοῦ
Ruf. 8,5 (S. 144,12–14) Ὅσα μὲν οὖν εἴσω ῥέπει τῶν ἐμπυημάτων, εἴσω καὶ ῥήγνυται· τὰ δὲ ἔξω τετραμμένα, ἔξω καὶ ῥήγνυ-	Hipp. Aph. VII 36 (IV 586,5–9 L.) Ὁκόσοισι δὲ νεφριτικοῖσιν ἐοῦσι τὰ προειρημένα συμβαίνει σημήϊα, πόνοι τε ὀξέες περὶ τοὺς μύας τοὺς

[1] Dieser hippokratische Aphorismus steht als Randnotiz im Monacensis; vgl. den textkritischen Apparat zur Rufus-Stelle.

[2] Vgl. Ruf. 9,4 (S. 150,6). Die erforderliche Gedankenbrücke, die E. Lesky mit Recht (ohne Kenntnis der Rufus-Parallele) im hippokratischen Kontext vermißte („. . . ein Einschub ungefähr folgenden Inhalts: es fehlen ja auch die Zeichen der gehemmten Miktion"), stellt der Satz des Rufus οὔτε γὰρ στραγγουρία⟨ι⟩ οὔτε πόνοι ἰσχυροὶ ἔχουσιν her; vgl. E. Lesky, Zur Lithiasis-Beschreibung in Περὶ ἀέρων ὑδάτων τόπων, Wien. Stud. 63 (1948), S. 69ff.

ται, τὰ μὲν πρὸς τὴν ἕδραν, τὰ δὲ ὅπῃ καὶ ἔτυχε ῥέψαντα.

ῥαχιαίους γίνονται· ἢν μὲν περὶ τοὺς ἔξω τόπους γίνωνται, ἀπόστημα προσδέχου ἐσόμενον ἔξω· ἢν δὲ μᾶλλον οἱ πόνοι πρὸς τοὺς ἔσω τόπους γίνωνται, καὶ τὸ ἀπόστημα προσδέχου ἐσόμενον μᾶλλον ἔσω [1].

Ruf. 9,5 (S. 150,8–11)

ἐπεὶ δὲ ἑλκοῦνται πολλοῖς αἱ κύστεις ὑπὸ τραχύτητος καὶ μεγέθους τῶν λίθων, ὕφαιμά τε οὐροῦσι καὶ πυώδη καὶ ὑπόμυξα, καὶ ὀδυνῶνται οὗτοι πλέον τῶν ἄλλων καὶ οὐροῦντες καὶ μὴ οὐροῦντες.

Hipp. De morb. IV 55 (VII 604, 3–6 L.)

ἐπὴν τε οὐρῆσαι θέλῃ, πονέεται, καὶ τὸ οὖρον κατ' ὀλίγον ῥέει ὥσπερ στραγγουρικοῖσι καὶ ἔστιν ὕφαιμον, οἷα τῆς κύστιος ἡλκωμένης ὑπὸ τοῦ λίθου, καὶ ἡ κύστις φλεγμαίνει

Ruf. 11,12 (S. 164,18–20)

ἐπιθεμάτων δὲ τῶν αὐτῶν πειρᾶσθαι καὶ διαίτης τῆς ἄλλης θερμοτέρας· τῷ γὰρ θερμῷ πάντα ἐγκρατῆ γίγνεται, τὸ δὲ ψυχρὸν ἀκρατέστατον τῇ κύστει.

Hipp. Aph. V 22 (IV 540,2–5 L.)

καὶ ὁκόσα ὑπὸ ψύξιος θνήσκει ἢ ἑλκοῦται καὶ ἕρπησιν ἐσθιομένοισιν, ἕδρῃ, αἰδοίῳ, ὑστέρῃ, κύστει, τουτέοισι τὸ μὲν θερμὸν φίλον καὶ κρῖνον, τὸ δὲ ψυχρὸν πολέμιον καὶ κτεῖνον.

Einige der angeführten Parallelen weisen eine solche Übereinstimmung in Wortwahl und Gedankengang auf, daß eine direkte Abhängigkeit des Rufus sicher erscheint; an anderen Stellen kann es sich um verblaßte Reminiszenzen aus seinen Hippokrates-Studien handeln.

b) Chrysippos, Praxagoras, Euryodes, Kleophantos, Philomelos

Neben Hippokrates erwähnt Rufus, wie schon gesagt, in seiner Schrift Über die Nieren- und Blasenleiden auch Chrysippos, Praxagoras, Euryodes, Kleophantos und Philomelos mit Namen [2].

Von Chrysippos stammt ein Rezept zur Zubereitung eines Umschlages für Nieren- und Blasenkranke, der seinen Namen trägt (τὸ

[1] Vgl. auch Hipp. Progn. 7 (II 130,3–9 L. = I 85,10–17 Kw. = S. 202,12–203,6 Alexanderson) und Coa praes. XV 275 (V 644,16–20 L.).

[2] Eine Liste der von Rufus benutzten Schriftsteller hat M. Wellmann (Geschichte, S. 7) auf Grund der erhaltenen Fragmente aufgestellt.

τοῦ Χρυσίππου κατάπλασμα S. 94,3)[1]. Woher Rufus dieses Rezept hat – ob aus einer Schrift des Chrysippos oder von einem Mittelsmann –, erfahren wir nicht. Sicherlich handelt es sich dabei nicht um ein wörtliches Zitat, sondern um eine freie Wiedergabe der verwendeten Ingredienzien.

Von Praxagoras gibt Rufus einen Bericht wieder, nach dem ein Patient den Urin durch den After ausschied und in diesem Zustand über zwölf Jahre gelebt habe (S. 98,15–100,1). Der Bericht wird in indirekter Rede zitiert, es dürften aber dabei auch Worte des Praxagoras unverändert aufgenommen worden sein. Bei den übrigen Fragmenten des Praxagoras[2] konnte ich keine Beziehung zu den Ausführungen des Rufus in dieser Abhandlung feststellen.

Über Euryodes aus Sizilien wissen wir nur das, was uns Rufus (S. 112,3ff.) mitteilt[3]: er besaß zusammen mit Hippokrates die Fähigkeit, Nierenkranke zu operieren, was Rufus selbst, nach eigenem Geständnis, nicht wagte[4].

Dem alexandrinischen Arzt Kleophantos[5] wird der Vergleich der im dickflüssigen Urin obenauf schwimmenden Krusten mit der Meeresqualle zugeschrieben (S. 128,3–5). In welchem Zusammenhang Kleophantos diesen Vergleich gebraucht hat, ist aus dem Kontext des Rufus nicht zu entnehmen.

Auch Philomelos[6] wird nur einmal (S. 138,3) erwähnt. Nach Rufus' Worten war er als erster auf die Idee gekommen, einem an Harnverhaltung leidenden Blasenkranken das Urinlassen durch geeigneten Druck auf den Unterleib zu ermöglichen.

II. Testimonia

Auskunft über die wichtigsten Parallelstellen zu den Ausführungen des Rufus in seiner Schrift Über die Nieren- und Blasenleiden gibt jeweils der beigefügte Similienapparat. Es wurden hauptsächlich medizinische Werke berücksichtigt – griechische, lateinische und arabische –, wobei es sich selbstverständlich nicht immer auch um ein Abhängigkeitsverhältnis handelt. Hier interessieren uns nur diejenigen Schriften, in denen ganze wörtlich bzw. fast wörtlich aufgenommene Partien aus

1 Es handelt sich wahrscheinlich um den bekannten Arzt Chrysippos aus Knidos; s. M. Wellmann, Art. „Chrysippos“ (Nr. 15) in: RE III, 1899, Sp. 2509f.
2 Siehe Fr. Steckerl, The Fragments of Praxagoras of Cos and his School, Leiden 1958.
3 Vgl. M. Wellmann, Art. „Euryodes“ in: RE VI, 1907, Sp. 1341.
4 Siehe auch A. Sideras, Beiträge, S. 15 mit Anm. 2.
5 Vgl. H. Gossen–F. E. Kind, Art. „Kleophantos“ (Nr. 2) in: RE XI, 1921, Sp. 790.
6 Vgl. Chr. Fr. v. Matthaei, Rufus, S. 106 Anm. 52.

diesem Traktat des Rufus vorkommen; das sind freilich in erster Linie die großen medizinischen Sammelwerke des Oreibasios und Aetios, aber auch bei Paulos von Aigina, in der pseudogalenischen Schrift Über Diagnose und Behandlung der Nierenkrankheiten und bei Rhazes finden wir ebenfalls solche Rufus-Zitate. Im Folgenden wollen wir die wichtigsten Kompilatoren hinsichtlich ihrer Exzerpte aus der betreffenden Abhandlung des Rufus einer kurzen Betrachtung unterziehen.

a) Oreibasios

Das Sammelwerk des Oreibasios, das bekanntlich als „Vorbild und Quelle“ zugleich für spätere Kompilationen gedient hat[1], ist uns leider nicht vollständig erhalten. Zu den verlorenen Büchern seiner Ἰατρικαὶ συναγωγαί zählt gerade auch das 65. Buch, das, nach dem Zeugnis eines Scholions, vermutlich eine umfangreiche Exzerptensammlung aus der Schrift des Rufus Über die Nieren- und Blasenleiden enthielt[2]. So sind im erhaltenen Werk des Oreibasios nur einige wenige, relativ kurze Exzerpte aus der genannten Schrift des Rufus auf uns gekommen, nämlich diejenigen, die Oreibasios in das neunte Buch des aus seinen umfangreichen Collectiones medicae zusammengestellten Kompendiums Synopsis ad Eustathium aufgenommen hat[3]. Es handelt sich um folgende Abschnitte:

1. Περὶ σκληρίας νεφρῶν: Orib., S. 295,6–12 = Ruf., S. 126,5–12
2. Περὶ ἀτονίας νεφρῶν: Orib., S. 295,13–25 = Ruf., S. 128,1–130,14
3. Περὶ φλεγμονῆς κύστεως: Orib., S. 296,1–14 = Ruf., S. 134,10–138,7
4. Περὶ ῥήξεως ἀγγείου ἐν κύστει: Orib., S. 296,15–27 = Ruf., S. 138,13–142,7
5. Περὶ τῶν ἐν κύστει φυμάτων: Orib., S. 296,28–297,2 = Ruf., S. 144,1–5
6. Περὶ τῶν ἐν κύστει ἑλκῶν: Orib., S. 297,3–14 = Ruf., S. 146,15–148,10
7. Διαβήτου ἴασις: Orib., S. 297,22–298,8 = Ruf., S. 132,9–134,8

Die Gegenüberstellung der Texte zeigt, daß am Wortlaut des Rufus nur wenig geändert wurde. Formenwechsel, Wortumstellung und Synonymenersatz sind die häufigsten Variationen gegenüber dem Original-

[1] Siehe H. O. Schröder, Art. „Oreibasios“ in: RE Suppl. VII, 1940, Sp. 810.

[2] Vgl. dazu J. Ilberg, Rufus, S. 18 mit Anm. 2. Ilberg hat das Scholion-Zitat in der Schrift des Rufus Über die Nieren- und Blasenleiden nicht finden bzw. wiedererkennen können und bezieht es irrtümlich auf eine andere Rufus-Schrift; doch das Zitat des Scholiasten κοκκίνῳ βάπτουσι τὰ φοινίκια stammt aus unserer Schrift – nur ein wenig unkenntlich gemacht; bei Rufus steht nämlich: κόκκον, ᾧ βάπτουσι τὰ φοινικᾶ (S. 120,3f.).

[3] Siehe CMG VI 3, S. 295,6–298,8. In den Eclogae medicamentorum (CMG VI 2,2, S. 225–230), wo sich zwei weitere Kapitel über Nieren- und Blasenkrankheiten finden, gibt es keine wörtlichen Auszüge, wohl aber Anklänge an Rufus.

text des Rufus[1]. Hat Oreibasios also Rufus direkt ausgeschrieben, oder hat er die Exzerpte einem früheren Kompilator entnommen? Reichen die weitgehend wörtliche Übereinstimmung zwischen Auszug und Original wie auch die Tatsache, daß Oreibasios in diesen Exzerpten den ursprünglichen Verfasser dreimal mit Namen nennt (ἐκ τῶν Ῥούφου), vollkommen aus, um die Annahme eines Mittelsmannes auszuschließen? In diesen Exzerpten finden wir zwar keinen auf die unmittelbare Vorlage hinweisenden Fehler, wie etwa bei Aetios, der Worte des Rufus seinem Gewährsmann zuschreibt[2], wir wissen aber, daß auch Oreibasios für sein umfangreiches Exzerptenwerk nicht nur Originaltexte der einzelnen Verfasser, sondern auch frühere Kompilationen benutzt hat[3]. Eine genaue Prüfung der Rufus-Auszüge, die Aetios mit Oreibasios teilt, hat zum Ergebnis geführt, daß Aetios dabei nicht aus Oreibasios exzerpierte, sondern daß die Exzerpte beider höchstwahrscheinlich einer früheren Kompilation entnommen sind. Denn daß Aetios dabei nicht Oreibasios ausgeschrieben hat, beweisen einerseits seine zahlreichen Übereinstimmungen mit Rufus in Fällen, in denen er von Oreibasios abweicht, andererseits die Textauslassungen des Oreibasios, die bei Aetios nicht vorkommen. Daß beide kompilatorischen Fassungen, die des Aetios und Oreibasios, derselben, mit dem Originalautor nicht identischen Quelle entstammen, beweisen ihre gemeinsamen Zusätze, Lücken und Umformulierungen[4].

b) Aetios

Mit den Krankheiten der Nieren und der Blase befaßt sich Aetios im 11. Buch seiner Βιβλία ἰατρικά[5]. Es handelt sich, wie man den

[1] Demnach dürfte man sich, wo es erforderlich erscheint, für die Textgestaltung des einen auf den anderen berufen. K. Deichgräber begrüßt in seiner Rezension der Oreibasiosausgabe im CMG (s. Gnomon 9, 1933, 600ff.) mit Recht die konservative Haltung ihres Herausgebers J. Raeder gegenüber den Originaltexten der exzerpierten Autoren; an Stellen aber, an denen es sich beim Exzerptor um Verschreibungen oder Verlesungen handeln kann, hätte ich doch die Lesart des Originals vorgezogen; man vergleiche z. B.: ἀποκλύζειν Orib., CMG VI 3, S. 295,12: ὑποκλύζειν Ruf., S. 126,12; ὑποκουφίζονται Orib., CMG VI 3, S. 295,24: ἐπικουφίζονται Ruf., S. 130,11; διαλύσας εἰς ἔλαιον Orib., CMG VI 3, S. 296,10: χρίσας εἰς ἔριον Ruf., S. 136,9; ἡψημένων λαχάνων Orib., CMG VI 3, S. 297,24f.: ψυχόντων λαχάνων Ruf., S. 132,11. Der aus Oreibasios abschreibende Paulos von Aigina hat einerseits ὑποκλύζειν wie Rufus, nicht ἀποκλύζειν wie Oreibasios, andererseits ὑποκουφίζονται wie Oreibasios, nicht ἐπικουφίζονται wie Rufus erhalten (s. Paul. Aeg. Therap. III 45,8: CMG IX 1, S. 246,22 und 247,23).

[2] Siehe A. Sideras, Beiträge, S. 51 mit Anm. 2.

[3] Vgl. z. B. M. Wellmann, Philumenos, Hermes 43 (1908), S. 375ff.

[4] Ausführlicher dazu s. A. Sideras, Aetius und Oribasius, S. 110ff.

[5] Die zweite Hälfte der Exzerptensammlung des Aetios ist bisher weder im CMG

Überschriften der einzelnen Kapitel entnimmt, um Exzerpte aus Galen, Rufus, Archigenes, Philagrios und Philumenos; die Zuverlässigkeit dieser Titel ist aber äußerst gering. Denn wie auch sonst nicht selten bei Kompilatoren, stehen unter diesen Überschriften nicht bzw. nicht nur Exzerpte aus den genannten Autoren, sondern auch aus anderen, die sehr oft entweder überhaupt nicht erwähnt oder verwechselt werden [1].

Aetios hat uns aus der Schrift des Rufus Über die Nieren- und Blasenleiden erheblich mehr erhalten als wir bei Oreibasios, Paulos von Aigina oder Pseudogalen wiederfinden. In der Darembergschen Ausgabe des Rufus wird am Anfang eines jeden Kapitels dieser Abhandlung auch auf die entsprechenden Kapitel des Aetios hingewiesen. Eine Liste mit genaueren (insgesamt 66) Parallelen findet sich auf den Seiten 127–131 der Rufus-Edition Darembergs. Die Liste der Parallelen zwischen Aetios und Rufus, die ich unten gebe, stellt weder eine Wiederholung noch eine Überarbeitung der Darembergschen dar; sie ist auf Grund eines sorgfältigen Vergleichs beider Texte neu aufgestellt worden. Dabei wurden nur die wörtlichen oder leicht paraphrasierenden Passus berücksichtigt; trotzdem ist sie um etwa ein Drittel länger geworden als die Darembergsche, eine Tatsache, die sich aus dem Bemühen erklärt, Vollständigkeit und Exaktheit zu erreichen. Man vergleiche:

Aët. Libri medicinales		Ruf. De ren. et ves. morbis	
XI 1	(S. 86,6f. ἀρχομένου – φλέβα)	5,8	(S. 134,7f. κατ' ἀρχὰς – τέμνειν)
XI 1	(S. 86,13 μέγιστον – 16 ὕλην)	5,3f.	(S. 132,9 τοῦτο – 13 ἱδρῶτας)
XI 1	(S. 86,16 ἄριστον – 87,2 ἀπίων)	5,5ff.	(S. 132,14 ἄριστον – 134,7 ἀπίων)
XI 2	(S. 87,25 νεφρῶν – 88,4 οὖρα)	4,1f.	(S. 128,1 Ἔστι – 7 ὑδατώδη)

noch sonstwo neu erschienen (alte Teileditionen s. bei H. Diels, Handschriften, II. Teil, S. 5); so liegt uns das 11. Buch nur in der Rufus-Edition von Daremberg-Ruelle vor.

[1] Das erste Kapitel des 11. Buches des Aetios z. B. trägt die Überschrift Περὶ διαβήτου. Ἐκ τῶν Γαληνοῦ. Neben Exzerpten aus Galen finden sich hier aber auch Auszüge aus Aretaios (vgl. Aët. XI 1: S. 85,16–86,2 Da. mit Aret. IV 2–6: CMG II, S. 65,27–66,27) und zwei wörtliche Zitate aus Rufus, von denen das erste (Aët. XI 1: S. 86,13–16 Da. = Ruf. 5,3–4: S. 132,9–13) ohne Erwähnung des Autors, das zweite (Aët. XI 1: S. 86,16–87,2 Da. = Ruf. 5,5–7: S. 132,14–134,7) unter dem Namen des Aretaios figuriert. Vgl. auch A. Sideras, Beiträge, S. 51 mit Anm. 2; F. Kudlien, Untersuchungen zu Aretaios von Kappadokien (Akad. d. Wiss. u. d. Liter. Mainz, Abh. d. geistes- u. sozialwiss. Kl., Jahrg. 1963, Nr. 11), Wiesbaden 1964, S. 1169f. (25f.); H. Flashar, Melancholie, S. 85ff.

XI 2 (S. 88,4 πονοῦσι — 9 βεβρεγμένην)	4,3ff.	(S. 128,9 ⟨πο⟩νοῦσι — 130,2 ἀφέψημα)
XI 2 (S. 88,16 ἐπιτιθέναι — 18 δύναται)	4,5	(S. 130,2f. ἐπιτιθέναι — δύναται)
XI 2 (S. 88,21 μετὰ — 25 αἵματος)	4,6f.	(S. 130,4 μετὰ — 8 ἔξω)
XI 3 (S. 88,27 ἐκκρίνεται — 89,4 αἵματος)	4,8	(S. 130,9 Οἷς — 11 αἱμορροΐδι)
XI 3 (S. 89,17 φλεβοτομία — 19 παραλαμβανομένη)	4,8	(S. 130,11f. χρὴ — ἔμπροσθεν)
XI 3 (S. 89,25 διαιτᾶν — 27 σώματος)	4,9	(S. 130,13f. διαιτᾶν — γυμνάζειν)
XI 4 (S. 90,19 f. ἐκκρίνεται — ὄντων)	3,13	(S. 118,1f. πολλοὶ — λίθου)
XI 5 (S. 92,2 κάλλιστον — 7 καταψύχεσθαι)	3,15f.	(S. 118,9 καὶ καταπλάσσοντας — 15 καταψύχηται)
XI 5 (S. 92,8 πολλοῖς — 12 βαφικὸς)	3,17	(S. 118,16 πολλοῖς — 120,4 φοινικᾶ)
XI 5 (S. 92,18 ποδηγητικὰ — 21 σπέρμα)	3,18	(S. 120,6 Προσφέρειν — 9 σπέρμα)
XI 5 (S. 93,5 εἰ δὲ — 8 οὐρητῆρες)	3,23	(S. 122,7 ⟨εἰ ἔτ⟩ι — 9 οὐρητῆρες)
XI 5 (S. 93,21 πολλάκις — 24 ἐκκρίνεσθαι)	3,19	(S. 120,9 πολλάκις — 11 ὑποχωρεῖν)
XI 5 (S. 94,9 οἶδα — 15 ἐκκρίνεται)	3,20f.	(S. 120,11 οἶδα — 122,3 ὕπεισιν)
XI 5 (S. 94,16 ὅταν — 19 λιθιῶσιν)	3,24f.	(S. 122,9 καὶ ἐνθένδε — 13 λιθιῶσι)
XI 6 (S. 94,20 μέγιστον — 95,9 κισσήρει)	3,26ff.	(S. 122,14 Μέγιστον — 126,1 κισσήρει)
XI 9 (S. 96,16f. τοὺς μὲν — ὑποκειμένοις)	9,1	(S. 148,11f. Τοὺς δὲ — φαρμάκοις)
XI 14 (S. 96,19 σχηματίζειν — 22 κατακείμενον)	9,3	(S. 150,3f. τοῖς δὲ — ἄνθρωπος)
XI 14 (S. 96,23 περιξεομένης — 25 οὐροῦντες)	9,5	(S. 150,8 ἐπεὶ — 11 οὐροῦντες)
XI 14 (S. 96,26 ὅσοις — 97,1 ἀπουρήσεσιν)	9,6	(S. 150,11 ὅσοις — 13 καταλαμβάνουσιν)
XI 14 (S. 97,1f. μὴ δυναμένων — κάτωθεν) [1]	9,2	(S. 148,15 μὴ δυναμένων — κάτωθεν)
XI 14 (S. 97,3f. τὴν τομὴν — ἐπιγενέσθαι)	9,11	(S. 152,17f. τὴν δὲ τομὴν — ἰᾶσθαι)
XI 15 (S. 97,5f. μετὰ — παρακολουθήσῃ)	9,13	(S. 152,21 καὶ γὰρ — 154,1 κύστιν)

[1] Vgl. auch Aët. Libri med. XI 14 (S. 96,18f. Da.).

XI 15 (S. 97,11 πάντες – 13 θερμαίνειν)	9,19	(S. 156,11f. ἐμεῖν – θερμαίνειν)
XI 15 (S. 98,7 τὴν δὲ γαστέρα – 9 γίνοιντο ἂν)	9,23	(S. 158,1 τὴν δὲ γαστέρα – 3 γίγνοιντο)
XI 15 (S. 98,20 καὶ λουέσθωσαν – πυκνά)	9,22	(S. 156,19f. καὶ λού⟨εσθαι⟩ – πυκνά)
XI 16 (S. 99,4 διατείνει – πάσχοντος)	1,2	(S. 88,8 τὰ δ' ἄλλα – 10 φλεγμαίνοι)
XI 16 (S. 99,5 κάτω – ἤτρου)	1,3	(S. 88,12 ἄλλοι – 90,1 ἐνσείουσι)
XI 16 (S. 99,6 καὶ οὔτε – 8 ὀδυνῶνται)	1,1	(S. 88,4f. καὶ οὔτε – ἀνοιμώζουσι)
XI 16 (S. 99,8 ψύχεται – 10 οὐρεῖται)	1,4	(S. 90,1 ψύχεται – 3 ἐρυθρότερα)
XI 16 (S. 99,19 θεραπεύειν – 24 φλεγμονάς)	1,6f.	(S. 90,7 Τὰς δὲ – 15 πέσσεσθαι)
XI 16 (S. 99,26 μηδὲ – 28 ἔντερα)	1,8	(S. 90,17 Εἰ δὲ – 92,1 ἐντέρου)
XI 16 (S. 100,2 ὑπελθούσης – 11 μέρη δύο)	1,9ff.	(S. 92,1 ὑπελθούσης – 94,1 μέρη δύο)
XI 16 (S. 100,11 ἀγαθὸν – 23 εὐωδέστατα)	1,12ff.	(S. 94,3 'Αγαθὸν – 16 εὐωδέστατα)
XI 16 (S. 100,24 ἐν δὲ – 28 καμνων)	1,15f.	(S. 96,1 'Εν δὲ – 9 ἄνθρωπον)
XI 16 (S. 101,1 πεφθεισῶν – 11 δυσκριτώτεραι)	1,16ff.	(S. 96,9 ὅταν – 98,6 δυσκριτώτεραι)
XI 17 (S. 101,12 ὅσαι – 18 ὑποκλύζειν)	3,34f.	(S. 126,5 "Οσαι – 12 ὑποκλύζειν)
XI 18 (S. 101,21 ὅσοις – 102,1 νεφρόν)	2,1f.	(S. 98,8 ὅσοις – 12 φρικώδεις)
XI 18 (S. 102,4 τὰ γὰρ – 6 πύον)	2,3f.	(S. 98,13 Τούτοις – 16 ἀποκρινόμενον) [1]
XI 18 (S. 102,6 τισὶ δὲ – 8 ἔξωθεν)	2,6	(S. 100,3 τοῖς δὲ – 5 ἀναστομώσῃ⟨ς⟩)
XI 18 (S. 102,9 πυριᾶν – 13 βρυωνίαν)	2,10	(S. 100,14 πυριᾶν – 18 ῥίζαν)
XI 18 (S. 102,16 καὶ ῥόδα – 18 παραπλήσια)	2,18	(S. 104,13 καὶ ῥόδοις – 15 τοιαῦτα ἄλλα)
XI 18 (S. 102,20 χρονιζούσης – 24 ὑπομαλάσσειν)	2,13	(S. 102,10 εἰ δὲ – 15 ἔρρωται)
XI 18 (S. 102,24 εἰ δὲ – 26 ὑδρέλαιον)	2,20	(S. 104,17 ἢν δὲ – 19 θερμόν)

[1] Vgl. auch Ruf. De ren. et ves. morb. 2,9 (S. 100,12–14).

XI 18 (S. 102,26 καὶ ποτίζειν – 28 ἐψήσει)	2,15	(S. 102,22 τῶν πραοτέρων – 104,2 μέλι)
XI 18 (S. 102,28f. συνεργεῖ – ὀξυμέλιτος)	2,17	(S. 104,9 ἔνδοθεν – 11 μέλιτος)
XI 18 (S. 102,30 εἰ δὲ – 32 ὀριγάνου)	2,21	(S. 106,1f. εἰ δὲ – ὀριγάνου)
XI 18 (S. 102,32 μετὰ – 103,1 μυξώδη)	2,8	(S. 100,8 εἰ μὲν – 10 ἀπέρχονται)
XI 18 (S. 103,1 εἰ δὲ – 3 ὀλίγον)	2,8	(S. 100,10f. εἰ δὲ – ἀπέρχεται)
XI 18 (S. 103,3 διδόναι – 7 πλέον)	2,22	(S. 106,4 Μετὰ – 10 κοτύλας)
XI 18 (S. 103,8f. τοῦτο – σῶμα)	2,23	(S. 106,11 τοῦτο – 13 σῶμα)
XI 18 (S. 103,9 περὶ – 13 λιπαρόν)	2,24	(S. 106,15 χρὴ – 19 λιπαρόν)
XI 18 (S. 103,13 λαχάνων – 15 δήξεις)	2,25	(S. 108,1 Λάχανα – 4 ἀμβλύνει)
XI 18 (S. 103,15f. τὰς δὲ – προσήκει)	2,30	(S. 110,1f. Τὰς δὲ – ἔμετος)
XI 18 (S. 103,16f. πρὸς δὲ – γλυκέος)	2,31	(S. 110,3 ὡς ⟨δὲ⟩ – 7 δαψιλές)
XI 18 (S. 103,18 οὐ μόνον – 20 βλάβην)	2,32	(S. 110,7 οὐ μόνον – 9 βλάβην)
XI 18 (S. 103,23 ὅταν – 25 ὀλίγον)	2,15	(S. 102,19 εἰ μὲν – 21 ἀπερχόμεναι)
XI 18 (S. 104,2 γνωστέον – 3 γινομένην)	Pr. 5	(S. 86,15f. πάντα – γίγνεται)
XI 18 (S. 104,4 εἰ δὲ – 8 ἐπιμελείας)	2,35	(S. 110,17 Εἰ δὲ – 112,3 ἕλκους)
XI 22 (S. 107,4 τοῖς ψωριῶσι – 6 ἐπιφέρει)	10,1f.	(S. 158,7 σημαίνει – 10 εἰκότως)
XI 22 (S. 107,7 γινώσκειν – 19 τέττιγες)	10,3ff.	(S. 158,11 καθισταμένους – 160,5 τέττιγες)
XI 22 (S. 107,20 οὐκ ἀνάρμοστον – 26 γυμνάσια)	10,6ff.	(S. 160,5 οὐκ ἀνάρμοστον – 13 κατακλύζοντα⟨ς⟩)
XI 24 (S. 108,22f. μετὰ – βραχύ)	11,6	(S. 162,10 ἄμεινον – 12 μιγέντος)
XI 24 (S. 108,26 καὶ ἔμετοι – ὑπεξάγοντες)	11,10	(S. 164,12f. ἀγαθοὶ – ὑπεξάγοντες)
XI 24 (S. 108,26f. μετὰ – εὐώδη)	11,10	(S. 164,13 ἐπὶ δὲ – 16 εὐώδη)
XI 24 (S. 109,5 γυμνάζειν – 7 ἔστω)	11,11f.	(S. 164,16 τὰς δὲ – 19 θερμοτέρας)

XI 26 (S. 109,9 τῶν περὶ – 12 ἰσχυρᾶς)	6,1f.	(S. 134,10 Τῶν δὲ – 14 τύπτουσι)
XI 26 (S. 109,15f. τούτων – νόσου)	6,3	(S. 136,1f. τούτων – νόσου)
XI 26 (S. 109,17f. ἐμβρέχειν – ἐναφέψηται)	6,4	(S. 136,4f. Ἑψέσθω – ῥίζα)
XI 26 (S. 109,18 καὶ ἐγκαθίζειν – 20 ὕδατι)	6,6	(S. 136,14 καὶ εἰς – 16 εὐωδῶν)
XI 26 (S. 109,20 οὐ γὰρ – 24 οὕτως)	6,7	(S. 136,17 οὐ γὰρ – 138,4 οὕτω)
XI 26 (S. 109,24 πρῶτον – 110,4 ἄνθρωπος)	6,4f.	(S. 136,5 καὶ ἡ κοιλία – 11 ἄνθρωπος)
XI 26 (S. 110,4 μετὰ – 6 βραχύν)	6,8	(S. 138,4 χρὴ – 6 μανδραγόρου)
XI 26 (S. 110,7f. πυριᾶν – πυρίαν)	6,6	(S. 136,13f. Πυριᾶν – ἠλαιωμένοις)
XI 26 (S. 110,8 μετὰ – 10 καστορίου)	6,8	(S. 138,6f. μετὰ – πεποιημένας)
XI 26 (S. 110,12 τὴν δὲ – 15 διαχειρίζεσθαι)	6,9	(S. 138,7 τὴν δὲ – 11 διαχει⟨ρίζειν⟩)
XI 27 (S. 111,1 ἔστι – 6 ἐπέχει)	7,1	(S. 138,13 Ἔστι – 140,1 ἀπολαμβάνεται)
XI 27 (S. 111,7f. βοηθεῖν – ὀξυκράτῳ)	7,2	(S. 140,1 διὰ ταχέων – 4 περινέῳ)
XI 27 (S. 111,16 μετὰ – 19 ἐπιτιθέναι)	7,2	(S. 140,4 καὶ καταπλάσσειν – 6 χλιαρόν)
XI 27 (S. 111,26 χρὴ – 112,1 ἄσκωμα)	7,7	(S. 142,12f. χρὴ – ἄσκωμα)
XI 27 (S. 112,3 διδόναι – 8 ὅμοια)	7,3	(S. 140,7 διδόναι – 11 φλοιόν)
XI 27 (S. 112,16 ὅσοις – 19 ὀξυμέλιτι)	7,5	(S. 140,14 Ὅσοις – 142,4 ὀξυμέλιτι)
XI 27 (S. 112,25 εἰ δὲ – 29 ἰᾶται)	7,6f.	(S. 142,5 μετὰ – 10 ἰᾶται)
XI 28 (S. 113,1 ὅσα – 10 σώματα)	8,1ff.	(S. 144,1 Ὅσα – 11 γίγνεται)
XI 28 (S. 113,10 καὶ τὰ μὲν – 12 ῥηγνύμενα)	8,5f.	(S. 144,12 τὰ δὲ – 15 ῥηγνύμενα)
XI 29 (S. 113,16 καὶ εἰ – 19 δυσώδη)	8,8	(S. 146,4 τὸ δὲ – 7 ἕλκεσι)
XI 29 (S. 113,22 τῷ τοῦ – 26 ἡσυχάζουσιν)	8,9	(S. 146,7 καὶ ὀδυνῶνται – 9 κλιθέντες)
XI 29 (S. 113,26 ὑπὸ – 114,2 βραδύτερον)	8,11	(S. 146,12f. ὑπὸ – σχολαιότερον)
XI 29 (S. 114,2 αἵ τε – 9 ἕλκη)	8,6f.	(S. 144,15 αἵ τε – 146,4 ἕλκη)

XI 29	(S. 114,15 μέγιστον – 23 στύρακος)	8,12f.	(S. 146,16 μέγιστον – 148,1 στέατος)
XI 29	(S. 115,6 χρηστέον – 17 ὀδύνας)	8,13ff.	(S. 146,18 τοῦτο – 148,9 ὀδύνας)

Wie man dieser Aufstellung entnimmt, stehen die Zitate bei Aetios häufig nicht in der gleichen Reihenfolge wie in dem Rufus-Text. Es wurde also nicht systematisch vom Anfang der Schrift in fortschreitendem Verfahren, sondern recht unordentlich und sporadisch exzerpiert. Infolgedessen finden wir oft bei Aetios Rufus-Exzerpte, die nicht nur in einem anderen Zusammenhang als im Originaltext, sondern auch in einem anderen Kapitel stehen. Die Übereinstimmung ist aber in den meisten Fällen so groß, daß der Eindruck erweckt wird, Aetios schreibe Rufus unmittelbar aus[1]. Ein eingehender Vergleich der Rufus-Exzerpte, die sowohl bei Aetios als auch bei Pseudogalen vorkommen, liefert uns jedoch den Beweis, daß weder Aetios noch Pseudogalen vom Original des Rufus, sondern beide unabhängig voneinander von dessen Exzerptor(en) abhängen. Denn daß sie auf eine gemeinsame, mit dem Original des Rufus nicht identische Vorlage zurückgehen, zeigen ihre Gemeinsamkeiten in Fällen, in denen sie von Rufus abweichen; daß andererseits zwischen ihnen kein direktes Abhängigkeitsverhältnis besteht, zeigt ihre getrennte Übereinstimmung mit Rufus in Fällen, in denen sie voneinander abweichen[2].

Diese Exzerpte des Aetios sind, da sie, wie gesagt, längere und häufig fast wörtlich abgeschriebene Rufus-Abschnitte darstellen, für die Gestaltung unseres Textes und vor allem für die Ergänzung der handschriftlichen Lücken von besonderer Bedeutung. Daremberg hat in dieser Hinsicht bereits das Wesentliche getan, aber auch unsere erneute Prüfung und nochmalige Auswertung des vorhandenen Materials dürfte nicht ohne Gewinn geblieben sein.

c) Pseudogalen

Mehrere Parallelen zu verschiedenen Stellen unseres Rufus-Traktates finden sich in der Abhandlung Galens De locis affectis[3]. Auch auf andere echte wie unechte Schriften des galenischen Corpus wird gelegentlich im Similienapparat verwiesen. Was uns hier aber beson-

[1] Man vergleiche Daremberg-Ruelle, Rufus, S. XIX: „Cependant on voit bien que c'est Rufus que le compilateur (sc. Aetios) a eu sous les yeux."

[2] Ausführlicher dazu s. A. Sideras, Beiträge, S. 51ff.

[3] An einigen Stellen laufen beide Texte so parallel, daß sie den Verdacht aufkommen lassen, als hätte Galen dabei den Rufus-Text in Händen gehabt oder zumindest gekannt; man vergleiche z. B. Gal. De loc. aff. I 1 (VIII 10,17–11,2 K.):

ders interessiert, ist die pseudogalenische Schrift Περὶ τῶν ἐν νεφροῖς παθῶν διαγνώσεως καὶ θεραπείας[1]. Es handelt sich um ein Kompendium hauptsächlich über Nierenkrankheiten. Vor der eigentlichen Erörterung der Nierenleiden wird über Wesen, Form und Funktion der Nieren gesprochen. Die Schrift schließt mit zwei weiteren Kapiteln über Nahrungs- und Wassertauglichkeit ab. Rufus widmet diesen Aspekten zwar keine Sonderkapitel, er kommt aber im Verlauf seiner Abhandlung gelegentlich auch darauf zu sprechen.

Aus dem Vergleich der ersten und letzten Seiten der pseudogalenischen und der Rufus-Schrift bekommt man zwar den Eindruck, als hätten beide Traktate nichts Gemeinsames; beim genaueren Betrachten aber – vor allem der mittleren Seiten – kann einem die enge Beziehung der Schriften zueinander nicht entgehen. Tatsächlich hängen beide Schriften an mehreren Stellen eng zusammen. Neben sachlichen Anklängen an Hippokrates und Galen finden sich in dieser pseudogalenischen Schrift auch wörtliche Zitate aus dem Traktat des Rufus Über die Nieren- und Blasenleiden. Dies ist für uns insofern von Bedeutung, als wir mit Hilfe dieser Auszüge einige Lücken des Rufus-Textes besser und sicherer ausfüllen konnten, als es Daremberg ohne Berücksichtigung dieser Exzerpte gelungen ist. Die längeren wortgetreuen oder leicht abgeänderten Parallelen zwischen Pseudogalen und Rufus sind folgende:

[Gal.] De aff. ren. ins. dign. et cur.	Ruf. De ren. et ves. morbis
3 (XIX 658,1 πρὸς τούτοις – 6 ὄντες)	3,11f. (S. 116,11 Ὅσοις – 15 ὄντες)
3 (XIX 659,4 πολλάκις – 13 ὕπτησιν)[2]	3,19ff. (S. 120,9 πολλάκις – 122,3 ὕπεισιν)

ὕπτιόν τε οὖν σχηματίσας τὸ παιδίον, ὑψηλότερά τε πολλῷ τοῦ λοιποῦ σώματος ἐργασάμενος τὰ σκέλη, διασείσεις πολυειδῶς, ἐπιτεχνώμενος ἐκπεσεῖν τοῦ πόρου τὸν λίθον. ἐπειδὰν δὲ ταῦτα πράξῃς, κέλευε προθυμηθῆναι τὸ παιδίον οὐρῆσαι mit Ruf. De ren. et ves. morb. 9,3 (S. 150,3f.): τοῖς δὲ ἄλλοις ἀρκεῖ καὶ ἀνασεῖσαι ὕπτιον ἢ ἐπιστρέψαι ἔνθα ἢ ἔνθα· οὕτω γὰρ ἀποσαλεύσεται ὁ λίθος καὶ οὐρήσει ὁ ἄνθρωπος; Gal. De loc. aff. VI 3 (VIII 394,17–18 K.): παραπλήσιον δ' αὖ καὶ τοῦτο κατὰ νεφροὺς καὶ κύστιν πάθος, οἷον ἐν κοιλίᾳ καὶ ἐντέροις ἡ λειεντερία mit Ruf. De ren. et ves. morb. 5,2f. (S. 132,5–7): καὶ γάρ ἐστιν, οἷον ἡ λειεντερία ⟨ἐν ἐντέροις, τοι⟩όνδε ἄλλο κατὰ κύστιν τὸ εἰρημένον ἀρρώστημα.

1 Siehe Claudii Galeni Opera omnia, Bd. I, S. CLXVI und Bd. XIX, S. 643ff. K.

2 ὑποπτύσσουσιν Kühn; siehe A. Sideras, Beiträge, S. 45ff. und 54ff. Wie ich nachträglich sehe, hat den zweiten Teil dieses Rufus-Abschnittes (οἶδα – ὕπεισιν) zusammen mit den Parallelen aus Aetios und Pseudogalen bereits M. Wellmann (Geschichte, S. 8f.) zitiert. Wellmann behauptet jedoch, wenn ich seine Worte „So hat schon Aetios (d. h. Oreibasios) seine maßgebende Abhandlung über die Nieren- und Blasenkrankheiten nicht mehr in Händen gehabt" richtig verstehe, daß Aetios in diesem Fall aus Oreibasios geschöpft habe – der betreffende Abschnitt ist aber im erhaltenen Oreibasios nicht zu finden. Daß Aetios auch bei

3 (XIX 659,13 οἱ δὲ – 660,2 δεινότερα)	3,14 (S. 118,3 οἱ δὲ – 6 δεινότερα)
4 (XIX 668,16 κάλλιστον – 669,5 καταψύχεσθαι)	3,15f. (S. 118,9 καὶ καταπλάσσοντας – 15 καταψύχηται)
5 (XIX 673,4 μέγιστον – 7 γεννῶσι)	3,26 (S. 122,14 Μέγιστον – 16 ἐπάγονται)
5 (XIX 673,7f. διὸ – θερμαίνειν)	9,19 (S. 156,12 καὶ μηδὲν – θερμαίνειν)
5 (XIX 674,5 χρὴ – 8 ποιήσειαν ἄν)[1]	3,30 (S. 124,7 χρὴ – 9 ποιήσειεν ἄν)
6 (XIX 685,12 τὴν γαστέρα – 14 γένοιντο ἄν)[2]	9,23 (S. 158,1 τὴν δὲ – 3 γίγνοιντο)

Die Auswertung dieser pseudogalenischen Zitate für die Textrestitution des Rufus-Traktates habe ich an anderem Ort unternommen und einige m. E. ziemlich sichere Textkorrekturen bzw. Lückenergänzungen vorgelegt[3]. In einem Anhang habe ich dort die längeren Exzerpte Pseudogalens dem Originaltext des Rufus gegenübergestellt und versucht, sie gegenseitig zu ergänzen[4]. Die Abhängigkeitsfrage zwischen Aetios, Pseudogalen und Rufus behandle ich ebenda in einem zweiten Anhang, mit dem Ergebnis, daß weder Aetios noch Pseudogalen direkt aus Rufus exzerpierten[5].

d) Paulos von Aigina

Im 45. Kapitel des dritten Buches seiner Πραγματεία[6] stellt Paulos von Aigina auch einige Exzerpte über die Nieren- und Blasenkrankheiten zusammen, die er aber leider nicht dem Originaltext des exzerpierten Autors, nämlich des Rufus, sondern, wie es bei diesem Kompilator üblich ist[7], dem großen Sammelwerk des Oreibasios entnommen hat. Paulos schreibt hier nicht wörtlich seinen Hauptgewährsmann Oreibasios ab, sondern mischt auch Auszüge, die er Alexander

denjenigen Rufus-Auszügen, die er mit Oreibasios gemeinsam hat, nicht aus Oreibasios exzerpierte, habe ich an anderem Ort zu zeigen versucht (s. oben S. 60 Anm. 4). Wellmann neigt ferner zu der Annahme, daß Pseudogalen „die auch uns erhaltenen Bruchstücke des Rufos selbst eingesehen zu haben" scheine; dagegen s. A. Sideras, Beiträge, S. 51ff.

1 Vgl. auch ebd. 5 (XIX 688,15–689,1 K.).
2 Vgl. auch ebd. 5 (XIX 675,4–6 K.).
3 Siehe A. Sideras, Beiträge, S. 7ff.; insbesondere S. 17ff. und 22ff.
4 Siehe A. Sideras, Beiträge, S. 40ff. (Rufus und Pseudo-Galen).
5 Siehe A. Sideras, Beiträge, S. 51ff. (Aetius und Pseudo-Galen).
6 Siehe CMG IX 1, S. 241–249.
7 Vgl. H. Diller, Art. „Paulus" (Nr. 23) in: RE XVIII, 1949, Sp. 2389ff.

von Tralleis und Aetios entlehnte, darunter, so daß man in seinen Exzerpten nur wenige intakt gebliebene Teile aus der Originalschrift des Rufus findet; sie kommen in den Kapiteln 4 (Περὶ φλεγμονῆς), 8 (Περὶ αἱμορραγίας) und 9 (Περὶ σκληρίας νεφρῶν) vor. Es handelt sich um folgende Abschnitte:

Paul. Aeg. Epit. med. (CMG IX 1)	Ruf. De ren. et ves. morbis	
III 45,4 (S. 243,21 εἰ δὲ – 27 χηνός)	6,1 ff.	(S. 134,10 Τῶν δὲ – 136,8 ἐγχέοις) [1]
III 45,8 (S. 246,19 ἀτονοῦντες – 21 ἑῶσιν)	4,1	(S. 128,1 Ἔστι – 3 παχύτητας) [2]
III 45,8 (S. 246,21 αἱμορραγοῦσι – 24 ἀγκῶνος)	4,8	(S. 130,9 Οἷς – 12 ἀγκῶνι) [3]
III 45,8 (S. 246,24 καὶ τοῖς – 27 χυλόν)	4,5	(S. 128,14 πίνειν – 130,2 ἀφέψημα) [4]
III 45,8 (S. 247,7 θρομβωθέντος – 16 θεραπεύειν)	7,5 f.	(S. 140,14 Ὅσοις – 142,7 θεραπεύειν) [5]
III 45,9 (S. 247,18 ὅσαι – 23 ὑποκλύζειν)	3,34 f.	(S. 126,5 Ὅσαι – 12 ὑποκλύζειν) [6]

e) Die arabische Überlieferung

Daß die Schrift des Rufus Über die Nieren- und Blasenleiden ins Arabische übersetzt wurde, beweisen Zitate im *Kitāb al-ḥāwī* des Rhazes sowie die Nennung des Titels bei dem Bibliographen Ibn an-Nadīm (2. Hälfte des 10. Jh.) und dem Medizinhistoriker Ibn abī Uṣaibiʿa (gest. 1270). Über die Person des Übersetzers ist nichts zu ermitteln, es ergibt sich lediglich ein terminus ante quem aus dem Tod des Rhazes im Jahre 925. Der im Fihrist des Ibn an-Nadīm angegebene Titel *Kitāb ʿilali l-kulā wa-l-maṯāna* [7] stimmt mit dem griechisch überlieferten Περὶ τῶν ἐν νεφροῖς καὶ κύστει παθῶν überein, eine kleine Erweiterung bietet Ibn abī Uṣaibiʿa: *Maqāla fī adwiyati ʿilali l-kulā wa-l-maṯāna* (Abhandlung über die Heilmittel der Nieren- und Blasenleiden) [8]. Abweichend sind die Formen des Titels bei Rhazes: *Kitāb waǧaʿi l-ḫāṣira wa-l-kulā wa-l-ḥiǧāra fīhā* (Buch des Schmerzes

[1] Vgl. auch Orib. Syn. ad Eust. IX 28 (CMG VI 3, S. 296,1–14).
[2] Vgl. auch Orib. Syn. ad Eust. IX 26,1 (CMG VI 3, S. 295,14–16).
[3] Vgl. auch Orib. Syn. ad Eust. IX 26,3–4 (CMG VI 3, S. 295,22–25).
[4] Vgl. auch Orib. Syn. ad Eust. IX 26,2 (CMG VI 3, S. 295,17–19).
[5] Vgl. auch Orib. Syn. ad Eust. IX 29,3 (CMG VI 3, S. 296,19–27).
[6] Vgl. auch Orib. Syn. ad Eust. IX 25 (CMG VI 3, S. 295,7–12).
[7] Hrsg. v. G. Flügel, Leipzig 1871/72, S. 291,25 f.
[8] *ʿUyūn al-anbāʾ fī ṭabaqāt al-aṭibbāʾ*, hrsg. v. A. Müller, Kairo 1882, Bd. 1, S. 34,7.

der Hüfte und der Nieren und der Steine darin) oder *Fī l-ḥaṣā wa-waǧaʿi l-ḫāṣira* (Über die Steine und den Hüftschmerz) oder ähnlich.

Die Zitate im *Kitāb al-ḥāwī* des Rhazes bieten den Text meist in einer stark gerafften Form, so daß ihr textkritischer Wert sehr gemindert ist; im einzelnen wurden folgende Entsprechungen festgestellt [1]:

Rhazes	Rufus
Bd. 8, S. 196,18–20 (vgl. S. 218,1–3)	S. 114,11–14
Bd. 10, S. 78,19–79,4	S. 126,5–12
Bd. 10, S. 79,5–80,10	S. 88,5–96,8
Bd. 10, S. 83,9–85,5 (vgl. S. 64,4–7)	S. 88,8–12; 100,16–102,1; 102,10–112,2
Bd. 10, S. 88,19–91,3	S. 134,10–140,1; 144,1–17; 146,15–18; 158,6–164,20
Bd. 19, S. 146,7–147,2 (vgl. S. 152,9–11)	S. 112,14–17

Darüber hinaus gibt es einige Stellen in Rhazes' *Maqāla fī l-ḥaṣā fī l-kulā wa-l-maṯāna* (Abhandlung über die Nieren- und Blasensteine), in dem ihm zugeschriebenen *Kitāb al-fāḫir* (Das vorzügliche Buch) sowie bei späteren Autoren, an denen Textentlehnungen vermutet werden können. Sie sind im Similienapparat verzeichnet.

C. AUSGABEN UND ÜBERSETZUNGEN

I. Die editio princeps

Die Pariser Ausgabe von 1554 stellt die editio princeps der Werke des Rufus dar [2]. Außer dem Text bietet sie nur eine kleine Liste mit den διάφοροι γραφαί. Der Traktat Über die Nieren- und Blasenleiden umfaßt die Seiten 1–11. Über den Herausgeber erhalten wir aus der Edition selbst keine Auskunft; es ist auch keine Praefatio vorhanden, der wir etwas entnehmen könnten. In einer Notiz des Cod. Paris. 2331

[1] Unter Heranziehung der Angaben bei M. Ullmann, Die Medizin im Islam, Leiden, Köln 1970, S. 72, und F. Sezgin, Geschichte des arabischen Schrifttums, Bd. 3, Leiden 1970, S. 66.

[2] Sie trägt die Überschrift: ΡΟΥΦΟΥ ΕΦΕΣΙΟΥ. Περὶ τῶν ἐν κύστει καὶ νεφροῖς παθῶν. Περὶ τῶν φαρμάκων καθαρτικῶν. Περὶ θέσεως καὶ ὀνομασίας τῶν τοῦ ἀνθρώπου μορίων. ΣΩΡΑΝΟΥ περὶ μήτρας καὶ γυναικείου αἰδοίου. (Dasselbe auch in lateinischer Sprache.) Ex Bibliotheca Regia. (Es folgen als Dekoration eine einen Zweig umwindende Schlange und als Widmung der homerische Vers Γ 179, folgendermaßen modifiziert: Βασιλεῖ τ' ἀγαθῷ κρατερῷ τ' αἰχμητῇ.) Parisiis, M.D. LIIII. Apud Adr. Turnebum typographum Regium. Ex privilegio Regis. Aus der Abkürzung Adr. (= Adrianum) hat Ackermann hier (s. Fabricius' Bibliotheca Graeca, Bd. IV, S. 717) ein „Andream" gemacht.

und des Suppl. Paris. 629 wird Turnebus als Editor erwähnt[1]; ebenso auch bei Clinch[2]. Adrianus Turnebus ist aber der typographus regius[3]. J. C. G. Ackermann gibt als Herausgeber J. Goupyl an[4], er sagt uns aber nicht, woher er diese Auskunft hat. In seiner griechisch verfaßten Vorrede zur editio princeps des Aretaios[5] führt J. Goupyl tatsächlich seinen Namen an[6]. Dort nennt er sich zwar als Herausgeber des Aretaios, sagt aber nichts über Rufus. Beide Editionen sind nicht nur im gleichen Jahr, in gleichem Format und von derselben Bibliothek und Druckerei herausgegeben worden, wie Ackermann richtig notiert[7], sondern sie haben – vom eigentlichen Titel abgesehen – auch ein ganz ähnliches Titelblatt[8]. Es liegt also nahe, J. Goupyl als den ersten Herausgeber auch des Rufus zu betrachten, wie es ohne Bedenken alle späteren Rufus-Forscher getan haben[9]; dies ist aber, soweit ich sehen kann, nicht direkt überliefert.

Der editio Parisina von 1554 wurde nur der Text von Q zugrunde gelegt[10]. Aus dem Traktat des Rufus Über die Nieren- und Blasenleiden ist also nur der in dieser Handschrift erhaltene Teil aufgenommen, nämlich der Abschnitt vom Anfang bis zum Einsetzen der Textverderbnisse[11]. Auch die Lücke von Q (S. 96,2f.) wurde unvermerkt übernommen. Trotz dieser und anderer Ungereimtheiten[12] hat sich der Herausgeber bemüht, die Fehler in seiner Vorlage weitgehend zu korrigieren. Neben der Berichtigung von zahlreichen itazistischen und son-

[1] Siehe oben S. 34 und S. 47 mit Anm. 1.

[2] Siehe unten S. 74 Anm. 2.

[3] Siehe oben S. 70 Anm. 2.

[4] In Fabricius' Bibliotheca Graeca Bd. IV, S. 717: „Prodiit ea editio eodem anno cum Aretaeo, eadem forma, ex eadem bibliotheca, et eodem editore, Iacobo scilicet Goupylo."

[5] Der volle Titel lautet: ΑΡΕΤΑΙΟΥ ΚΑΠΠΑΔΟΚΟΥ. Περὶ αἰτιῶν καὶ σημείων ὀξέων καὶ χρονίων παθῶν, Βιβλ. δ. Οξέων καὶ χρονίων νούσων θεραπευτικά, Βιβλ. δ. (Dasselbe auch lateinisch, und im übrigen völlige Übereinstimmung mit dem Titelblatt der editio princeps des Rufus; s. oben S. 70 Anm. 2.)

[6] Nur in der Anrede: ΟΔΔΩΝΙ ΚΑΣΤΙΛΛΙΑΝΙΩ Καρδινάλεϊ Ἰάκωβος Γούπυλος ἰατρὸς εὖ πράττειν.

[7] Siehe Anm. 4.

[8] Siehe Anm. 5 und oben S. 70 Anm. 2. Mit dem Exemplar des Aretaios, das in der Niedersächsischen Staats- und Universitätsbibliothek Göttingen vorhanden ist, ist sogar auch ein Exemplar des Rufus – wie der heutige Zustand des Bändchens verrät – von Anfang an zusammengebunden. Daß aber beide Editionen ursprünglich nicht zusammengehörten, zeigt auch die Paginierung, die mit Rufus neu beginnt, während sie von Rufus zu Soranos ohne Unterbrechung übergeht.

[9] Vgl. z. B. Daremberg-Ruelle, Rufus, S. XII; J. Ilberg, Rufus, S. 4.

[10] Die Angabe des Titelblattes „ex Bibliotheca Regia" kann sich nur auf den Cod. Paris. Graec. 2288 beziehen; der Cod. Paris. Graec. 2331 stammt aus dem 17. Jahrhundert (s. oben S. 46).

[11] Siehe oben S. 31 mit Anm. 3 und 4.

[12] Siehe oben S. 15ff.

stigen leichteren orthographischen Fehlern, sind auch mehrere Wortemendationen vorgenommen worden; viele von ihnen haben andere Überlieferungszeugen bestätigt bzw. spätere Herausgeber als gute Konjekturen anerkannt: so z. B. S. 88,1 τοιαῦτα statt ταῦτα; S. 100,1 πυθέσθαι statt ποιθέσθαι; S. 100,15 σπόγγοις statt πόνοις; S. 102,6 χοίνικα statt φοίνικα; S. 104,16 δυσεντερικῶν statt εὐσεντερικῶν; S. 108,5 προϊόντος statt προϊόντες u. v. a. Auch die gestörte Wortfolge, die zweimal beim Kapitelanfang in Q vorkommt[1], ist in der Pariser Ausgabe wiederhergestellt. Im ganzen präsentiert die editio princeps einen wesentlich besseren Text als der Kodex, wenngleich sie einige sinnentstellende Fehler doch nicht zu beseitigen vermochte[2].

II. Die versio Latina

Im gleichen Jahr 1554, in dem die editio princeps des Rufus erschien, erfolgte auch die Publikation der ersten lateinischen Übersetzung. Aus der Schrift Über die Nieren- und Blasenleiden wurde nur der in der Pariser Ausgabe vorhandene Teil übertragen und veröffentlicht[3]. Daß diese lateinische Übersetzung auf dem Text der Pariser Edition und nicht auf deren Druckvorlage, dem Cod. Paris. Gr. 2288 beruht, ergibt sich aus denjenigen Stellen, an denen Kodex und Edition voneinander abweichen; die Übersetzung folgt immer dem gedruckten Text[4].

[1] Siehe oben S. 31.

[2] Vgl. z. B. oben S. 15ff.

[3] Er umfaßt die Seiten 529—546 eines Bändchens, das folgenden Titel trägt: „Aretaei Cappadocis medici lib. VIII. Ruffi Ephesii de hominis partib. li. III. Iunio Paulo Crasso Patavino interprete. Accessere quae Crassus non vertit Aretaei aliquot Capita. Ruffi liber de Vesicae ac renum affectib. Eiusdem de Medicamentis purgantibus. Adnotationes locorum in quibus ab interprete Graeca discrepant. Parisiis, M.D.LIIII. Apud Guilielmum Morelium, & Iacobum Puteanum.“ Das Buch von I. P. Crassus, auf das hier Bezug genommen wird, war zwei Jahre früher (1552) in Venedig erschienen. Von Rufus enthielt es nur die Schrift De corporis humani partium appellationibus. Die erste lateinische Übersetzung des Traktates Über die Nieren- und Blasenleiden erschien also 1554, nicht 1552, wie Gossen, Sp. 1209, angibt. Eine erweiterte und verbesserte Auflage des Buches von I. P. Crassus besorgte später dessen Sohn Celsus Crassus (Medici Antiqui Graeci, Basileae 1581).

[4] So sind z. B. die Varianten S. 94,5f. ἐν ἄλλῳ ἴριδος ὁλκαὶ (bzw. δραχμαὶ) τριάκοντα und S. 104,3f. ἐν ἄλλῳ καὶ τοῦ κορίου (bzw. κορύου) ἡρακλεωτικοῦ, die in der Pariser Ausgabe fortgelassen wurden, auch in der Übersetzung nicht vorhanden. Ferner finden wir in der Übersetzung u. a. die Wiedergabe der Wörter σπόγγοις (S. 100,15), χοίνικα (S. 102,6), ἀπεκορύφουν (S. 112,1), die Emendationen der Pariser Ausgabe darstellen, während die entsprechenden handschriftlichen Lesarten πόνοις, φοίνικα, ἀπεκορύφου lauten.

Der Übersetzer ist uns leider nicht bekannt[1]; er muß auf jeden Fall ein guter Kenner beider Sprachen gewesen sein, was aus dem Vergleich der Übertragung mit dem Original deutlich hervorgeht. Damit ist aber nicht gesagt, daß er überall wortgetreu und korrekt übersetzt hat. Oft paraphrasiert er ungenau; er läßt Wörter aus dem Original unübersetzt[2] oder füllt seine Wiedergabe mit unnötigen, im Originaltext nicht vorhandenen Ausdrücken an[3].

Diese lateinische Übersetzung wurde später in H. Stephanus' Sammlung Medicae Artis Principes[4] ohne wesentliche Änderungen abgedruckt (Sp. 121–126). H. Stephanus hat nur die Kapitelnumerierung (1–16) eingeführt und das erste Kapitel „Prooemium" betitelt[5]. Er hat ferner einige Wortänderungen und -korrekturen vorgenommen[6]. Im übrigen blieb der Wortlaut der Übersetzung unberührt.

Eine Verbesserung hat die lateinische Übersetzung in der Edition von G. Clinch erfahren[7]. Einige Indizien (ibi, quum u. dgl.)[8] deuten darauf hin, daß Clinch die Fassung von H. Stephanus, nicht die Originalausgabe von 1554 überarbeitet hat[9]. Er hat sie an mehreren

1 In seinem Großband Medicae Artis Principes (Paris 1567), in den auch die lateinischen Übersetzungen der obengenannten Schriften des Rufus aufgenommen wurden, schreibt H. Stephanus (Sp. 96): „Horum librorum primus (d. i. De corporis humani partium appellationibus) a Iunio Paulo Crasso Latinitate donatus est, reliqui (d. h. De renum et vesicae morbis und De medicamentis purgantibus) ab alio." Auch er wußte also schon damals nicht mehr, wer diese Übertragung besorgt hatte. Ackermann (in Fabricius' Bibliotheca Graeca IV, S. 717) berichtet nur, daß als wahrscheinliche Interpreten „Goupylus, sive, ut alii volunt, Morelius" angenommen wurden. J. Goupyl gilt auch als Herausgeber der editio princeps (s. oben S. 71 mit Anm. 4).

2 Vgl. z. B. S. 92,12 μίσγειν – 94,2 κεκομμένης (S. 533,23–534,2): „. . . adiicere etiam cum superiorum aliquo farinae dublum, paulo plus etiam, si quis efficacius cupiat, admixta cera sicca et contusa."; S. 94,14 ἐπὶ δὲ – 16 εὐωδέστατα (S. 534,21–24): „Postremo his locis superponere proficiet tum cerata ex cyprino oleo, unguento rosaceo, tum malagmata odoris suavitate quam iucundissima."

3 Vgl. z. B. S. 100,13f. συμπεπαίνειν – μηχανᾶσθαι (S. 538,7–10): „. . . maturandum est, quoad eius fieri potest, insubide atque diligenter, et ita viam quendam (sic) moliri atque comminisci ad puris exitum."; S. 106,13 μάλιστα – 15 ἁμαρτάνοις (S. 542,24–543,6): „. . . maxime in syntecticis, hoc est defectis et quasi strigosis, quorum plurimi interest, ut ad habitiorem corpulentiam quam primum reducantur. quapropter sive hac victus ratione, sive alia procures, uti nephryticus pinguescat, nihil aberrabis."

4 Siehe oben Anm. 1.

5 Hier taucht das Wort zum ersten Mal auf; s. A. Sideras, Beiträge, S. 8.

6 Er ersetzte z. B. wiederholt cum durch quum, ein alibi (im Prooemium) durch ibi, ein mingendi (Sp. 124,22 = S. 100,19) durch meiendi. Er berichtigte ferner einige Druckfehler, wie z. B. meiendi statt miendi (Sp. 124,53 = S. 102,21), vomendo statt movendo (Sp. 126,21 = S. 110,4) usw.

7 Siehe unten S. 74: Editio Londinensis.

8 Vgl. oben Anm. 6.

9 Das Wort „Prooemium" hat er zwar nicht aufgenommen, wohl aber die Kapitelnumerierung.

Stellen korrigiert und dem griechischen Originaltext näher gebracht, jedoch ohne wesentliche Änderungen vorzunehmen[1].

III. Die editio Londinensis

Als G. Clinch im Jahr 1726 daranging, Rufus neu herauszugeben, war die Pariser Ausgabe von 1554 bereits – selbst in Bibliotheken – kaum zu finden[2]. Clinch hat, was den griechischen Text angeht, die editio princeps nachgedruckt, ohne ein einziges Wort zu ändern[3]. Immerhin hat er eine ausführliche Einleitung, die korrigierte lateinische Übersetzung[4] und einen Wortindex hinzugefügt[5]. Die editio

[1] Vgl. die Ausführungen von Clinch (S. XVIII): „Sed ut huic sermoni aliquando finem faciam, lectorem monitum volo, me huic editioni versionem vulgarem, attexuisse ab anonymo partim, partim a *Iunio Crasso* conscriptam, quae utcunque in re critica versatis minus arrideat, auctoris tamen mentem optime exponit, licet dictio nonnunquam a Graeco Idiomate, plus quam par est, paulo recedat, qua ratione in uno vel altero loco emendavi." Ich führe hier beispielshalber einige emendierte Stellen an: Prooem. (S. 86,12f. καὶ γάρ – γίγνονται): „namque perniciosior locus est, quique cum primum ab infantia morbis solet esse obnoxius, atque acutis admodum." (Sp. 529,23–530,3 Goupyl?); „Aptior enim est hic locus, statimque ab infantia affici solitus, morbis acutioribus praesertim." (S. 1,21–22 Clinch). Kap. 2 (S. 88,6f. ὕπτιοι – νεφροί): „. . . resupini dolore videntur nonnihil relevari. renes enim lumborum teneritati continentes sunt et proximi." (Sp. 530, 19–22 Goupyl?); „Resupini vero dolore nonnihil relevari videntur. Renes enim lumbis adjacent." (S. 2,14–16 Clinch). Kap. 7 (S. 98,4f. καὶ οὖρα – νόσον): „Ac talibus expectandum urinas copiosas et crassas fore: atque eisdem pulchrum quod subsidit: quod, si quod aliud, morbum diiudicat." (Sp. 536,7–10 Goupyl?); „Ac talibus expectandum urinas opiosas (sic), et crassas fore, sedimentumque laudabile habituras, quod maxime indicat morbum." (S. 6,13–16 Clinch) usw.

[2] „Quem prae manibus habes libellum ex editione *Adriani Turnebi* (vgl. oben S. 70f.) Parisiis impressa evulgavi. Ista vero ad codicem manuscriptum Bibliothecae Regiae fuit emendata, quae adeo est rara ut universa hac in urbe (d. i. London) vix unum aut alterum exemplar possit inveniri", G. Clinch, S. XIX. Vgl. auch Chr. Fr. v. Matthaei, Rufus, S. XIIIf.: „Ipse ego per plures annos istam editionem (d. h. die Parisina von 1554) in Germania non potui reperire, donec eam mihi amicus emerit Augustae Vindelicorum." Demnach bin ich angenehm überrascht bei der Feststellung, daß in der Niedersächsischen Staats- und Universitätsbibliothek Göttingen sogar zwei sehr gut erhaltene Exemplare dieser Ausgabe vorhanden sind, ein selbständiges und ein mit der editio princeps des Aretaios zusammengebundenes (s. oben S. 71 Anm. 8).

[3] Hinzugetretene Druckfehler hat er auf S. 72 berichtigt, außer S. 90,9 λιμαιχίαι statt λιμαγχίαι und S. 92,6 φλεγμωνῆς statt φλεγμονῆς. Auf S. 72 ließ er aus der Parisina auch die kleine Liste mit den διάφοροι γραφαί drucken; dabei hat er zwar die Seitenzahl entsprechend geändert, aber nicht den Zeilenanfang. Vgl. ferner die Kritik von v. Matthaei (Rufus, S. XIV), die er mit folgenden Worten schließt: „Huiusmodi editorum negligentia et confusio vix condonanda videtur."

[4] Siehe oben S. 72ff.

[5] Der volle Titel lautet: ΡΟΥΦΟΥ ΕΦΕΣΙΟΥ. Περὶ τῶν ἐν κύστει καὶ νεφροῖς παθῶν. Περὶ τῶν φαρμάκων καθαρτικῶν. Περὶ θέσεως καὶ ὀνομασίας τῶν τοῦ ἀνθρώπου

Londinensis verdient jedoch nur für die Editionsgeschichte des Rufus Erwähnung, für die Textkritik ist sie schlechterdings wertlos.

IV. Die editio Mosquensis

Die editio Mosquensis von Chr. Fr. v. Matthaei stellt die erste kritische Gesamtausgabe des Rufus dar[1]. Selbstverständlich kann sie keinen Anspruch auf Vollständigkeit erheben und ist mit der Darembergschen Edition nicht vergleichbar, denn v. Matthaeis Ausgabe stützt sich nur auf zwei Handschriften, die Kodizes Augustanus (= Monacensis 469)[2] und Mosquensis (= Petropolitanus 164)[3]. Somit bleibt die Moskauer Ausgabe hinter der Parisina Darembergs auch rein äußerlich, nach Schriftenumfang, weit zurück.

Was den uns angehenden Traktat Über die Nieren- und Blasenleiden betrifft, so ist er in der editio Mosquensis zum ersten Mal vollständig veröffentlicht, während die editio Parisina von 1554[4] – dann aber auch, wie schon gesagt, die Londinensis[5] – nur einen ersten Abschnitt bis zum Beginn der Lücken, also etwa ein Drittel der Schrift, enthielt. Diesen Abschnitt ließ auch v. Matthaei nicht aus dem Kodex, sondern aus der editio Parisina drucken[6]. Für den Rest der Schrift folgte er ausschließlich dem Cod. Augustanus (= Monacensis 469), ohne dabei auch den Mosquensis (= Petropolitanus 164) mit zu

μορίων. (Dasselbe auch lateinisch.) Nunc iterum typis mandavit Gulielmus Clinch, M. D. Qui et Dissertationem de Auctore, ejusque Scriptis, una cum Commentariolo de usu idoneo vesicantium in morbis curandis adjecit. Londini, Typis J. Bettenham, Impensis J. Clarke Bibliop. apud Excambium Regium in Cornhill. MDCCXXVI.

1 Sie trägt folgende Aufschrift: Rufi Ephesii veteris ac celeberrimi medici, Opuscula et Fragmenta, Graece. Post editiones, Parisinam 1554. 8. et Londinensem 1726. 4. novis accessionibus quadruplo auctiora ex Codicibus, Mosquensi et Augustano, edidit et notationes subiecit Christianus Fridericus de Matthaei. Accesserunt diversae lectiones ad Galeni libellum, τίνας δεῖ καθαίρειν, ex uno Cod. Augustano, nec non Dioclis Carystii epistola ad Antigonum regem, ex tribus Codd. Augustt. Mosquae. Litteris et impensis Universitatis Caesareae. 1806. Ob auch diese Rufus-Ausgabe (s. oben S. 74 Anm. 2) „schwer zugänglich" ist, wie J. Ilberg (Rufus, S. 4 Anm. 6) notiert, konnte ich nicht feststellen; mir ist zweimal durch die Fernleihe ein Exemplar der Universitätsbibliothek Marburg zugeschickt worden.

2 Siehe oben S. 18ff.

3 Siehe oben S. 14 Anm. 2 und die hier folgenden Ausführungen.

4 Siehe oben S. 70ff.

5 Siehe oben S. 74f.

6 „Priora quindecim capita hujus libelli repetita sunt ex edito. Addidi tamen hic in margine diversas lectiones codicis Augustani, quem interdum contra editum secutus sum, ita tamen, ut lectores in singulis monuerim", Chr. Fr. v. Matthaei, Rufus, S. 61 Anm. 2.

berücksichtigen[1]. Daremberg scheint sich geirrt zu haben, wenn er schreibt: „De Matthaei a publié le premier traité (d. h. De renum et vesicae morbis) . . . d'après deux manuscrits, l'un de Moscou, l'autre d'Augsbourg"[2]. Nirgends gibt v. Matthaei in seinen Anmerkungen auch nur eine einzige Variante aus dieser Handschrift, während er dort immer wieder von einem Kodex spricht, nämlich vom Augustanus (= Monacensis 469).

In der Ausgabe von v. Matthaei hört Rufus' Schrift Über die Nieren- und Blasenleiden auf S. 130 mit dem Wort ἀνατρίβειν auf, während ihr Schluß[3] auf S. 147 gedruckt ist. v. Matthaei hat jedoch den richtigen Zusammenhang der verschiedenen Schriftenteile nicht übersehen, wie Daremberg-Ruelle angeben[4]. Eine Übersetzung hat v. Matthaei dem griechischen Text nicht beigefügt. Auch hat er, abgesehen von spärlichen Silben- bzw. Wortergänzungen, keinen Versuch unternommen, die zahlreichen Lücken des Monacensis auszufüllen, sondern er ließ sie fast immer genau so drucken, wie sie in seiner Vorlage vorkamen[5]. Das Verdienst der Moskauer Ausgabe besteht also

[1] Aus diesem Kodex hat v. Matthaei eine Anzahl von Rufus-Fragmenten veröffentlicht; vgl. Chr. Fr. v. Matthaei, Rufus, S. XVIII.

[2] Siehe Bussemaker-Daremberg, Œuvres d'Oribase I, Paris 1851, S. XXIV (Daremberg-Ruelle, Rufus, S. VII). Richtig Ch. E. Ruelle (Rufus, S. XIII Anm. 1): „On voit que le ms. de Moscou n'a servi à Matthaei que par les extraits de Rufus conservés dans Oribase."

[3] Siehe A. Sideras, Beiträge, S. 39.

[4] Siehe Daremberg-Ruelle, Rufus, S. 61 App.: „. . . enfin f. 164, ου μύρου, qui est la suite de 160^v, ce dont Ma (= v. Matthaei) ne s'est pas aperçu." Zwar notiert v. Matthaei auf S. 130 Anm. 47 seiner Ausgabe: „Post haec (d. h. nach ἀνατρίβειν) in Codice continuo legitur alius Rufi libellus principio carens. Ut autem ex Graecis foliorum signis apparet, tria folia hic exciderunt", aber auf S. 151 Anm. 1 fügt er hinzu: „Ceterum, de quibus hic tractatur, scilicet, de partium genitalium morbis, de iisdem etiam tractatum est a folii 161. pagina prima ad fol. 163 paginam secundam. Credo ergo, folia a bibliopega imperito disiecta esse. Quae ergo leguntur fol. 164. pag. 1. ea pro termino habeo libri, Περὶ τῶν ἐν κύστει καὶ νεφροῖς παθῶν. Post hunc librum sequitur a fol. 164. pag. 2. ad fol. 165. pag. 2. initium alius libri, de morbis partium genitalium ac de eorum curationibus, qui liber, non nullis omissis, continuatur a fol. 161. pag. 1. ad fol. 163. pag. 2." Auch A. Mai, der in seinen Classici Auctores (Bd. IV, Romae 1831, S. 198ff.) den letzten Teil der vorliegenden Schrift des Rufus aus dem Cod. Vat. 291 (fol. 18^{r}15–19^{r}3 = S. 162,12 μετὰ ὄξους – 164,20 τῇ κύστει) publizierte, hat alles, was v. Matthaei auf S. 151 Anm. 1 schrieb, übersehen und seine Worte auf S. 130 Anm. 47 mißverstanden, wenn er sagt (a. a. O., S. 200): „Fallitur ergo Matthaeius qui in supradicta lacuna desiderari putavit folia tria. Etenim in lacuna pauci versus perierunt; reliqua vero scriptura, quam dedimus, nonnisi paginam unam occupat." v. Matthaei hat aber nur die Vermutung geäußert, daß in M nach fol. 160 drei Folien vermißt werden – was übrigens richtig ist –, er behauptet nicht, daß diese Folien Textabschnitte derselben Schrift des Rufus enthielten, die die Lücke zwischen ἀνατρίβειν und . . .ου μύρου ausmachten.

[5] Einige – meistens unzutreffende – Ergänzungsvorschläge macht er in seinen Anmerkungen.

hauptsächlich darin, daß sie mehr aus Rufus' Schriften präsentierte; zur eigentlichen Textkritik hat auch v. Matthaei nur wenig beigetragen[1].

V. Die Darembergsche Ausgabe

Ch. Daremberg, der sich längere Zeit mit der Sammlung des erforderlichen Materials beschäftigte, war es leider nicht vergönnt, die geplante kritische Gesamtausgabe des Rufus zum Abschluß zu bringen. Durch seinen Tod wurde dieses großangelegte Vorhaben unterbrochen und zunächst, wie auch nicht anders zu erwarten, zurückgestellt, bis endlich 1879 Ch. E. Ruelle das Werk herausgab[2]. Ruelle hat aber die von Daremberg hinterlassenen Materialien nicht nachgeprüft und im ganzen mit weniger Sorgfalt gearbeitet. Somit waren Mängel und Widersprüche nicht zu vermeiden.

Den größten Nachteil der unter diesen Verhältnissen entstandenen Edition bilden die auffällig häufigen Unstimmigkeiten im kritischen Apparat. Das sind vorwiegend Verlesungen, Verwechslungen und Auslassungen von Lesarten, trotz der sonstigen Gepflogenheit Darembergs, die Lesungen aller handschriftlichen Zeugen – einschließlich aller meistens wertlosen Varianten der codices eliminandi – anzuführen[3]. Die Verantwortung für den größten Teil dieser Mängel trägt sicherlich Ruelle, es wäre jedoch ungerecht, wollte man alle Schuld allein ihm geben; auch der Initiator Daremberg scheint nicht immer mit der gebührenden Sorgfalt (z. B. bei der Kollation der Handschriften) vorgegangen zu sein[4].

[1] Erwähnenswert sind seine Korrekturen ἅτε statt ὥστε (S. 146,10), τομὴν statt μονὴν (S. 152,17). Andererseits enthält die Edition von v. Matthaei zahlreiche Verlesungen, Druckfehler und sonstige Versehen.

[2] Siehe Literaturverzeichnis s. v. Rufus.

[3] In der kleinen Schrift Quaestiones medicinales hat H. Gärtner (S. 19) festgestellt, daß an ca. 40 Stellen „die tatsächliche Lesart der Handschriften von der in der Darembergschen Ausgabe angeführten abweicht." Im Traktat De renum et vesicae morbis enthält der textkritische Apparat Darembergs durchschnittlich 4–5 falsche Angaben pro Seite. Mehrere Seiten enthalten auch über 10 Fehler im kritischen Apparat. Man vergleiche z. B. folgende tatsächliche Lesungen der Handschriften mit den Angaben Darembergs im textkritischen Apparat auf S. 10 seiner Ausgabe: 10,1 καθεστῶντες P; 10,2 ῥήγνυνται codd.; 10,4 μὲν LVBP(S); 10,4 ῥήγνυνται LWQ (S); 10,5 καὶ σαπέντος om. L; 10,6 τοῦτον solus M: τοῦτο cett.; 10,6 δέδωκα B et P; 10,7 πυθέσθαι BP(S): ποιθέσθαι cett.; 10,8 παρεξιὼν Q(S); 10,11 ἐθέλειν L; 10,12 ἄλλο BP; 10,13 ἀναστομώσει M. Man stößt dabei auf 12 verschiedene Unstimmigkeiten!

[4] Er verwendete sogar Kollationen, die andere durchgeführt hatten, wie etwa die Kollationen von V (= L Da.) und W (= V Da.). Vgl. Daremberg-Ruelle, Rufus, S. VII Anm. 4: „... enfin un de Leyde, dont je dois la collation à mon ami

Die französische Übersetzung der Darembergschen Ausgabe wird dem Wortlaut des Originaltextes nicht immer gerecht; was den Traktat Über die Nieren- und Blasenleiden betrifft, so habe ich auf ihren paraphrasierenden Charakter und ihre Mißverständnisse an anderem Ort gelegentlich hingewiesen [1].

Wenn ich die Mängel der Darembergschen Ausgabe unterstreiche, so will ich mit H. Gärtner [2] die Verdienste Darembergs [3] keineswegs in Abrede stellen, sondern ebenso wie er der Forderung J. Ilbergs Nachdruck verleihen, daß eine neue Kollation der Kodizes auch für die übrigen Schriften des Rufus unerläßlich ist [4].

Daremberg hat als erster auch den schwierigen Versuch unternommen, die vorhandenen handschriftlichen Lücken auszufüllen, wobei er mit Hilfe der Aetiosexzerpte vieles richtig ergänzen konnte. Was er zur Textrestitution beigetragen hat, ergibt sich nicht zuletzt auch aus der Häufigkeit, in der sein Name im kritischen Apparat erscheint.

VI. Zusammenfassung

Die uns bekannten Handschriften, die den Traktat des Rufus Über die Nieren- und Blasenleiden enthalten, erweisen sich alle als Glieder einer einzigen Familie, deren Stammvater – vom Exemplar des Schreibers ω einigermaßen entfernt – M ist. In direktem Abhängigkeitsverhältnis zu M steht jedoch keine der erhaltenen Kopien; sie gehen auf diesen Kodex über bereits verlorene bzw. uns unbekannte Zwischenstufen zurück. Von einem M am nächsten stehenden Zwischenkodex (ψ) hängt F unmittelbar ab. Demselben Zwischenkodex, aber indirekt, d. h. einer Abschrift von ihm (χ), entstammen die Kopien LWQ, die zusammen mit F die älteste Gruppe der M-Deszendenten

M. Ermerins, de Groningue"; S. VIII: „je dois la collation du manuscrit de Turin à mon ami M. Maury"; S. XIV: „V, ms. du Vatican, collationné par Dietz et revu par M. Daremberg pour les passages importants." Man vergleiche die diesbezügliche Mahnung von O. Stählin (Editionstechnik, 2. Aufl., Leipzig 1914, S. 30): „Wenn irgend zu vermeiden, benütze man nicht die unabhängig voneinander von verschiedenen Leuten gefertigten Kollationen verschiedener Handschriften . . ."

1 Siehe A. Sideras, Beiträge, S. 15 mit Anm. 2; S. 19 Anm. 6; S. 31 mit Anm. 4.

2 Siehe H. Gärtner, S. 19.

3 Darüber W. Artelt, Die Salernoforschung im 17., 18. und 19. Jahrhundert, Sudh. Archiv 40 (1956), S. 219ff.

4 Vgl. J. Ilberg, Rufus, S. 15. Die Quaestiones medicinales von H. Gärtner sind nach der kommentierten Ausgabe im CMG auch als 2. Auflage in der Bibliotheca Teubneriana (Berlin 1971) erschienen. Wieweit die unveröffentlichte, als Manuskript vorliegende Ausgabe der Abhandlung De corporis humani partium appellationibus von G. Kowalski (Diss. Göttingen 1960) die handschriftliche Überlieferung ausgewertet hat, kann ich nicht sagen; die Einleitung erscheint mir jedenfalls in dieser Hinsicht nicht sehr überzeugend.

ausmachen. Auf Q gehen die editio princeps (Paris 1554) und die späte Kopie S zurück, die auch die Pariser Ausgabe berücksichtigt hat. Einen unveränderten Nachdruck des Textes der editio Parisina stellt die editio Londinensis (London 1726) dar. Von F hängt die jüngere dreigliedrige Handschriftengruppe VBP ab. Diese stehen in direkter Abhängigkeit voneinander; P geht nämlich unmittelbar auf B, B auf V und V auf F zurück. Der Schreiber von P wurde (während er bereits angefangen hatte, B zu kopieren) auf den gedruckten Text der Pariser Ausgabe aufmerksam und nahm nachträglich auch auf ihn Rücksicht. Die editio Mosquensis (Moskau 1806) folgt zunächst der editio princeps unter gleichzeitiger Berücksichtigung von M, dann aber (nach dem Schluß der Parisina) ausschließlich M. Demnach läßt sich die gegenseitige Beziehung zwischen Handschriften und älteren Ausgaben durch folgendes Stemma darstellen:

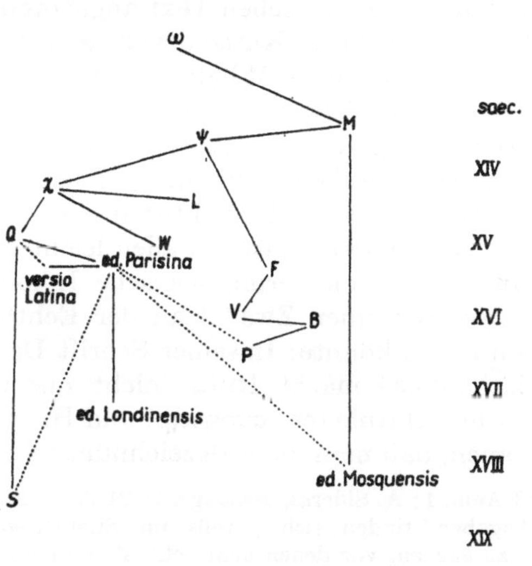

VII. Die vorliegende Ausgabe

Als Grundlage für die Textgestaltung der vorliegenden Ausgabe hat also M, der Archetypus aller übrigen erhaltenen Handschriften mit dem Text unserer Schrift, zu dienen. Die von M abhängigen Kodizes[1] werden im ersten, unversehrt auf uns gekommenen Textabschnitt des Traktates Über die Nieren- und Blasenleiden selten, vom Beginn der Lücken jedoch häufiger angeführt, da sie an mehreren verderbten Stellen oft etwas mehr Text erhalten haben, als man heute

[1] Siehe oben S. 24ff.

in M lesen kann[1]. In solchen Fällen werden aber nur diejenigen M-Deszendenten erwähnt, die jeweils den meisten Text bzw. die kleinsten Lücken enthalten. Unterpungierte (verderbte oder nicht ganz sichere) Buchstaben sowie die Angabe der Buchstabenzahl einer Lücke gelten nur für M.

Die zerstörten Textpartien umfassen in der Regel eine beträchtliche Anzahl von Buchstaben, häufig sogar mehrere Wörter, so daß ihre Ergänzung notwendigerweise – vor allem wenn die Parallelüberlieferung uns nicht zu Hilfe kommt – subjektiv sein muß. Erfreulicherweise können wir uns in den meisten Fällen auf Nebenzeugen berufen (Oreibasios, Aetios, Pseudogalen), deren wörtliche Zitate ziemlich sichere Ergänzungen ermöglichen. Im textkritischen Apparat gebe ich den Kompilator an, nach dessen Zeugnis ich jeweils eine Textergänzung vornahm[2]. An Stellen, an denen dies nicht der Fall ist, wird der subjektive Charakter der im griechischen Text angebotenen Ergänzungen auch in der Übersetzung durch Kursivdruck kenntlich gemacht.

Wörter oder Wortteile, die in M halbzerstört, in den anderen (bzw. in einigen der älteren) Kodizes unversehrt erhalten sind, lasse ich im Gegensatz zu Daremberg-Ruelle außerhalb der spitzen Klammern stehen, da es sich grundsätzlich nicht um Ergänzungen der Kopisten handelt[3]. Fehlerhafte Eingriffe (Korrekturen oder Ergänzungen) seitens der Kopisten sind in den meisten Fällen leicht erkennbar.

Zum Schluß sei auf eine terminologische Inkonsequenz unseres Autors eingegangen, die einen Zweifel an der Echtheit dieses Traktates aufkommen lassen könnte: In seiner Schrift De corporis humani partium appellationibus[4] macht Rufus nicht nur einen deutlichen Unterschied zwischen Harnleiter (οὐρητήρ) und Harnröhre (οὐρήθρα), sondern betont auch, daß man diese Bezeichnungen nicht verwechseln

[1] Siehe oben S. 18 Anm. 1; A. Sideras, Beiträge, S. 21 Anm. 2.

[2] Die genauen Angaben finden sich jeweils im Similienapparat. Sie sind in solchen Similien zu suchen, vor denen kein „cf." steht; denn diese stellen wörtliche bzw. leicht abgeänderte Rufus-Zitate verschiedener Kompilatoren dar. Die Similien mit vorausgeschicktem „cf." sind in der Regel inhaltlich verwandte Parallelstellen aus anderen Medizinern. Die Angaben der Quellen, nach denen Daremberg seine zahlreichen – häufig glücklichen – Ergänzungen vornahm, habe ich im textkritischen Apparat nicht besonders vermerkt; ich habe bereits darauf hingewiesen (s. A. Sideras, Beiträge, S. 1), daß Darembergs Ergänzungen ausschließlich auf den Exzerpten des Aetios beruhen – und diese findet man im Similienapparat. Manchmal gelingen Daremberg bei Lückenergänzungen anhand der Wortreste der Rufus-Überlieferung und mit Hilfe der Aetios-Exzerpte sogar Formulierungen, die durch Oreibasios-Zitate bestätigt werden; man vergleiche z. B. die Ergänzungen unten S. 142.

[3] Siehe oben S. 18 Anm. 1.

[4] § 103: S. 146,12–15 Da.: καὶ τὸ κοίλωμα, δι' οὗ τὸ σπέρμα καὶ τὸ οὖρον ἀποκρίνεται, οὐρήθρα καὶ πόρος οὐρητικός. οὐρητῆρα δὲ οὐ χρὴ καλεῖν· εἰσὶ γὰρ οὐρητῆρες ἄλλοι, δι' ὧν τὸ οὖρον ἀπὸ νεφρῶν εἰς κύστιν ῥεῖ. (Elision und Änderungen der Interpunktion von mir.)

dürfe. In unserem Traktat tut er aber genau das, wovon er anderen abrät: er verwendet nämlich das Wort οὐρητήρ zur Bezeichnung sowohl des Harnleiters als auch der Harnröhre (das Wort οὐρήθρα kommt überhaupt nicht vor). Insgesamt bedient sich Rufus des Ausdrucks οὐρητήρ im Traktat Über die Nieren- und Blasenleiden 14mal, 10mal im Singular eindeutig von der Harnröhre, 3mal im Plural eindeutig von den Harnleitern und einmal (S. 116,4) im Plural auf Grund der angeführten anatomischen Merkmale eindeutig von der Harnröhre, wobei sich der Plural an dieser Stelle aus dem Kollektivum γυναικί erklärt (vgl. S. 160,16f. γυναικὶ δὲ καὶ ὑστερῶν νεναρκωμένων; daher ist die Änderung γυναιξὶ von v. Matthaei überflüssig).

Die Bedenken über die Inkonsequenz unseres Autors hinsichtlich der Anwendung des Wortes οὐρητήρ sind damit jedoch noch nicht ausgeräumt. Dieser Inkonsequenz kommt aber nicht so viel Bedeutung zu, daß sie gar als ein Indiz gegen die Echtheit der vorliegenden Schrift gewertet werden könnte. Denn Haupt- und Nebenüberlieferung (Oreibasios, Aetios, Rhazes – dann aber auch ihre Gewährsmänner) sprechen von ihr übereinstimmend und eindeutig als von einer Rufus-Schrift. Auch in den Bibliographien des Ibn an-Nadīm und des Ibn abī Uṣaibiʿa ist unser Traktat verzeichnet [1]. Wir wissen übrigens nichts über die Abfassungszeit beider Rufus-Schriften; aber auch wenn wir annehmen, daß beide Schriften echt sind und die vorliegende später verfaßt wurde als das Onomastikon, können wir m. E. nicht mit Entschiedenheit behaupten, daß Rufus die Bezeichnung οὐρητήρ für die Harnröhre nicht habe verwenden können [2]. Im Onomastikon hat Rufus angesichts der bekannten Verwirrung und Benennungspolemik der damaligen Zeit einfach eine Empfehlung gegeben.

Rufus schrieb nicht für sich selbst und wollte sicherlich verstanden werden. Er bedient sich zwar der gängigen Bezeichnungen, dabei weist er aber gelegentlich auf die Unkorrektheit einiger von ihnen hin. Und solange die neuen, präziseren termini technici die konventionellen Bezeichnungen nicht verdrängt haben, kann man sich in einem Lehrbuch kaum ausschließlich der modernen Nomenklatur bedienen. So gebraucht Rufus in unserer Schrift οὐρητήρ auch von der Harnröhre wie seine Vorgänger (Hippokrates, Aristoteles), obwohl er weiß, daß dies nicht korrekt ist. Demnach möchte ich auf Grund dieser Tatsache weder die Schrift für unecht erklären noch in allen Stellen, an denen

[1] Siehe oben S. 69f.

[2] Wenn Rufus zur Begriffsdifferenzierung rät, so bedeutet dies, daß auch zu seiner Zeit noch eine Unschärfe in der Terminologie (οὐρητήρ = Harnröhre) begegnen konnte.

οὐρητήρ von der Harnröhre gesagt wird, eine „Verschlimmbesserung“ späterer Zeit sehen und überall οὐρήθρα schreiben [1].

Verschiedene Umstände haben dazu beigetragen, daß sich die Veröffentlichung dieser bereits 1971 im Vorwort meiner „Beiträge“ angekündigten Edition verzögert hat. Frau Dr. J. Kollesch (Berlin) und Herrn Prof. Dr. H. Gärtner (Regensburg) möchte ich für zahlreiche Verbesserungsvorschläge vor allem bezüglich der deutschen Übersetzung und für das mühevolle Korrekturlesen aufrichtig danken, ebenso auch Herrn Dr. G. Strohmaier (Berlin) für die Aufarbeitung der arabischen Überlieferung. Mein besonderer Dank gilt dem Zentralinstitut für Alte Geschichte und Archäologie der Akademie der Wissenschaften der DDR, das mir die Publikation dieser Ausgabe im CMG ermöglichte.

[1] Eine solche Verschlimmbesserung an 11 verschiedenen Stellen, die nur einen bewußten Eingriff bedeuten könnte, möchte ich kaum einem in medizinischen Dingen unerfahrenen, mechanisch abschreibenden Kopisten zutrauen. Eine Korrektur hätte man eher von einem Kompilator erwartet. Ziehen wir aber die Rufus-Exzerpte der Kompilatoren heran, so sehen wir, daß Pseudogalen und Oreibasios das Wort οὐρητήρ für die Harnröhre (S. 122,1 und 148,1) haben stehenlassen. Warum nahmen diese keinen Anstoß daran? Liegt auch hier eine Verschlimmbesserung späterer Zeit vor, oder hatte sich οὐρήθρα im 4. Jahrhundert u. Z. noch nicht ganz durchgesetzt? Denn eine mechanische Übernahme würde man nicht einem Oreibasios, sondern eher einem Aetios zutrauen. Aetios hat aber in zwei Rufus-Exzerpten, in denen οὐρητήρ von der Harnröhre gebraucht wird, den Ausdruck geändert: einmal (S. 122,1) ersetzt er, wenn auch nicht ganz korrekt, οὐρητήρ durch βάλανος; ein zweites Mal (S. 138,10) bedient er sich der im Onomastikon (s. oben S. 80 Anm. 4) vorkommenden Bezeichnung πόρος οὐρητικός. S. 148,1 vermeidet er den Ausdruck ganz. Wenn dies alles nicht zufällig ist, so scheint sich οὐρήθρα im 6. Jahrhundert u. Z. endgültig durchgesetzt zu haben.

ΡΟΥΦΟΥ ΕΦΕΣΙΟΥ

ΠΕΡΙ ΤΩΝ ΕΝ ΝΕΦΡΟΙΣ ΚΑΙ ΚΥΣΤΕΙ ΠΑΘΩΝ

RUFUS VON EPHESOS

ÜBER DIE NIEREN- UND BLASENLEIDEN

CONSPECTVS SIGLORVM ET COMPENDIORVM

M = Monacensis 469; s. XIV
L = Laudianus 59; s. XV
W = Vaticanus 291; s. XVI
Q = Parisinus 2288; s. XVI
F = Phillippicus 1536; s. XVI
V = Vossianus Q 9; s. XVII
B = Barberinianus 91; s. XVII
P = Parisinus 2331; s. XVII
S = Paris. Suppl. 629; s. XIX

ψ = consensus codicum LWQFVBPS
χ = consensus codicum LWQS
φ = consensus codicum VBP

Gu. = editio Parisina, a. 1554 (J. Goupyl)
Cl. = editio Londinensis, a. 1726 (G. Clinch)
Ma. = editio Mosquensis, a. 1806 (Chr. Fr. de Matthaei)
Da. = editio Parisina, a. 1879 (Ch. Daremberg-Ch. E. Ruelle)

ΡΟΥΦΟΥ ΕΦΕΣΙΟΥ

ΠΕΡΙ ΤΩΝ ΕΝ ΝΕΦΡΟΙΣ ΚΑΙ ΚΥΣΤΕΙ ΠΑΘΩΝ

1 D.-R. ⟨Προοίμιον⟩. Ὅσα περὶ τοὺς νεφροὺς καὶ τὴν κύστιν νοσήματα
γίγνεται καθ' ἕκαστον γράψω, καὶ ὡς γιγνώσκειν αὐτὰ χρὴ καὶ ὡς
2 θεραπεύειν. τὸ μὲν δὴ σύμπαν ἐν νεφροῖς οὐ πάνυ ὀξεῖαι νόσοι γίγνονται,
θανατώδεις γε μὴν οὐχ ἧσσον ἢ ἑτέρωθι· καὶ γὰρ ἕλκη καὶ ἐμπυήματα
αὐτοῦ συστάντα πολλοὺς ἐν τῷ χρόνῳ ἀπέκτειναν. ἐπεὶ καὶ φλεγμή-
ναντες οἱ νεφροὶ ὀδυνῶσι μέν τι καὶ μειζόνως, οὐ μὴν οὐδὲ αὐτὴ ἡ νόσος
2 3 συνταχύνει. αἱ δὲ κατὰ κύστιν φλεγμοναὶ ὀξύτερον· | καὶ γὰρ οὖρον
ἀποληφθῆναι τούτοις ἑτοιμότερον καὶ πυρέξαι καὶ παραφρονῆσαι καὶ
4 ἐμέσαι πολλά τε καὶ ἄκρατα. ὀξύτεραι δὲ καὶ αἱ ἄλλαι κατὰ κύστιν
νόσοι· καὶ γὰρ ἐπικαιρότερον τὸ χωρίον καὶ εὐθὺς ἀπὸ παίδων νοσεῖν
εἰθισμένον, ἐν ᾧ δὴ μάλιστα αἱ ὀξεῖαι νόσοι γίγνονται. τὸ δὲ κατὰ νεφροὺς
γέρουσι μᾶλλον ἢ νέοις συμβαίνει· διὰ τόδε καὶ μαλακώτερον ἐκείνων
5 ἐστί. πάντα δὲ καὶ τὰ τῶν νεφρῶν καὶ τὰ τῆς κύστεως οὐκ εὐμετα-
χείριστα — καὶ μάλιστα ὅσα ἕλκη ἐν αὐτοῖς γίγνεται. ἐπιρρέον γὰρ συνεχῶς

2 περὶ — παθῶν] *cf.* [Gal.] De rem. parab. I 15: XIV 382,18 K. Orib. Syn. ad Eust. IX 24,1: CMG VI 3, p. 292,27 Paul. Aeg. Epit. med. III 45,1: CMG IX 1, p. 241,1 3sq. Ὅσα — γίγνεται] *cf. infra*, lin. 15; p. 116,10; 134,8 Hipp. De aff. inter. 14sqq.: VII 202,1sqq. L. [Gal.] Intr. s. med. 13: XIV 748,1sq. 14–18 K. Gal. In Hipp. De victu acut. comm. I 7: CMG V 9,1, p. 121,23sq. 9 αἱ — ὀξύτερον] *cf.* Psell. Opusc. med. 1079: I 219,13 Boiss. 13 τὸ — 15 ἐστί] *cf.* Hipp. De morb. I 22: VI 184,9sqq. L. 13sq. τὸ — συμβαίνει] *cf. infra*, p. 154,7sqq. Gal. In Hipp. Epid. VI comm. III 15: CMG V 10,2,2, p. 147,20sq. [Gal.] De aff. ren. ins. dign. et cur. 2: XIX 650,17–651,1 K. 15 πάντα — 16 γίγνεται] Aët. Libri med. XI 18: Ruf., p. 104,2–4 Da. πάντα — εὐμεταχείριστα] *cf. infra*, p. 126,3sq.; 146,3sq. Hipp. Epid. VI 8,4: V 344,3sq. L. Aph. VI 6: IV 564,6sq. L. Pallad. In Hipp. Epid. VI comm. I 5: II 19,18–20 Dietz τὰ^{I} — κύστεως] *cf. supra*, lin. 3sq. *infra*, p. 116,10; 134,8 16 ἐπιρρέον — 88,1 κωλύει] *cf.* Gal. De usu part. V 10: III 384,3sq. K. = I 281,10sq. Helmr.

1 *ante* Ἐφεσίου *add.* τοῦ *Da. (cf. A. Sideras, Beiträge, p. 7)* 2 κύστει καὶ νεφροῖς M: *trsp. Da. (quamquam terminorum tituli consecutio in argumento non semper servatur; cf. A. Sideras, Beiträge, p. 7 sq.)* 3 Προοίμιον *add. Ma. (cf. A. Sideras, Beiträge, p. 8)* 9 σημείωσαι ὅτι αἱ κατὰ κύστιν φλεγμοναὶ ὀξύτερον MF *in mg.* ὀξύτεραι BP, *maluerit Ma.* 10 περιφρονῆσαι M: *corr.* ψ 14 μαλακώτεροι M *Gu. Ma.*: *corr. Da.* 15 ἐστί] εἰσί ψ (F *in mg.*) *Gu. Ma. (cf. A. Sideras, Beiträge, p. 8 sq.)*

RUFUS VON EPHESOS

ÜBER DIE NIEREN- UND BLASENLEIDEN

Proömium. Alle Krankheiten, welche an den Nieren und der
Blase entstehen, werde ich im einzelnen beschreiben und (darlegen),
woran sie zu erkennen und wie sie zu behandeln sind. Im ganzen treten 2
in den Nieren allerdings keine allzu akuten Erkrankungen auf, jedoch
nicht weniger tödliche als anderswo; denn auch Geschwüre und Vereiterungen,
die dort entstanden sind, haben bei vielen (Menschen) allmählich
zum Tode geführt. Zwar rufen auch die entzündeten Nieren
Schmerzen hervor, sogar ziemlich starke, aber die Krankheit selbst
entwickelt sich doch nicht mit entsprechender Schnelligkeit. Die 3
Blasenentzündungen dagegen sind von akuterer Natur; denn bei diesen
(Kranken) geschieht es leichter, daß Harnverhaltungen auftreten und
daß sie fiebern, delirieren und viel Unverdautes erbrechen. Akuter sind 4
aber auch die übrigen Krankheiten der Blase; denn diese (Körper)-
gegend ist empfindlicher und pflegt gleich von Jugend an zu erkranken,
(eine Gegend,) in der sich bekanntlich meistens die akuten Krankheiten
entwickeln. An Nierenerkrankung hingegen leiden eher alte als
junge (Leute); aus diesem Grunde ist sie auch milder als jene (Blasen-
krankheiten). Alle jedoch, Nieren- wie Blasenleiden, sind nicht leicht 5
zu behandeln – und besonders die (offenen) Geschwüre, die in diesen
(Organen) entstehen; denn der Urin, der unaufhörlich darüber hin-

τὸ οὖρον δάκνει τε ἅμα καὶ εἰς ὠτειλὰς ἰέναι κωλύει. ὡς δὴ τοιαῦτα ὄντα προ[σ]αγορεύειν χρὴ καὶ ἰᾶσθαι.

1. Φλεγμονὴ νεφρῶν. Καὶ δὴ ἔνθεν σημεῖα νεφρῶν φλεγμονῆς· ὀδύνη
3 ἔχει ὑπὸ τοὺς κε|νεῶνας καὶ οὔτε ὀρθοῦσθαι δύνανται οὔτε βαδίζειν. καὶ ἤντε πταρμὸς ἤντε ἄλλος τις σεισμὸς συμπέσῃ, ἀνοιμώζουσι· καὶ ἐπὶ γαστέρα μὲν κλινόμενοι οὐκ ἀνέχονται, ὕπτιοι δὲ ἀνέχονται μένειν· κεῖνται γὰρ πρὸς τοῖς κενεῶσιν οἱ νεφροί. παντὶ δὲ τῷ οὕτως ἀλγουμένῳ εὐφορώτερον
2 κειμένῳ ἀτρεμίζειν. περὶ μὲν τὰς κλίσεις τοιαῦτα πάσχουσι. τὰ δ' ἄλλα διήκουσιν οἱ πόνοι ἄνω μὲν μέχρι⟨ς⟩ ἥπατος — κατὰ γὰρ μεγάλην φλέβα κοινωνοῦσιν αὐτῷ — καὶ μᾶλλον εἰ ὁ δεξιὸς φλεγμαίνοι· καὶ γάρ τι καὶ ἐγγυτέρω οὗτός ἐστι τοῦ ἥπατος καὶ ψαύει τοῦ λοβοῦ, ὁ δὲ ἀριστερὸς
3 προσωτέρω καὶ κάτω. ἄλλοι δὲ πόνοι μέχρι κύστεως καὶ αἰδοίου κατέρχονται· καὶ οὔ τοι συνεχεῖς, ἀλλὰ διεσπασμένοι μάλιστα εἰς ὀσφύν τε

1 εἰς — ἰέναι] *cf.* Hipp. De artic. 11: IV 112,11 L. = II 131,11 sq. Kw. Aret. De acut. et diut. morb. VI 9,5: CMG II, p. 139,24 2 προσαγορεύειν] *cf.* Hipp. Progn. 1: II 110,1 sqq. L. = I 78,1 sqq. Kw. = p. 193,1 sqq. Alex. De nat. hom. 13: CMG I 1,3, p. 200,14 3sq. ὀδύνη — κενεῶνας] *cf.* Hipp. De aff. inter. 17: VII 206,12–14 L. Aret. De acut. et diut. morb. II 9,2: CMG II, p. 30,20 sq. Aët. Libri med. XI 16: Ruf., p. 99,2 sq. Da. 4sq. καί^{I} — ἀνοιμώζουσι] Aët. Libri med. XI 16: Ruf., p. 99,6–8 Da. 5 καὶ — 7 νεφροί] Rhaz. Liber cont.: X 79,5–7 = Ruf. fr. 282, p. 502,17–19 Da. *cf.* Hipp. De aff. inter. 17: VII 206,14–17 L. 6sq. κεῖνται — νεφροί] *cf.* Ruf. De diss. part. corp. hum. 51: p. 181,3 sq. Da. [Gal.] Intr. s. med. 11: XIV 719,1 sq. K. De aff. ren. ins. dign. et cur. 1. 3: XIX 644,14 sq.; 656,8 sq. K. 8 τὰ — 10 φλεγμαίνοι] Aët. Libri med. XI 16: Ruf., p. 99,4 sq. Da. *cf.* Gal. In Hipp. Epid. VI comm. I 6: CMG V 10,2,2, p. 26,22–25 Aret. De acut. et diut. morb. VI 8,1: CMG II, p. 137,13–16 Rhaz. Liber cont.: X 79,7 = Ruf. fr. 282, p. 502,19 sq. Da. Hipp. Epid. VII 62: V 426,22 sq. L. 9sq. κατὰ — αὐτῷ] *cf.* Gal. De ven. et arter. diss. 8: II 808,2–12 K. De usu part. XIV 7: IV 169,9–14 K. = II 305,6–12 Helmr.; XVI 10. 14: IV 320,17–321,2; 341,15–342,2 K. = II 418,16–20; 434,13–17 Helmr. Hipp. De nat. hom. 11: CMG I 1,3, p. 194,12–15 De oss. nat. 8: IX 174,7–9 L. 10 καί^{II} — 12 κάτω] *cf.* Gal. De anat. adm. VI 13: II 579,15–17 K. (= Orib. Coll. med. XXIV 27: CMG VI 2,1, p. 38, 29–31) De usu part. V 5. 6: III 363,5–8; 367,5 sq. 12 sq.; 368,5–7 K. = I 266,5–8; 269,3 sq. 10–12. 22–24 Helmr. 12 ἄλλοι — 90,5 γίγνεται] Rhaz. Liber cont.: X 79,7–11 = Ruf. fr. 282, p. 502,20–25 Da. ἄλλοι — 90,1 ἐνσείουσι] Aët. Libri med. XI 16: Ruf., p. 99,5 sq. Da. Hipp. De aff. inter. 16: VII 204,21–24 L.

2 προσαγορεύειν M: *corr.* ψ 3 Φλεγμονὴ νεφρῶν *scripsi*: σημεῖα νεφρῶν φλεγμονῆς M *Gu.Ma.*: Περὶ φλεγμονῆς νεφρῶν *Da.* πῶς χρὴ διαγινώσκειν νεφρῶν φλεγμονήν MF *in mg. (v. A. Sideras, Beiträge, p. 9 sq.)* ἐντεῦθεν BP *(in textu,* ἔνθεν B *in mg.)*: ἔνθα *Gu.Ma.* 7 τῷ οὕτως *scr. Da.*: τοιούτῳ M *Gu.*: τοιούτως *suppos. Ma. (cf. A. Sideras, Beiträge, p. 10)* ἀλγοῦντι *Da., fortasse recte* 9 μέχρι M: *supplevi* *ante* μεγάλην *addendum esse* τὴν *suppos. Ma. approbantibus Deichgräber Gärtner* 10 τι] τοι *Ma.(in adn.) Da.; cf. infra, p. 116,14* 13 οὗτοι M *Gu.Ma.*: *corr.* S *(in mg.) Da.*

fließt, beißt und verhindert zugleich das Vernarben. Da sie also derart sind, ist es notwendig, das vorher mitzuteilen und sie (dann erst) zu behandeln.

1. Nierenentzündung. Und hier (zunächst) die Kennzeichen einer Nierenentzündung: Schmerz ergreift (die Kranken) unterhalb der Weichen, und sie können sich weder aufrichten noch gehen. Und wenn sich ein Niesen oder eine sonstige Erschütterung (des Körpers) einstellt, stöhnen sie auf; auch ertragen sie es nicht, auf dem Bauch zu liegen, sie ertragen es jedoch, auf dem Rücken zu bleiben; denn die Nieren liegen im Bereich der Weichen. Für jeden, der solche Schmerzen empfindet, ist es erträglicher, liegend zu ruhen. Was also die Arten
des Liegens betrifft, ergeht es ihnen so. Im übrigen breiten sich die 2
Schmerzen oben bis zur Leber hin aus – denn über die große Ader stehen (die Nieren) mit ihr in Verbindung –, vor allem wenn die rechte (Niere) entzündet ist, denn diese befindet sich näher an der Leber und berührt den (Leber)lappen, während die linke (Niere) weiter unten
entfernt liegt. Andere Schmerzen gelangen bis zu der Blase und dem 3
Schamglied hinab und schießen am stärksten, allerdings nicht anhaltend, sondern in Intervallen auftretend, in die Lende, das Hüft-

4 καὶ ἰσχία καὶ ἦτρον ἐνσείουσι. ψύχεται δὲ αὐτοῖς ἄκρα, μᾶλλον δὲ κνῆμαι
4 καὶ πόδες, καὶ οὐροῦσι συνεχῶς καὶ ἐπιπόνως, καὶ κατ' ἀρ|χὰς μὲν λεπτὰ
5 καὶ ὑδατώδη, προϊούσης δὲ τῆς φλεγμονῆς ἐρυθρότερα. ὅταν δέ γε εἰς
τόδε ἀφίκωνται, λεπτύνονται μὲν ἰσχία καὶ γλουτοί, ἀκρατέστερα δὲ τὰ
σκέλη γίγνεται. τοῖς δὲ καὶ ἐξεπύησαν οἱ νεφροί· καὶ τά γε πολλὰ τούτων
οὕτω τελευτᾷ. ἀλλὰ περὶ μὲν τῶν ἐμπυημάτων αὐτίκα εἰρήσεται.
6 [Θεραπεία φλεγμονῆς.] Τὰς δὲ φλεγμονὰς θεραπεύειν ὧδε· κατακλί-
νειν μὲν ὡς μαλακώτατα καὶ σίτου τὴν πρώτην ἀπέχειν. οὐ μὴν εἰς ἅπαν
αἱ λιμαγχίαι τούτοις συμφέρουσαι, ἧπερ ταῖς ἄλλαις φλεγμοναῖς, ἀλλά
τι καὶ προσαρτέον φυλάσσοντα τοὺς πυρετούς, ὅπῃ τε χαλῶσι καὶ ὅπῃ
ἐπιτείνουσιν. οὐδὲν γὰρ αὐτοῖς τοσοῦτον ἀγαθὸν αἱ ἀποσιτίαι ὅσον
7 κακὸν αἱ ἀπὸ τῶν οὔρων ἀκράτων γενομένων δήξεις. διαιτᾶν δὲ κατ'
ἀρχὰς μὲν λεπτοῖς ῥοφήμασι καὶ ποτῷ ὕδατι· μελίκρατον δὲ μὴ προσφέ-
ρειν, ἐὰν μή σοι δοκῇ ἐπ' οὔρησιν ἤδη προτρέπειν, ὃ ἐγὼ κατ' ἀρχὰς
5 οὐκ ἐπαινῶ, | πρὶν σαφῶς τὰς ὀδύνας πέσσεσθαι· τότε δὴ καὶ πάνυ
φημὶ δεῖν τοῖς οὐρητικοῖς καθαίρειν.
8 [Περὶ κλυστῆρος.] Εἰ δὲ καὶ ἡ γαστὴρ κενωθῆναι δέοιτο, ἄλλην μὲν
κένωσιν μηδεμίαν μηχανᾶσθαι, ὁποῖαι αἱ ἀπὸ φαρμάκων ἐξεύρηνται,
κλυσμάτιον δὲ θερμὸν ἐνιέναι ἢ μαλάχην ἐν ὕδατι ἑψήσας ἢ λίνου σπέρμα
ἢ βούκερας· τούτων τινὶ ὑποκλύζειν μετ' ἐλαίου — καὶ τούτου τὸ ἱκανὸν
προσμίσγων. πλῆθος δὲ ἐνιέναι μὴ πολύ, ὡς μὴ πιέζῃ τοὺς νεφροὺς τὰ

1 ψύχεται – 5 γίγνεται] *cf.* Hipp. De aff. inter. 17: VII 206,17–24 L. ψύχεται – 3 ἐρυθρότερα] Aët. Libri med. XI 16: Ruf., p. 99,8–10 Da. 7 Τὰς – 16 καθαίρειν] Aët. Libri med. XI 16: Ruf., p. 99,19–24 Da. Τὰς – 9 φλεγμοναῖς] Rhaz. Liber cont.: X 79,11–13 = Ruf. fr. 293, p. 504,20–22 Da. 9 ἀλλά – 11 ἐπιτείνουσιν] *cf.* [Hipp.] De diaeta acut. II 7. 8. 22: II 418,13–420,4; 430,3–7; 502,8–504,4 L. 12 διαιτᾶν – 14 προτρέπειν] *cf.* Rhaz. Liber cont.: X 79,13 = Ruf. fr. 293, p. 504,22 sq. Da. 17 Εἰ – 92,1 ἐντέρου] Aët. Libri med. XI 16: Ruf., p. 99, 26–28 Da. Εἰ – 20 ἐλαίου] *cf.* Rhaz. Liber cont.: X 79,14–16 = Ruf. fr. 293, p. 505,1–4 Da. 19 μαλάχην] *v.* Diosc. De mat. med. II 118: I 191,11 sqq. Wellm. Plin. Nat. hist. XX 222 sqq.: III 365,13 sqq. Mayh. λίνου σπέρμα] *v.* Diosc. De mat. med. II 103: I 177,5 sqq. Wellm. Plin. Nat. hist. XIX 2 sqq.: III 246,14 sqq. Mayh. 20 βούκερας] *v.* Diosc. De mat. med. II 102: I 176,9 sqq. Wellm. 21 πλῆθος – 92,1 ἐντέρου] *cf. infra*, p. 122,8 sq. [Gal.] De aff. ren. ins. dign. et cur. 4: XIX 665,4–666,2. 666,11–14 K. Hipp. Epid. VI 1,5: V 268,3–7 L. Gal. In Hipp. Epid. VI comm. I 6: CMG V 10,2,2, p. 24,9–12

1 *et semper* ἴτρον *vel* ἶτρον M: *corr. Da.* ἄκρεα M: *corr. Gu.Ma.* (τἄκρεα *in adn.*): τὰ ἄκρα *Da., sed cf. infra, p. 140,1* 7 Θεραπεία φλεγμονῆς *del. Da. (cf. A. Sideras, Beiträge, p. 9 sq.)* πῶς χρὴ θεραπεύειν νεφρῶν φλεγμονήν MF *in mg.* 9 συμφέρουσιν χ *edd.*: συμφέρονται φ *(cf. supra, p. 38 adn. 1)* 11 ἀσιτίαι *Da.* 12 γενόμεναι *mavult Deichgräber, sed cf. infra, p. 146,8* 15 πέσσεσθαι] παύσασθαι S δὴ] δὲ *Da.* 16 τοῖς *om. Ma.* 17 Περὶ κλυστῆρος *del. Da.* 18 αἱ *om.* L 19 ἡψήσας MF: *corr.* χφ 20 τούτου] τούτῳ M *Gu.Ma.*: *corr. Da.*

gelenk und den Unterleib. Diesen (Kranken) erkalten die Extremitäten, 4
vor allem Beine und Füße, und sie urinieren ständig und mit Schmerzen, am Anfang Dünnes und Wäßriges, im Fortgang der Entzündung
mehr Rotgefärbtes. Und wenn sie bereits in dieses Stadium gelangt 5
sind, magern Hüften und Gesäß ab, und die Schenkel werden schwächer; manchmal kommt es auch vor, daß die Nieren vereitern – und die meisten dieser (Leiden) enden tatsächlich auf diese Weise. Aber von den eitrigen Geschwüren wird sogleich die Rede sein.

Die (Nieren)entzündungen sind folgendermaßen zu behandeln: 6
Man läßt (die Kranken) möglichst weich gebettet liegen und sich den ersten Tag der Nahrung enthalten. Nicht aber sind diesen (Patienten) die Hungerkuren restlos zuträglich, wie bei den anderen Entzündungen, sondern man soll sie etwas zu sich nehmen lassen unter Beachtung der Fieberanfälle, wie sie nachlassen und wie sie steigen; denn das Fasten ist für sie keineswegs in dem Maße nützlich, wie die Reizungen,
die von dem ungemischten Urin ausgehen, schädlich sind. Man ernähre 7
sie zuerst mit dünnem Schleim und einem Trank Wasser; Honigwasser darf man ihnen nicht eingeben, es sei denn, man ist der Ansicht, daß man sie schon zu urinieren veranlassen soll, was ich im Anfangsstadium nicht billige, bevor die Schmerzen deutlich milder werden; dann allerdings vertrete auch ich durchaus die Auffassung, daß eine Reinigung mit harntreibenden Mitteln vorzunehmen ist.

Wenn aber auch der Bauch geleert werden soll, so darf man keine 8
anderen Entleerungen herbeiführen, etwa solche, die auf der Grundlage von Medikamenten entdeckt worden sind, sondern man verabreiche ihnen einen kleinen warmen Einlauf, bestehend aus einem Sud von Malve oder Leinsamen oder Bockshorn; mit einem von diesen spüle man sie (von) unten mit Öl – und zwar mische man eine ausreichende Menge davon bei. Man darf aber keine große Menge einführen, damit die

9 πληρώματα τοῦ ἐντέρου. ὑπελθούσης δὲ τῆς γαστρός, εἰ μὴ ἐνδιδοίη ὁ
πόνος, ἔριον περιτιθεὶς ἐν κύκλῳ ἀναπαύειν ἐπιτέγγων ἐλαίῳ θερμῷ. οὐκ
ἀπὸ τρόπου δὲ συνηψῆσθαι τῷ ἐλαίῳ τοῦ τε πηγάνου καὶ τῆς ἀλθαίας
καὶ τοῦ ἀνήθου καὶ τῆς ἀρτεμισίας.
10 [Περὶ φλεβοτομίας.] Ὀξύτερον δὲ πονούντων φλέβα κατ' ἀγκῶνα
τέμνειν. εἰ δὲ καὶ ὥς τι ὑπολείποι⟨το⟩ τῆς φλεγμονῆς, [ἐπιπλάσματα]
6 καταπλάσ|σειν, τὰ μὲν πρῶτα ἀλεύρῳ ἐν μελικράτῳ ἑφθῷ ἢ τηλίνῳ,
ἔπειτα δὲ καὶ τῆς χαμαιπίτυος μίσγειν καὶ τοῦ πολίου καὶ ἀβροτόνου
[δὲ μίσγειν] καὶ τῆς βρυωνίας καὶ τοῦ πηγάνου καὶ ἀψινθίου καὶ κεν-
ταυρίου καὶ ἀρτεμισίας καὶ τῆς χαμαίδρυος τῶν φύλλων καὶ τοῦ ἀσάρου
καὶ τῆς σχοίνου τοῦ ἄνθους. καὶ τότε μηκέτι ἐν τῷ μελικράτῳ κατα-
11 πλάσματα ἕψειν, ἀλλὰ [καὶ] ἐν γλυκεῖ ἢ οἴνῳ μελιχρῷ. μίσγειν δὲ καὶ
τοῦ ἀλεύρου, τοῦδε μὲν μέρη τέσσαρα, τῶν δέ τινος εἰρημένων φαρμάκων

1 ὑπελθούσης — 94,1 δύο] Aët. Libri med. XI 16: Ruf., p. 100,2–11 Da. ὑπελθούσης — 4 ἀρτεμισίας] Rhaz. Liber cont.: X 79,16–19 = Ruf. fr. 293, p. 505,4–7 Da. 3 πηγάνου] *v.* Diosc. De mat. med. III 45: II 57,1 sqq. Wellm. ἀλθαίας] *v.* Diosc. De mat. med. III 146: II 154,13 sqq. Wellm. Plin. Nat. hist. XX 229 sq.: III 367,15 sqq. Mayh. 4 ἀνήθου] *v.* Diosc. De mat. med. III 58: II 70,11 sqq. Wellm. ἀρτεμισίας] *v.* Diosc. De mat. med. III 113: II 125,1 sqq. Wellm. Plin. Nat. hist. XXV 73 sq.: IV 140,8 sqq. Mayh. 5 Ὀξύτερον — 7 τηλίνῳ] Rhaz. Liber cont.: X 79,19–80,1 = Ruf. fr. 293, p. 505,7–9 Da. 5sq. Ὀξύτερον — τέμνειν] *cf.* Aret. De acut. et diut. morb. VI 8,3: CMG II, p. 137,23 sq. [Gal.] De aff. ren. ins. dign. et cur. 4: XIX 664,6 sq. K. 7 καταπλάσσειν — 11 ἄνθους] *cf.* Aët. Libri med. XI 5: Ruf., p. 91,23–92,2 Da. [Gal.] De aff. ren. ins. dign. et cur. 4: XIX 668,8–13 K. τηλίνῳ] *v.* Diosc. De mat. med. I 47: I 45,3 sqq. Wellm. 8 χαμαιπίτυος] *v.* Diosc. De mat. med. III 158: II 164,5 sqq. Wellm. Plin. Nat. hist. XXIV 29 sq.: IV 64,4 sqq. Mayh. πολίου] *v.* Diosc. De mat. med. III 110: II 121,6 sqq. Wellm. ἀβροτόνου] *v.* Diosc. De mat. med. III 24: II 33,8 sqq. Wellm. Theophr. Hist. plant. VI 7,3: II 46,4 sqq. Hort Plin. Nat. hist. XXI 59 sqq.: III 399,20 sqq. Mayh. 9 βρυωνίας] *v.* Plin. Nat. hist. XXIII 27: IV 9,8 sqq. Mayh. ἀψινθίου] *v.* Diosc. De mat. med. III 23: II 30,9 sqq. Wellm. Plin. Nat. hist. XVII 45 sqq.: IV 243,9 sqq. Mayh. κενταυρίου] *v.* Diosc. De mat. med. III 6 sq.: II 10,5 sqq. Wellm. Plin. Nat. hist. XXV 66 sqq.: IV 138,1 sqq. Mayh. 10 χαμαίδρυος] *v.* Diosc. De mat. med. III 98: II 110,7 sqq. Wellm. Theophr. Hist. plant. IX 9,5: II 262,19 sqq. Hort Plin. Nat. hist. XXIV 130 sq.: IV 96,19 sqq. Mayh. ἀσάρου] *v.* Diosc. De mat. med. I 10: I 14,6 sqq. Wellm. 11 σχοίνου] *v.* Diosc. De mat. med. I 17: I 22,19 sqq. Wellm.

1 μὴ *scripsi*: μὲν M *edd.* 3 ἀπὸ τρόπου *scripsi*: ἀποτρόπου MF: ἄπο τρόπου χ *Da.*: ἀπότροπον φ 5 Περὶ φλεβοτομίας *del. Da.* 6 ὑπολείποι M *Gu. Ma.*: *corr. Da.* ἐπιπλάσματα *del. Da.* 7 τηλίνῳ] τῷ λίνου σπέρματι *Da.* 9 δὲ μίσγειν *seclusi*: ἀβροτόνου, μίσγειν δὲ *mavult Gärtner* μίσγειν *om.* φ 12 καὶ *seclusi*: ἢ *Ermerins*

Füllung des Darmes nicht einen Druck auf die Nieren ausübt. Und 9
wenn der Schmerz trotz Entleerung des Bauches nicht nachlassen sollte, lasse man (den Kranken) ausruhen, nachdem man ihm Wolle, mit warmem Öl angefeuchtet, ringsum aufgelegt hat. Nicht unpassend ist es, auch etwas Raute, Eibisch, Dill und Beifuß mit dem Öl zusammen zu kochen.

Diejenigen aber, die an heftigeren Schmerzen leiden, lasse man 10
am Ellbogen zur Ader. Und wenn auch dann noch etwas von der Entzündung zurückbleibt, mache man ihnen Umschläge, zuerst aus Weizen- oder Bockshornmehl, das in Honigwasser gekocht worden ist; danach mische man aber auch etwas Günsel, Polium, Eberraute, Zaunrübe, Raute, Wermut, Tausendgüldenkraut, Beifuß, Gamanderblätter, Haselwurz und Binsenblüte bei. Sodann koche man aber (die Zutaten) für die Umschläge nicht mehr in Honigwasser, sondern in süßem oder
mit Honig angemachtem Wein. Man mische auch etwas Weizenmehl 11
bei, von diesem vier Teile, von einem der genannten Medikamente zwei

μέρη δύο. ἰσχυροτέρῳ δὲ βουλόμενος χρῆσθαι, καὶ πλέον τι καὶ κηροῦ ⟨καὶ ἴριδος⟩ ξηρᾶς προσμίσγειν κεκομμένης.

12 Ἀγαθὸν δὲ καὶ τὸ τοῦ Χρυσίππου κατάπλασμα· ἔστι δὲ τόδε·
χαλβάνης καὶ ῥητίνης τερεβινθίνης καὶ πολίου καὶ ὀροβίνου ἀλεύρου
ὁλκαὶ ἑκάστου πεντήκοντα, ἴριδος ξηρᾶς δραχμαὶ τέσσαρες, [ἐν ἄλλῳ
ἴριδος ὁλκαὶ τριάκοντα], κηρωτῆς εὐώδους κοτύλη μία, ἀλεύρου πυρίνου
7 χοίνικος Ἀττικῆς τέ|ταρτον. ταῦτα ἕψων ἐν γλυκεῖ καταπλάσσειν, τοὺς
13 μὲν νεφριτικοὺς ἐξόπισθεν, τοὺς δὲ κατὰ κύστιν πονοῦντας ἔμπροσθεν. εἰ
δὲ μὴ καταπλασσομένῳ πραΰνοιτο ἡ ὀδύνη, [πυρία] σικύας προσβάλλων
τῇ τε ἄλλῃ ὀσφύϊ καὶ ὑπὸ τοὺς κενεῶνας ἀποσχάζειν τε καὶ ἀφέλκειν ⟨τι⟩ τοῦ
αἵματος. ἔπειτα σπόγγοις πυριᾶν καὶ εἰς θερμὸν ἐγκαθίζειν, συνηψημένων
γε τῷ ὕδατι τῆς τε μήκωνος καὶ τῆς ἀνθεμίδος καὶ τοῦ καλάμου καὶ τῆς
14 σχοίνου. πρότερον δὲ καὶ κύστι⟨ν εὐμεγέθη⟩ πληροῦντα ἐλαίου καὶ ὕδατος
παρακλίνειν· καὶ τἄλλα λιπαρῶς πυριᾶν. ἐπὶ δὲ τούτοις κηρωτὰς καὶ
μαλάγματα ἐπιτιθέναι, τὰς μὲν κηρωτὰς διὰ κυπρίνου ἐλαίου, ῥοδίνου καὶ
ἰρίνου μύρου, τὰ δὲ μαλάγματα οἷα τὰ εὐωδέστατα.

1 ἰσχυροτέρῳ – 2 κεκομμένης] Rhaz. Liber cont.: X 80,1 sq. = Ruf. fr. 293, p. 505,9–12 Da. ἰσχυροτέρῳ – χρῆσθαι] *cf.* Aët. Libri med. III 120: CMG VIII 1, p. 308,25 sq. 2 ἴριδος] *v.* Diosc. De mat. med. I 1: I 5,14 sqq. Wellm. Plin. Nat. hist. XXI 39 sqq.: III 393,5 sqq. Mayh. 3 Ἀγαθὸν – 8 ἔμπροσθεν] *cf.* Aët. Libri med. XI 16: Ruf., p. 100,11–16 Da. 4 χαλβάνης] *v.* Diosc. De mat. med. III 83: II 99,8 sqq. Wellm. ῥητίνης] *v.* Theophr. Hist. plant. IX 2,1 sqq.: II 222,16 sqq. Hort *cf. infra*, p. 104,4 ὀροβίνου ἀλεύρου] *cf. infra*, p. 96,7 ὄροβον 8 εἰ – 96,8 πίνειν] Rhaz. Liber cont.: X 80,3–10 = Ruf. fr. 293, p. 505,12–22 Da. εἰ – 16 εὐωδέστατα] Aët. Libri med. XI 16: Ruf., p. 100,16–23 Da. 11 καὶ – ἐγκαθίζειν] *cf. infra*, p. 104,19; 136,14; 148,9 [Gal.] De aff. ren. ins. dign. et cur. 8: XIX 694,5 K. 12 μήκωνος] *v.* Diosc. De mat. med. IV 64 sqq.: II 218,6 sqq. Wellm. Theophr. Hist. plant. IX 12,3 sqq.: II 278,23 sqq. Hort ἀνθεμίδος] *v.* Diosc. De mat. med. III 137: II 145,12 sqq. Wellm. Plin. Nat. hist. XXII 53 sq.: III 456,15 sqq. Mayh. καλάμου] *v.* Diosc. De mat. med. I 18: I 23,13 sqq. Wellm. 13 σχοίνου] *cf. supra*, p. 92,11 15 κυπρίνου ἐλαίου] *v.* Diosc. De mat. med. I 55: I 50,23 sqq. Wellm. ῥοδίνου] *v.* Diosc. De mat. med. I 43: I 42,7 sqq. Wellm. 16 ἰρίνου] *v.* Diosc. De mat. med. I 56: I 51,25 sqq. Wellm.

2 καὶ ἴριδος *addidi*: ἢ ῥητίνης *suppl. Da. (cf. infra, lin. 5)* 3 σύνθεσις τοῦ καταπλάσματος τοῦ Χρυσίππου MF *in mg.* 5 ὁλκὰς M: *corr. Gu.* δραγμαὶ τέσσαρες M: δραχμὰς τέσσαρας S 5 sq. ἐν – τριάκοντα *del. Gu.Ma.*: ἴριδος ξηρᾶς ὁλκαὶ τριάκοντα *deletis* δραχμαὶ τέσσαρες· ἐν ἄλλῳ ἴριδος *Da.* 9 πυρία *ut titulum a margine in textum insertum del. Da., cf. supra, p. 92,5* προσβάλλειν M *Da.*: *corr. Gu.Ma.* 10 τι *addidi, cf. infra, p. 128,2; 138,14* 12 γε] τε M: *corr. Da.* 13 κύστι. . . πληροῦντα *(lac. ca. 6 litt.)* M: κύστιος πληροῦντα ψ: *sec. Aët. supplevi*: κύστιας πληροῦντα *Gu.Ma.*: κύστιν πληροῦντα *Da.* 15 *post* ῥοδίνου *addiderit* τε *Gärtner*

Teile. Will man aber ein kräftigeres (Mittel) anwenden, so (nehme man) etwas mehr (davon) und mische auch Wachs und zerstoßene trockene Schwertlilie bei.

Gut ist auch der Umschlag des *Chrysippos*; es ist folgender: 12
Von Steckenkrautsaft, Terpentinharz, Polium und Wickenmehl je fünfzig Holken; vier Drachmen trockene Schwertlilie, eine Kotyle wohlriechende Wachssalbe (und) ein Viertel der *attischen* Choinix Weizenmehl. Diese Ingredienzien koche man in Süßwein und trage sie als Umschlag auf, und zwar dem Nierenkranken hinten, dem an der Blase Leidenden vorn. Sollte aber der Schmerz trotz der Um- 13
schläge nicht gelindert werden, so mache man (ihnen) in die Haut Einschnitte und nehme etwas Blut ab, indem man (ihnen) sowohl auf dem übrigen Lendenbereich als auch unterhalb der Weichen Schröpfköpfe ansetzt. Sodann erwärme man sie mit Schwämmen und lasse sie sich in ein warmes Bad setzen, nachdem man im Wasser Mohn, Hundskamille, Rohr und Binse zusammen gekocht hat. Zuvor lege 14
man neben sie eine Blase von angemessener Größe, gefüllt mit Öl und Wasser; und im übrigen erwärme man sie sanft. Außerdem lege man (ihnen) Wachssalben und erweichende Mittel auf, die Wachssalben mit Alkanaöl, Rosen- und Schwertlilienessenz, als erweichende Mittel möglichst die wohlriechendsten.

15 [Πρὸς περιωδυνίας βοηθήματα.] Ἐν δὲ ταῖς ὀδύναις πίνειν φάρμακα
τοιάδε· μαράθ⟨ρ⟩ου σπέρματος ὀβολοὺς δύο καὶ λιβανωτίδος ὀβολὸν καὶ
8 σι|κύου σπέρματος κόκκους εἴκοσι καὶ ὀποῦ μήκωνος ἢ πάνακος τῆς
Ἡρακλείας τριώβολον τῆς ῥίζης καὶ μελιλώτου βραχὺ καὶ κεδρίδας τε
καὶ κωδύας πεφωγμένης ἡμιώβολον. βέλτιον ⟨δὲ⟩ καὶ στύρακος ἡμι-
ώβολον καὶ σελίνου ὅσον τοῖς τρισὶ δακτύλοις καὶ ὀποῦ μήκωνος ὅσον
16 ὄροβον. τούτων ἕκαστον τρίβων ὡς λειότατα καὶ κεραννύων ἐν γλυκεῖ
⟨ἢ⟩ ὕδατι διδόναι πίνειν· αὐτίκα γὰρ λωφήσει ἡ ὀδύνη καὶ ὕπνος ἕξει
τὸν ἄνθρωπον. ὅταν δὲ καιρὸς φανῇ, τότε καὶ τοῖς οὐρητικοῖς καθαίρειν.
17 [Οὐρητικόν.] Τὰ δὲ οὐρητικὰ ἔστω τάδε· ἀκόρου τε ῥίζα καὶ χαμαί-
πιτυς καὶ κασία καὶ μῆον καὶ κιννάμωμον καὶ πόλιον καὶ πετροσέλινον
καὶ ἄγρωστις. ταῦτα μὲν ἕψειν ἐν ὕδατι καὶ μετὰ οἴνου ἢ μελικράτου
18 πίνειν. ἐσθίειν δὲ τῶν τε θαλασσίων ἐχίνων καὶ λαχάνων τοῦ μαράθ⟨ρ⟩ου

1 Ἐν – 9 ἄνθρωπον] Aët. Libri med. XI 16: Ruf., p. 100,24–28 Da. *cf.* Cels. De med. IV 17,2: CML I, p. 171,17–23 2 μαράθρου] *v.* Diosc. De mat. med. III 70: II 81,1 sqq. Wellm. λιβανωτίδος] *v.* Diosc. De mat. med. III 74: II 85,9 sqq. Wellm. 3 σικύου] *v.* Diosc. De mat. med. II 135: I 206,11 sqq.; IV 150: II 292,11 sqq. Wellm. ὀποῦ μήκωνος] *cf. supra*, p. 94,12 μήκωνος 3sq. πάνακος τῆς Ἡρακλείας] *v.* Diosc. De mat. med. III 48: II 61,3 sqq. Wellm. Plin. Nat. hist. XXV 42: IV 130,4 sqq. Mayh. R. Strömberg, Pflanzennamen, p. 101 4 μελιλώτου] *v.* Diosc. De mat. med. III 40: II 52,14 sqq. Wellm. κεδρίδας] *v.* Gal. De alim. fac. II 16: CMG V 4,2, p. 286,15 Diosc. De mat. med. I 77: I 77,24 Wellm. 5 στύρακος] *v.* Diosc. De mat. med. I 66: I 59,14 sqq. Wellm. 6 σελίνου] *v.* Diosc. De mat. med. II 175: I 242,6 sqq. Wellm. Theophr. Hist. plant. VII 4,6: II 84,24 sqq. Hort K. Lembach, Pflanzen, p. 34 sq. 7 ὄροβον] *v.* Diosc. De mat. med. II 108: I 182,13 sqq. Wellm. 9 ὅταν – 98,6 δυσκριτώτεραι] Aët. Libri med. XI 16: Ruf., p. 101,1–11 Da. 10 ἀκόρου] *v.* Diosc. De mat. med. I 2: I 7,16 sqq. Wellm. Plin. Nat. hist. XXV 157 sq.: IV 167,18 sqq. Mayh. 11 κασία] *v.* Diosc. De mat. med. I 13: I 17,7 sqq. Wellm. Theophr. Hist. plant. IX 5,3: II 242,25 sqq. Hort Plin. Nat. hist. XII 95 sqq.: II 303,13 sqq. Mayh. μῆον] *v.* Diosc. De mat. med. I 3: I 8,13 sqq. Wellm. κιννάμωμον] *v.* Diosc. De mat. med. I 14: I 18,15 sqq. Wellm. Theophr. Hist. plant. IX 5,1 sq.: II 242,1 sqq. Hort πετροσέλινον] *v.* Diosc. De mat. med. III 66: II 77,8 sqq. Wellm. 12 ἄγρωστις] *v.* Diosc. De mat. med. IV 29: II 192,1 sqq. Wellm. Plin. Nat. hist. XXII 48 sq.: III 455,7 sqq. Mayh.

1 Πρὸς – βοηθήματα *del. Da.*: περὶ περιοδυνίας βοηθημάτων L 2 μαράθου M, *cf. supra, p. 52* 4sq. καὶ κεδρίδας δὲ κληκωδύας πεφωγμένης MF: καὶ κεδρίας δὲ (*om.* L) καὶ κωδίας (κωδύας W: κωδώας QS) πεφωγμένης (πεφυγμένης LBP) χφ: καὶ κεδρίας δὲ *(del. Ma.)* καὶ κωδείας πεφωγμένης *Gu.Ma.*: κεδρίας τε καὶ κωδύας πεφωγμένης *Da.*: *correxi (cf. app. sim.)* 5 δὲ *add. Da.* 7 ἕκαστα M *edd.*: *correxi (cf. infra, p. 140,5)* 8 ἢ *addidi*, ἢ ἐν *add. Da.* λωφήσει ἡ ὀδύνη] ὠφελήσει ἢ (εἰ χ *Gu. Ma.*) ὀξύνει *codd. Gu.Ma.*: ὠφελήσει, εἰ ὀξὺ εἴη *Da.*: *correxi (cf. infra, p. 102,16 sq.; 136,10 sq.; Aët. Libri med. XI 16: Ruf., p. 100,28 Da.)* 10 Οὐρητικόν *del. Da.* 11 καὶ[III]] ἢ M *Gu.Ma.*: *corr. Da.* 13 μαράθου MFV

Bei Schmerzzuständen soll man folgende Medikamente ein- 15
nehmen: zwei Obolen Fenchelsamen und einen Obol Rosmarin sowie
zwanzig Kerne Gurkensamen und drei Obolen Mohnsaft oder Wurzel
der *herakleischen* Mutterwurz und ein wenig Steinklee, ferner
auch Zedernfrüchte und einen halben Obol geröstete Mohnkapsel.
Besser ist aber auch ein halber Obol Styrax und Sellerie, soviel man
mit drei Fingern greifen kann, und (geronnener) Mohnsaft in der
Größe einer Linsenwicke. Man reibt ein jedes von ihnen möglichst 16
fein, mischt es mit Süßwein oder Wasser und gibt es (dem Kranken)
zu trinken. Der Schmerz wird nämlich sofort nachlassen, und der
Patient wird einschlafen. Wenn es dann Zeit ist, soll man auch eine
Reinigung mit harntreibenden Mitteln vornehmen.

Die harntreibenden Mittel seien folgende: Kalmuswurzel, Günsel, 17
Kassiarinde, Bärwurz, Zimt, Polium, Petersilie und Quecke. Diese
Mittel koche man in Wasser und trinke sie mit Wein oder Honigwasser.
Essen soll man Seeigel und von den Kräutern Fenchel, Sellerie, Augen- 18

9 καὶ τοῦ σελίνου καὶ τοῦ δαύ|κου καὶ τῆς ῥαφανῖδος ὅτι κάλλιστα ἡψη-
μένης, καὶ σικύου ἑφθοῦ καὶ τὰ ἄγρια πάντα· ἐπ' οὔρησιν γὰρ καλῶς
προτρέπει, μάλιστα δὲ οἱ σταφυλῖνοι καὶ τὰ κρῆθμα καὶ οἱ σκάνδικες.
19 καὶ οὖρα δὲ προσδέχεσθαι τοῖς τοιούτοις πολλά τε καὶ παχέα καὶ ὑπο-
στάσεις καλὰς ἔχοντα. καὶ μάλιστα τοῦτο κρίνει τὴν νόσον· αἱ δὲ ὑδατώδεις
καὶ καθαραὶ καὶ διαφανεῖς οὐρήσεις δυσκριτώτεραι.

2. Ἐμπυήματα νεφρῶν. Τὰς μὲν οὖν φλεγμονὰς ὧδ' ἄν τις θεραπεύοι
κάλλιστα. ὅσοις δὲ ἔμπυοι οἱ νεφροὶ γίγνονται, ἤδη μέν τι καὶ ἐξογκεῖ
περὶ τοὺς κενεῶνας, ἀτὰρ καὶ καῦμα ἰσχυρὸν ἔνεστιν ἐν τοῖς νεφροῖς καὶ
2 οὐροῦσι πυρ⟨ρ⟩ά ⟨τε⟩ καὶ ἄκρατα. καὶ αἱ ὀδύναι οὐκέτι μὲν ὀξεῖαί εἰσιν
10 ὡς πρό|σθεν, βαρύτεραι δὲ καὶ σφύζουσαι· καὶ οἱ πυρετοὶ οὐ καθεστῶτες,
ἀλλὰ πεπλανημένοι γίγνονται καὶ φρικώδεις.

3 Τούτοις ῥήγνυ[ν]ται τὰ μὲν πολλὰ ἐπὶ κύστιν – καὶ ἔστιν αὕτη τῶν
ῥήξεων ἡ κρατίστη. ποτὲ μὴν καὶ ἐπὶ ἔντερον ῥήγνυται, ταύτῃ κορυφώ-
4 σαντος τοῦ ἐμπυήματος καὶ σαπέντος. Πραξαγόρας δὲ ἔφη τινὶ καὶ
τὸ οὖρον διὰ τῆς ἕδρας ἰδεῖν ἀποκρινόμενον, καὶ βιῶναι μὲν τοῦτον ἔτη
δώδεκα, οὐ μέντοι εἰδέναι εἰ καὶ μεταξὺ ἐβίω· προαπελθεῖν γὰρ καὶ οὐδὲν

1 δαύκου] *v.* Diosc. De mat. med. III 72: II 83,1sqq. Wellm. ῥαφανῖδος] *v.* Diosc. De mat. med. II 112: I 186,10sqq. Wellm. Theophr. Hist. plant. VII 4,2: II 80,18sqq. Hort Plin. Nat. hist. XIX 78sqq.: III 269,10sqq. Mayh. 3 σταφυλῖνοι] *v.* Diosc. De mat. med. III 52: II 65,20sqq. Wellm. Plin. Nat. hist. XX 30sqq.: III 311,11sqq. Mayh. κρῆθμα] *v.* Diosc. De mat. med. II 129: I 201,15sqq. Wellm. Plin. Nat. hist. XXVI 82sq.: IV 201,13sqq. Mayh. σκάνδικες] *v.* Diosc. De mat. med. II 138: I 209,4sqq. Wellm. 4sq. καὶ^{I} – νόσον] *cf.* Hipp. Progn. 12: II 138,15–140,2 L. = I 89,16–19 Kw. = p. 208,4–6 Alex. Epid. I 9: II 656,9sq. L. = I 195,23sq. Kw. 8 ὅσοις – 12 φρικώδεις] Aët. Libri med. XI 18: Ruf., p. 101,21–102,1 Da. Rhaz. Liber cont.: X 83,9–11 = Ruf. fr. 283, p. 503,3–7 Da. 9 ἀτὰρ – 11 σφύζουσαι] *cf.* Hipp. Epid. VI 1,5: V 268,3–6 L. 10 καὶ^{II} – 12 φρικώδεις] *cf.* Gal. De loc. aff. VI 3: VIII 391,5–7 K. Orib. Syn. ad Eust. IX 24,16: CMG VI 3, p. 294,11–13 = Paul. Aeg. Epit. med. III 45,5: CMG IX 1, p. 244,15sq. Cael. Aur. De sign. diaet. pass. 151: II 239,47–240,2 Rose 11sq. καὶ^{II} – φρικώδεις] *cf.* Hipp. Epid. I 2. 3: II 606,8–608,1; 612,1sq. L. = I 182,1–3; 183,7sq. Kw. Gal. De loc. aff. VI 4: VIII 410,3–7 K. 12 πεπλανημένοι] *cf.* [Gal.] Def. med. 204: XIX 402,16sq. K. φρικώδεις] *cf.* [Gal.] Def. med. 197: XIX 401,6–10 K. 13 Τούτοις – 16 ἀποκρινόμενον] Aët. Libri med. XI 18: Ruf., p. 102,4–6 Da. Τούτοις – κύστιν] *cf. infra*, p. 100,14; 144,6sq. 15 Πραξαγόρας] *v.* Fr. Steckerl, The Fragments of Praxagoras of Cos and his School, Leiden 1958, fr.80

1 ἡψημένης M: ἑψημένης ψ *Gu.Ma.* 4 δὲ] δεῖ *edd.* 7 Ἐμπυήματα νεφρῶν *scripsi*: ἐμπυημάτων καὶ φλεγμονῶν θεραπεία M *Gu.Ma.*: Περὶ διαπυησάντων νεφρῶν *Da. (sec. Aët.; cf. app. sim.)* σημεῖα ἐμπυήματος MF *in mg.* 8 ἐξογκοῖ P*Ma.* *(in adn.)* 10 πυρά M: *corr. Gu. (v. Ma. adn.)* τε *addidi* 11 καὶ^{II} *om.* ψ*Gu.* *Ma.* 12 φρικώδεις] δριμ *sscr.* M: δριμώδεις FV: δρυμώδεις BP: ῥιγώδεις χ *Gu.Ma.* *(cf. supra, p. 24 cum adn. 2)* 13 ῥήγνυνται M *Gu.Ma.*: *corr. Da.* 16 ἐκκρινόμενον ψ *Gu.Ma.*

wurz und Rettich, möglichst gut gekocht, sowie gekochte Gurke und
alle Feldkräuter; sie fördern nämlich die Harnausscheidung gut, ins-
besondere die Möhren, der Meerfenchel und Nadelkerbel. Und bei 19
diesen (Kranken) ist zu erwarten, daß der Urin reichlich und trübe
sein und gute Sedimente haben wird. Und dies vor allem führt die
Krisis der Krankheit herbei; wäßrige, klare und durchsichtige
Urinausscheidungen dagegen führen schwerer zur Krisis.

2. Nierenvereiterungen. Die Entzündungen sind also auf diese
Weise am besten zu behandeln. Diejenigen, deren Nieren vereitern,
bekommen bald eine leichte Schwellung an den Weichen, ferner ent-
steht in ihren Nieren starke Hitze, und sie scheiden rotgefärbten und
ungemischten Urin aus. Und die Schmerzen sind nicht mehr so heftig 2
wie vorher, sondern dumpfer und pulsierend, und die Fieberanfälle
bleiben nicht stabil, sondern werden unregelmäßig und sind mit
Schüttelfrost verbunden.

Bei diesen (Kranken) bricht (das Geschwür) häufig zur Blase hin 3
auf – und dies ist die beste Ruptur. Zuweilen bricht es auch zum
Darm hin auf, wenn das Geschwür sich dort sammelt und verfault.
Praxagoras behauptete, er habe sogar bei einem (Kranken) gesehen, 4
daß der Urin durch den After ausgeschieden wurde, und dieser (Pa-
tient) habe (so) zwölf Jahre gelebt; er wisse allerdings nicht, ob er noch
weiter gelebt habe, denn er sei vorher weggegangen und habe später

5 ἔτι πυθέσθαι ὕστερον. ἄλλοις δὲ ἐπὶ τὰ ἔξω ῥήγνυται παρεξιὸν τὸν
κενεῶνα, ὃν πληροῦσθαι ἀνάγκη πύου τε καὶ οὔρου καὶ αὐτοῦ μένειν,
6 χρόνῳ δὲ βιασάμενα εἰς τὴν ἕδραν ἥκειν καὶ ταύτῃ ἰέναι ἔξω. τοῖς δέ
τισιν οὐδὲ ῥήγνυσθαι ἐθέλει ἐκ τῶν νεφρῶν, ἀλλ' αὐτοῦ μένει[ν] χρόνον
11 7 πολύν, ἔστ' ἂν ἢ διακαύσῃ⟨ς⟩ ἢ ἄλλον τρόπον ἀναστομώσῃ⟨ς⟩. ῥα|γέντα
δὲ ἐπὶ κύστιν, τὰ μὲν πρῶτα μιξόπυά τε καὶ αἱματώδη οὐροῦσιν, ὥσπερ
ἔκ τινος καὶ ἑτέρου τομῆς ἐμπυήματος, ἔπειτα ⟨δὲ⟩ κατὰ λόγον τῶν
8 ἑλκῶν· εἰ μὲν τὰ ἕλκη πονηρεύοιτο, οἷα καὶ ἐπὶ τοῖς ἄλλοις ἕλκεσι σηπο-
μένοις, πολλά τε καὶ δύσοσμα καὶ πελιὰ καὶ μυξώδη καί τινα καὶ σαρκία
παραμήκη ὁποῖα⟨ι⟩ ἶνες ἀπέρχονται. εἰ δὲ χρηστὰ εἴη τὰ ἕλκη, ⟨τότε⟩ καὶ
τὸ πύον λευκὸν καὶ ὁμαλὸν καὶ ἄνοσμον καὶ ὀλίγον ἀπέρχεται.
9 Ἢν δέ σοι δοκῇ ὁ νεφρὸς εἰς πύον τρέπεσθαι — δόξει δὲ τοῖς εἰρη-
μένοις σημείοις —, συμπεπαίνειν τε ὡς τάχιστα καὶ ῥῆξίν τινα οὕτω
10 μηχανᾶσθαι· τὰ γὰρ πολλὰ ἐπὶ κύστιν τρέπεται. πυριᾶν τε οὖν συνεχῶς
τοῖς σπόγγοις καὶ καταπλάσσειν ἀλεύρῳ κριθίνῳ μετὰ σύκων ἀφεψή-
ματος· τὰ δὲ σῦκα ἐν μελικράτῳ ἢ οἴνῳ ἕψειν. ἀγαθὸν δὲ καὶ αὐτῶν
τῶν σύκων μίσγειν λεαίνοντα καὶ ἀψινθίου δὲ κόμην κόψαντα ἐμβάλλειν
12 καὶ χαμελαίας | καὶ ἶριν σεσησμένην καὶ βρυωνίας τὴν ῥίζαν. ταῦτα δὲ
11 ἅμα μὲν συμπέσσει, ἅμα δὲ ἐπ' οὔρησιν ἄγει. δεῖ δὲ καὶ τὴν οὔρησιν

1 ἄλλοις – 5 ἀναστομώσῃς] *cf.* Hipp. De morb. IV 48: VII 576,12–16 L. ἄλλοις – 3 ἔξω] *cf. infra,* p. 144,12–14 3 τοῖς – 5 ἀναστομώσῃς] Aët. Libri med. XI 18: Ruf., p. 102,6sq. Da. 5sq. ῥαγέντα – οὐροῦσιν] *cf. infra,* p. 146,4sq. Hipp. Epid. I 4: II 632,8–10 L. = I 189,15sq. Kw. Aph. IV 75: IV 530,4sq. L. [Gal.] Intr. s. med. 13: XIV 748,8sq. K. 8 εἰ – 11 ἀπέρχεται] *cf. infra,* p. 146,4–7 Aët. Libri med. XI 18: Ruf., p. 102,32–103,3 Da. 9sq. πολλά – ἀπέρχονται] *cf.* Hipp. Aph. IV 76: IV 530,6sq. L. Gal. In Hipp. Progn. comm. II 37: CMG V 9,2, p. 290,9sq. Cels. De med. II 12: CML I, p. 61,10–13 καί – ἀπέρχονται] *cf.* Hipp. De nat. hom. 14: CMG I 1,3, p. 202,6sq. Gal. De loc. aff. VI 3. 4: VIII 392,7–15; 411,12–14 K. Io. Act. De urinis IV 19,14sq.: II 108,14–24 Ideler Cael. Aur. De sign. diaet. pass. 151: II 239,46sq. Rose 10sq. εἰ – ἀπέρχεται] *cf. infra,* p. 102,19–21 Aët. Libri med. XI 18: Ruf., p. 103,1–3. 23–25 Da. Hipp. Progn. 7: II 130,9–11 L. = I 85,18sq. Kw. = p. 203,6sq. Alex.; 17: II 156,5sq. L. = I 97,2–4 Kw. = p. 216,7sq. Alex. Io. Act. De urinis I 5,7: II 8,31–34 Ideler Gal. De diff. febr. I 8: VII 301,14–17 K. 14 τὰ – τρέπεται] *cf. supra,* p. 98,13 πυριᾶν – 18 ῥίζαν] Aët. Libri med. XI 18: Ruf., p. 102,9–13 Da. 16 ἀγαθὸν – 102,1 συμφέρει] *cf.* Rhaz. Liber cont.: X 83,11–13 = Ruf. fr. 294, p. 505,23–25 Da. 18 χαμελαίας] *v.* Diosc. De mat. med. IV 171: II 320,1sqq. Wellm.

1 ἔξω] ἔσω M: *corr.* ψ 2 *post* καὶ[II] *spat. ca. 3 litt. in* M, *quod Dübner (apud Da.) vocabulo* τέως *supplendum esse suppos.* 4 μένειν M *Gu.Ma.*: *corr. Ermerins* 5 διακαύσῃ M *Gu.Ma.*: *corr. Da.* ἀναστομώσει M: *correxi*: ἀποστομώσῃ *vel* ἀποστομώσει ψ *Gu.Ma.*: ἀποστομώσῃς *Da.* (*v. A. Sideras, Beiträge, p. 10sq.*) 6 τὰ – 110,18 χειρὶ *om.* P (*cf. supra, p. 46sqq.*) μυξοποιά (μιξοποιά VB) M *Gu. Ma.*: *corr. Ermerins* 7 δὲ *addidi* 8 ὅρα οἷα ἐκκρίνονται τῶν ἑλκῶν πονηρῶν ὄντων M *in mg.* 10 ὁποῖα M *edd.*: *correxi* ὅρα εἰ χρηστὰ εἴη M *in mg.* τότε *addidi* (*cf. infra, p. 106,7*) 12 δόξῃ ψ *edd.* 14 οὖν *om.* ψ *Gu.Ma.* 15 σπόγγοις] πόνοις M: *corr. Gu.* 16 δὲ[II] *om.* ψ *Gu.*

nichts mehr (von ihm) erfahren. Bei anderen bricht es nach außen 5
auf, indem es an der Weiche entlang wandert, die notwendigerweise
von Eiter und Urin angefüllt wird, die dort verbleiben; mit der Zeit
gelangen sie aber, nachdem sie sich gewaltsam einen Weg gebahnt haben,
in den After und treten dort (aus dem Körper) heraus. Bei manchen 6
macht es gar keine Anstalten, aus den Nieren durchzubrechen, son-
dern es verharrt dort lange Zeit, bis man es entweder durchbrennt
oder ihm auf andere Weise eine Öffnung verschafft. Wenn die Ge- 7
schwüre zur Blase durchgebrochen sind, scheiden (die Kranken) zu-
nächst mit Eiter vermischten und blutigen Urin aus, ähnlich wie auch
nach einem sonstigen Geschwürschnitt, dann aber entsprechend den
Geschwüren. Wenn die Geschwüre bösartig werden, gehen, wie auch 8
bei den anderen faulenden Geschwüren, (im Urin) in großer Menge
übelriechende, dunkle und schleimige Stoffe ab sowie längliche, faser-
artige Fleischstückchen. Sind aber die Geschwüre gutartig, so geht auch
der Eiter weiß, gleichmäßig, geruchlos und in kleinen Mengen ab.

Wenn man der Ansicht ist, daß die Niere vereitert – man wird 9
es an den erwähnten Anzeichen erkennen –, muß man (das Geschwür)
möglichst schnell zur Reife bringen und eine Ruptur auf folgende Art
herbeiführen; denn meistens wendet es sich zur Blase. Man erhitzt 10
also (die Kranken) unablässig mit (warmen) Schwämmen und macht
ihnen Umschläge aus Gerstenmehl in Feigenabsud; die Feigen soll man
in Honigwasser oder in Wein kochen. Es ist gut, auch etwas von den
Feigen selbst zerkleinert beizumischen und zerschnittene Wermut- und
Seidelbastblütenstengel sowie durchgesiebte Schwertlilie und Zaun-
rübenwurzel. Teils erweichen diese Medikamente (die Geschwüre), teils
wirken sie harntreibend. Denn man muß auch die Harnausscheidung 11

ἐρεθίζειν, ὥστε καὶ ἐπιπίνειν τῶν οὐρητικῶν κελεύειν συμφέρει[ν]. ἐπιτηδειότατον δὲ τὸ τῆς ἄγνου σπέρμα ἐν οἴνῳ ἢ μελικράτῳ πινόμενον καὶ ἡ τοῦ νάρθηκος ῥίζα καὶ ⟨ἡ⟩ ἄγχουσα καὶ τὸ ἄρον, καὶ ἕν τι ἕκαστον καὶ εἰ δύο καὶ τρία συμμίξαις.

12 [Οὐρητικὰ ῥηγνύντα τὰς ἀποστάσεις.] Ἀγαθὸν δὲ καὶ τόδε· ὀριγάνου καὶ δαύκου ὅσον χοίνικα καὶ ψευδοδικτάμνου ὅσον χοίνικα ἐμβάλλων εἰς οἶνον εὐώδη λευκὸν ἀποτίθεσθαι· ὅταν δὲ χρῄζῃς, λαβὼν κυάθους τέσσαρας καὶ κεράσας πρὸς ὕδατος δύο καὶ ἔτι πηγάνου φύλλων ὡς λειοτάτων μίξας δραχμὴν μίαν διδόναι πίνειν· τοῦτο ἄξει πύον καὶ
13 οὖρα πολλά. εἰ δέ σοι τάδε ποιοῦντι μηδὲν μᾶλλον ῥηγνύοιτο τὸ ἐμπύημα, καὶ ὑποκλύζειν κλυσμοῖς δριμέσιν. οἱ δὲ κλυσμοί εἰσιν· ἐλλεβόρου τε ἀπό-
13 βρεγμα τοῦ μέλανος | καὶ ῥαφανῖδος καὶ σκορόδων καὶ σικυωνίας. βρέχειν δὲ ἐν ἅλμῃ ἢ ἐν θαλάσσῃ ἢ ἐν ὄξει, καὶ μικρὸν ἐλαίου μίξαντα τοῦ ὀλισθηρὸν εἶναι, τούτοις κλύζειν. κελεύειν δὲ ὅτι πλεῖστον χρόνον κατέ-
14 χειν· πολλάκις γὰρ ῥήγνυται τὸ ἐμπύημα, καὶ δὴ ἔρρωται. χρὴ μέντοι ἔτι καὶ τοῖς σπόγγοις πυριᾶν καὶ τοῖς καταπλάσμασιν, ὡς πᾶσά τε λωφήσῃ ἡ ὀδύνη καὶ τὸ πύον εὔρουν γένηται.

15 [Οὐρητικὰ ἑλκῶν καθαρτήρια.] Διδόναι δὲ καὶ τῶν οὐρητικῶν καθαρτηρίων λογιζόμενον πρὸς τὸ ἕλκος. εἰ μὲν εὐήθες εἴη, σημαίνουσί τε οἵ πυρετοὶ καὶ οἱ πόνοι ἐπικουφίζοντες καὶ τὰ ἐν τοῖς οὔροις λεῖα καὶ λευκὰ καὶ ἄνοσμα ἰόντα καὶ ⟨αἱ⟩ οὐρήσεις εὐπετῶς ἀπερχόμεναι. εἰ δὴ τοιαῦτα εἴη, τῶν πραοτέρων προσφέρειν, οἷον τό τε τοῦ σικύου σπέρμα

2 ἄγνου] *v.* Diosc. De mat. med. I 103: I 95,12 sqq. Wellm. 3 νάρθηκος] *v.* Diosc. De mat. med. III 77: II 89,11 sqq. Wellm. R. Strömberg, Theophrastea, p. 102 ἄγχουσα] *v.* Diosc. De mat. med. IV 23: II 187,10 sqq. Wellm. ἄρον] *v.* Diosc. De mat. med. II 167: I 233,10 sqq. Wellm. 5 ὀριγάνου] *v.* Diosc. De mat. med. III 27 sqq.: II 37,5 sqq. Wellm. Theophr. Hist. plant. VI 2,3 sq.: II 8,12 sqq. Hort Plin. Nat. hist. XX 175 sqq.: III 353,5 sqq. Mayh. 6 ψευδοδικτάμνου] *v.* Diosc. De mat. med. III 32: II 43,3 sqq. Wellm. Theophr. Hist. plant. IX 16,2: II 296,9 sqq. Hort Plin. Nat. hist. XXV 93: IV 147,2 sqq. Mayh. 10 εἰ – 104,2 βουλόμενος] Rhaz. Liber cont.: X 83,13–19 = Ruf. fr. 294, p. 505,26–506,1 Da. εἰ – 15 ἔρρωται] Aët. Libri med. XI 18: Ruf., p. 102,20–24 Da. 11 sq. ἐλλεβόρου . . . μέλανος] *v.* Diosc. De mat. med. IV 162: II 306,13 sqq. Wellm. *cf. infra*, p. 126,3 12 σκορόδων] *v.* Diosc. De mat. med. II 152: I 217,8 sqq. Wellm. σικυωνίας] *cf. supra*, p. 96,3 σίκυος 19 εἰ – 21 ἰόντα] *cf. supra*, p. 100,10 sq. 20 sq. τὰ – ἰόντα] *cf.* Hipp. Progn. 12: II 138,15 sq. L. = I 89,16 sq. Kw. = p. 208,4 sq. Alex. [Gal.] De urinis 40: XIX 596,10–12 K. 21 εἰ – 104,2 μέλι] *cf.* Aët. Libri med. XI 18: Ruf., p. 102,26–28 Da.

1 κελεύοι συμφέρειν M: *corr. Gu. (cf. A. Sideras, Beiträge, p. 11)* 3 ἡ *addidi* 5 Οὐρητικὰ – ἀποστάσεις *del. Da.*: *tit. iter. in mg.* M 6 χοίνικα[I et II]] φοίνικα *bis* M: *corr. Gu.* 9 δραγμὴν M 10 κλύσματα ῥηγνύντα τὰς ἀποστάσεις M *in mg.* 13 ἢ[I]] καὶ M: *corr. Da.* 15 ῥηγνύει M *edd.*: *correxi, cf. supra, p. 98,13 sqq.; infra, p. 144,12 sqq.* 16 ἕως *Da.* 18 Οὐρητικὰ ἑλκῶν καθαρτήρια *del. Da.* οὐρητικὰ ἑλκῶν καθαρ[τι] *(sic)* πρὸς τὰ ἕλκη M *in mg.* 19 sq. σημαίνουσι δὲ οἵ τε πυρετοὶ *maluit Ma.* 21 ὑπιόντα *mavult Gärtner* αἱ *addidi*

anregen, so daß es vorteilhaft ist, (dem Kranken) zu empfehlen, zu-
sätzlich harntreibende Mittel zu trinken. Am geeignetsten dafür ist
der Mönchspfeffersamen, den man in Wein oder Honigwasser trinkt,
und die Wurzel vom Steckenkraut, Ochsenzunge und Haselwurz, so-
wohl jedes für sich als auch zwei oder drei (dieser Ingredienzien) mit-
einander gemischt.

Gut ist auch folgendes: Man soll ungefähr eine Choinix wilden 12
Dost und Augenwurz und ebensoviel Schwarznessel in wohlriechenden
Weißwein hineintun und (ihn) stehen lassen; und wenn man (ihn)
braucht, nimmt man vier Becher (davon), mengt noch zwei (Becher)
Wasser hinzu, mischt auch noch eine Drachme fein zerkleinerte Rauten-
blätter bei und gibt es (dem Kranken) zu trinken. Dies wird Eiter und
viel Urin herausbringen. Wenn aber das Geschwür trotz dieser Be- 13
handlung immer noch nicht aufbricht, muß man (den Kranken) mit
scharfen Klistieren spülen; die Klistiere bestehen aber aus einem Abguß
von schwarzer Nieswurz, Rettich, Knoblauch und Kürbis. Man befeuch-
tet sie mit Salz- oder Meerwasser oder Essig, mischt etwas Öl dazu,
damit das Ganze schlüpfrig ist, und verabreicht dann dieses Klistier.
Man soll aber (dem Kranken) empfehlen, (das Klistier) möglichst lange
bei sich zu behalten; denn (dadurch) bricht oftmals das Geschwür auf,
und (der Kranke) ist gesund. Man muß ihn aber auch noch mit 14
Schwämmen und Pflastern erhitzen, damit der Schmerz gänzlich nach-
läßt und der Eiter gut abfließt.

Man gebe (dem Patienten) auch harntreibende Abführmittel (zu 15
trinken), wobei man auf die Art des Geschwürs Rücksicht nimmt.
Wenn es gutartig ist, zeigen es die Fieberanfälle und die Schmerzen
an, indem sie nachlassen, sowie die glatten, weißen und geruchlosen
Substanzen, die im Urin jeweils abgehen, und die Harnausscheidungen,
die leicht vonstatten gehen. Wenn also die Geschwüre derart sind,
muß man (dem Kranken) mildere (Medikamente) verabreichen, wie

μετὰ μέλιτος καὶ τῶν φοινίκων τὸ ἀφέψημα καὶ ἶριν μετὰ μέλιτος καὶ
16 αὐτὸ μέλι. ἰσχυρότερον δὲ καθαίρειν βουλόμενος, ἀδιάντου τε ἀφέψημα
14 μετὰ με|λικράτου ὕδατος καὶ χαλβάνην [καὶ τοῦ Ἡρακλεωτικοῦ· ἐν
ἄλλῳ·] μετὰ καρύου ⟨τοῦ⟩ Ἡρακλεωτικοῦ καὶ ῥητίνην τερμινθίνην
διατήξας ἐν ὕδατι· εἶτα, ὅταν καταστῇ τὸ ὕδωρ, ἠθήσας καὶ κεράσας
μελικράτῳ ἢ οἴνῳ οὕτω δίδου. ταῦτα μὲν πρὸς τὰ εὐηθέστερα τῶν
ἑλκῶν.
17 [Ἐπιπλάσματα σηπομένων ἑλκῶν.] Πρὸς δὲ τὰ πονηρότερα ἰσχυ-
ροτέρων δεῖ καὶ ἔνδοθεν καὶ ἔξωθεν. ἔνδοθεν μὲν οὖν ὅσα τε πρὸς τὰς
ῥήξεις ἤδη εἴρηται συμφέρειν καὶ κύμινον τὸ Αἰθιοπικὸν μετὰ οἴνου
γλυκέος καὶ πήγανον μετὰ μέλιτος καὶ οἴνου καὶ κάχρυν μετὰ πράσου
18 σπέρματος ἐν οἴνῳ ἁπαλῷ· ἔξωθεν δὲ ὀρόβων ἀλεύροις καταπλάσσειν
ἑφθοῖς ἐν οἴνῳ καὶ μέλι⟨τι⟩ καὶ ῥόδοις ξηροῖς μετὰ φακῆς τρίψας καὶ μέλι-
τος καὶ μύρτοις μετά τινος τούτων ἑφθοῖς. τὰς γὰρ σηπεδόνας τῶν ἑλκῶν
ἐπέχει ταῦτά τε καὶ ὅσα τοιαῦτα ἄλλα καταπλάσματα, ὀσφύν τε καὶ κενε-
19 ῶνας ὅλους περιλαμβάνοντα[ς]. ἀγαθὸν δὲ καὶ ἐνιέναι τῶν δυσεντερικῶν τι
15 20 φαρμάκων, εἰ ἐπὶ | μεῖζον νέμοιτο. ἢν δὲ ἐπὶ πόνου καὶ φλεγμασίας τὸ πύον
ἔξω διαδιδόναι μὴ δύνηται, ὑποκλύζειν χυλοῖς πτισάνης λεπτοῖς καὶ γάλα-
κτι, καὶ τἆλλα χλιάσμασι πυριᾶν καὶ εἰς ὕδωρ καθίζειν θερμόν· οὕτω[ς] γὰρ

1 φοινίκων] *v.* Diosc. De mat. med. I 109: I 102,3sqq. Wellm. Theophr. Hist. plant. II 6,1sqq.: I 132,19sqq. Hort 2 ἀδιάντου] *v.* Diosc. De mat. med. IV 134: II 278,6sqq. Wellm. Plin. Nat. hist. XX 62sqq.: III 459,13sqq. Mayh. K. Lembach, Pflanzen, p. 93sq. R. Strömberg, Pflanzennamen, p. 74sq. 4 ῥητίνην τερμινθίνην] *v.* Diosc. De mat. med. I 71: I 67,19sqq. Wellm. 8 Πρὸς – 106,8 οἷός] Rhaz. Liber cont.: X 83,19–84,10 = Ruf. fr. 294, p. 506,2–15 Da. 9 καὶ[I] – ἔξωθεν] *cf.* Aët. Libri med. VI 23: CMG VIII 2, p. 162,10 [Gal.] De aff. ren. ins. dign. et cur. 8: XIX 696,16 K. 10 εἴρηται] *cf. supra*, p. 102,1sqq. καὶ – 11 οἴνου] *cf.* Aët. Libri med. XI 18: Ruf., p. 102,29 Da. Marcell. De medic. XXVI 22: CML V, p. 433,16–18 κύμινον τὸ Αἰθιοπικὸν] *v.* Diosc. De mat. med. III 59sqq.: II 71,6sqq. Wellm. Plin. Nat. hist. XIX 161sq.: III 293,11sqq. Mayh. K. Lembach, Pflanzen, p. 145sq. 11 κάχρυν] *v.* Plin. Nat. hist. XVI 30: III 9,6sqq. Mayh. *cf. supra*, p. 96,2 λιβανωτίς πράσου] *v.* Diosc. De mat. med. II 149: I 214,10sqq. Wellm. Theophr. Hist. plant. VI 2,5: II 10,12sqq. Hort 12 ἔξωθεν – 16 περιλαμβάνοντα] *cf.* Aët. Libri med. XI 18: Ruf., p. 102,16–18 Da. 14 μύρτοις] *cf. infra*, p. 120,8 μυρσίνη 17 ἢν – 19 θερμόν] Aët. Libri med. XI 18: Ruf., p. 102,24–26 Da. 19 καὶ[II] – θερμόν] *cf. supra*, p. 94,11 *infra*, p. 136,14; 148,9

2 *ante* μέλι *add.* τὸ *Da., sed v. infra, p. 130,16* 3 *ante* ὕδατος *add.* ἢ *Da.* 3sq. καὶ[II] – ἄλλῳ *del. Da. (cf. supra, p. 35; A. Sideras, Beiträge, p. 12)* 4 καρύου] κορίου M: *corr. Da.* τοῦ *addidi* 8 Ἐπιπλάσματα – ἑλκῶν *del. Da.* μέθοδος θεραπείας τῶν σηπομένων ἑλκῶν M *in mg.* 11 κάγχρυος M *Gu.Ma.*: κάχρυος *Da.*: *correxi* 13 μέλιτι] μέλι M: *corr. Gu.* 15 ἀπέχει MLWQFV *Da.* καταπλάσμασιν M *edd.*: *correxi* 16 περιλαμβάνοντας MFχ: περιλαμβάνεσθαι VB: *corr. Ermerins* 17sq. ἢν . . . δύνηται] εἰ . . . δύνηται M: εἰ . . . δύναται *Gu.Ma.*: εἰ . . . δύναιτο *Da.*: *correxi (cf. supra, p. 100,12 et infra, p. 136,1; 144,3; 164,15)* 18 λεπτῆς L 19 οὕτως MLWQFV *Gu.*

Gurkensamen mit Honig, Absud von Datteln und Schwertlilie mit
Honig und Honig selbst. Will man aber kräftiger abführen, so (ver- 16
wende man) den Absud von Frauenhaar mit Honigwasser sowie
Galbanharz mit Nüssen aus Herakleia und Terpentinharz, das man
in Wasser aufgelöst hat. Dann, wenn das Wasser zur Ruhe gekommen
ist, seihe man es durch, mische es mit Honigwasser oder Wein und
gebe es so (dem Patienten zu trinken). Dies empfiehlt sich bei den
gutartigeren Geschwüren.

Was die schlimmeren (Geschwüre) betrifft, so bedarf es dabei so- 17
wohl innerlich als auch äußerlich kräftigerer (Mittel); innerlich also
diejenigen, von denen bereits gesagt worden ist, daß sie für die Rup-
turen nützlich sind, ferner auch äthiopischer Kümmel mit Süßwein
und Raute mit Honig und Wein sowie Rosmarinfrucht mit Lauch-
samen in mildem Wein. Äußerlich lege man ein Pflaster aus Wicken- 18
mehl, das man in Wein und Honig gekocht hat, und aus trockenen
Rosen auf, die man zusammen mit Linsen und Honig zerrieben hat,
sowie aus Myrtenbeeren, die man mit einer dieser (Zutaten) gekocht hat.
Denn diese und andere ähnliche Umschläge hemmen die Fäulnis-
prozesse in den Geschwüren, wenn sie die Hüfte und die Weichen ganz
umfassen. Es ist gut, auch eines der Medikamente gegen Dysenterie 19
(als Klistier) einzuführen, falls sie sich in zunehmendem Maß aus-
breiten. Wenn aber der Eiter bei Schmerz und Entzündung nicht nach 20
außen durchzubrechen vermag, muß man (dem Kranken) mit dünnem
Gerstenschleim und Milch einen Einlauf machen und (ihn) im übrigen
mit erweichenden Mitteln erwärmen und in warmes Wasser setzen;

21 μάλιστα ἂν ὑπέλθοι. εἰ δὲ ὑπὸ πάχους ἐνίσχοιτο, μαράθ⟨ρ⟩ου τε ἀφέψημα
πίνειν καὶ σελίνου καὶ χαμαιπίτυος καὶ ἀψινθίου καὶ ὀριγάνου. ταῦτα
μὲν δεῖ ποιεῖν ὧδε.
22 [Περὶ γάλακτος.] Μετὰ δὲ γάλα πίνειν σὺν μέλιτι, τὰ μὲν πρῶτα
ὄνειον ἢ ἵππειον· πρὸς γὰρ τὴν κάθαρσιν τῶν ἑλκῶν συμφέρει. ὅταν δὲ
μηκέτι καθαίρεσθαι δέωνται, ἀλλὰ τὸ μὲν πύον ὑπίῃ ὀλίγον, αἱ δὲ ἀπὸ
τῶν οὔρων δήξεις ἀμβλύνωνται, χρῄζῃ δὲ ὁ ἄνθρωπος πιαίνεσθαι, τότε
ἤδη τὸ βόειον γάλα προσφέρειν — καὶ μᾶλλον τῆς οἰός· παχύτερον γὰρ
16 καὶ ἧσσον διαχωρητικόν. πλῆθος δὲ προσφέρειν καὶ δύο καὶ τρεῖς | καὶ
23 ἔτι πλείους κοτύλας. καὶ σιτίον εὐθὺς μηδὲν ἄλλο ⟨λαμβάνειν⟩, ἔστ' ἂν
τόδε καταπεφθῇ. τὸ δὲ ὑποχωρῆσαν τοῦ γάλακτος, τοῦτο καὶ τῶν ἄλλων
ἑλκῶν τῶν εἴσω κάλλιστον φάρμακον τοῖς τε χαλεποῖς ἰχῶρσιν εὐμενέστατον, καὶ ταχὺ ἀνατρέφει τὸ σῶμα — μάλιστα δὲ ἐν νοσήμασι συντηκτικοῖς, ὅτε δεῖ τάχιστα εἰς εὐεξίαν καταστῆσαι τὸν ἄνθρωπον. ὥστε,
24 εἰ καὶ τῇ ἄλλῃ διαίτῃ πιαίνοις τὸν νεφριτικόν, οὐκ ἂν ἁμαρτάνοις. χρὴ
οὖν κατακείμενον μαλακῶς ἀνατρίβειν τε ἐφ' ἑκάστῃ ἡμέρᾳ καὶ τρέφειν, κατ' ἀρχὰς μὲν γάλακτι, ὡς εἴρηται, καὶ ῥοφήμασι πτισάνης καὶ ἀμυλίοις καὶ τῷ πλυτῷ ἀλεύρῳ ἐν γάλακτι ἑφθῷ καὶ ἰτρίοις καταθρύπτων εἰς ζωμὸν ὄρνιθος λιπαρὸν καὶ ἔτνεσι τοῖς τε ἀπὸ τῶν ὤχρων καὶ ἀπὸ τῶν δολίχων καὶ τοῖς ἀπὸ τῶν ὀρόβων. προ[σ]απογλυκαίνειν ⟨δὲ⟩ τούς τε ὀρόβους καὶ αὐτοὺς καθ' αὐτοὺς ἕψων ἢ καὶ συμμίσγων τινὶ τῶν εἰρη-
17 μένων ὀσ|πρίων.

1sq. εἰ – ὀριγάνου] Aët. Libri med. XI 18: Ruf., p. 102,30–32 Da. 4 Μετὰ – 10 κοτύλας] Aët. Libri med. XI 18: Ruf., p. 103,3–7 Da. Μετὰ – 8 οἰός] *cf.* Aret. De acut. et diut. morb. VI 8,4: CMG II, p. 138,4sq. 7 τότε – 9 διαχωρητικόν] *cf.* Hipp. De diaeta II 41: VI 538,17–20 L. 11 τοῦτο – 20 ὀρόβων] Rhaz. Liber cont.: X 84,10–15 = Ruf. fr. 294, p. 506,15–20 Da. τοῦτο – 13 σῶμα] Aët. Libri med. XI 18: Ruf., p. 103,8sq. Da. 13sq. καὶ – ἄνθρωπον] *cf.* Hipp. Aph. II 7: IV 470,18sq. L. 14 εὐεξίαν] *cf.* Gal. De opt. corp. nostri const. 2: IV 739,17–740,10 K. De bono hab.: IV 750,1sqq. K. 15 χρὴ – 19 λιπαρὸν] Aët. Libri med. XI 18: Ruf., p. 103,9–13 Da. 17 γάλακτι – 108,11 ἕλκεσι] Rhaz. Liber cont.: X 64,4–7 = Ruf. fr. 276, p. 500,12–15 Da. 20 δολίχων] *v.* Theophr. Hist. plant. VIII 3,2: II 160,15sqq. Hort

1 ὑπέλθῃ M: *corr. Gu.* μαράθου M 3 δεῖ] χρὴ L: δὴ S 4 Περὶ γάλακτος *del. Da.*: *tit. iter. in mg.* M 6 ὑπίοι M: *corr. Gu.* 8 *ante* τῆς *add.* τὸ *Da.* οἰός] ὑός M: ὄϊος *Gu.Ma.*: *corr. Da.* 10 λαμβάνειν (ἀπολαμβάνειν φ) *add.* ψ *(cf. supra, p. 17sq.)* 11 σημείωσαι ὅτι τὸ γάλα καὶ τῶν ἄλλων ἑλκῶν τῶν εἴσω κάλλιστον φάρμακον M *in mg.* 13 ἀνατρέφον M *edd.*: *correxi* 14 ὅτι M *Gu.Ma.*, *mavult Kollesch*: *corr. Da.* 15 ἁμάρτοις L 19sq. ἔτνεσι τοῖς τε ἀπὸ . . . καὶ ἀπὸ . . . καὶ τοῖς ἀπὸ *scripsi*: ἔτνη τά τε ἀπὸ . . . καὶ ἀπὸ . . . καὶ τὰ ἀπὸ M *Gu.Ma.*: ἔτνει τῷ τε ἀπὸ . . . καὶ τῷ ἀπὸ . . . καὶ τῷ ἀπὸ *Da.* *(cf. A. Sideras, Beiträge, p. 12sq.)* 20 προσαπογλυκαίνειν M *Gu.*: *corr. Ma.* δὲ *addidi*

denn auf diese Weise dürfte (der Eiter) am ehesten abgehen. Wird er 21
aber infolge seiner dickflüssigen Beschaffenheit festgehalten, so soll man einen Absud von Fenchel, Sellerie, Günsel, Wermut und Dost trinken. Dies muß man so machen.

Sodann trinke (der Patient) Milch mit Honig, und zwar zunächst 22
Esels- oder Stutenmilch; denn diese ist für die Reinigung der Geschwüre nützlich. Wenn sie aber keiner Reinigung mehr bedürfen, sondern einerseits der Eiter in geringer Menge abgeht, andererseits die durch den Urin hervorgerufenen Reizungen nachlassen und der Patient zunehmen muß, dann gebe man ihm nunmehr Kuhmilch – oder besser Schafsmilch, denn sie ist fetter und wirkt weniger abführend. Als Menge gebe man ihm zwei oder drei Kotylen oder auch noch mehr.
Doch darf er nicht gleich irgendeine andere Speise zu sich nehmen, 23
ehe nicht diese verdaut ist. Was von der Milch nach unten (in die Verdauungswege) gelangt, das ist sowohl für die sonstigen inneren Geschwüre das beste Medikament als auch für die eitrigen Wundabsonderungen am wohltuendsten, und es ernährt den Körper schnell – vor allem bei zehrenden Krankheiten, bei denen es nötig ist, den Kranken sehr rasch wieder zu einem wohlgenährten Zustand zu bringen. Demnach würde man keinen Fehler begehen, wenn man den Nierenkranken
auch durch die sonstige Lebensweise zunehmen ließe. Man muß (ihn) 24
also weich liegen lassen, täglich massieren und ernähren, anfangs mit Milch, wie gesagt, und Gerstenschleim, Kuchen und gespültem, in Milch gekochtem Weizenmehl und mit Gebäck, das man in fette Hühnerbrühe hineinbröselt, und mit Brei sowohl von Platterbsen als auch von Gartenbohnen und Linsenwicken. Man süße aber vorher die Linsenwicken, die man entweder für sich allein oder, mit einer der genannten Arten von Hülsenfrüchten gemischt, kocht.

25 [Περὶ λαχάνων.] Λάχανα δὲ ἐπιτήδεια τοῖς παροῦσι μαλάχη καὶ
λάπαθον καὶ βλίτον καὶ ἀνδράχνη καὶ ἀσπάραγος καὶ κολοκύνθη καὶ
ἑφθὸς σίκυος καὶ θριδακίνη ἑφθή· ὠμὸν δὲ οὐδὲν συμφέρει ἐσθίειν. ταῦτα
δὴ καὶ τὴν γαστέρα ἡσυχῇ ὑπάγει καὶ τὰς τῶν οὔρων δήξεις ἀμβλύνει.
26 προϊόντος δὲ τοῦ χρόνου καὶ πεπαυμένων [δὲ] εἰς τέλος τῶν πυρετῶν
ἀνατρεφομένου τε τοῦ ὄγκου καὶ τοῖς κρέασι δεῖ σιτίζειν. [Περὶ κρεῶν.]
κρέα δὲ ἐπαινῶ ἐς τήνδε τὴν νόσον ἐρίφων καὶ ἀρνῶν καὶ χοίρων καὶ
ἁπαλοὺς ὄρνιθας καὶ ἰχθύων τὰ πετραῖα ἑφθὰ καὶ ῥίνας καὶ λειοβάτους
καὶ νάρκας καὶ τὸ τοιοῦτον γένος τῶν σελαχῶν.
27 [Περὶ τραγημάτων.] Εἰ δέ τινος καὶ τραγήματος προσδέοιτο ἐν
μακρᾷ νόσῳ, ἰσχάδων μὲν ἀπέχειν — πολέμιαι γὰρ τοῖς ἕλκεσι —, φοίνικας
δὲ προσφέρειν καὶ καρύων τῶν Ποντικῶν καὶ κώνων καὶ ἀσταφίδος
28 καὶ ἀμύγδαλα φρύγων διδόναι μετὰ μέλιτος. οἶνον δὲ πίνειν μελιχρόν, |
18 ὄξους δὲ ἀπέχειν καὶ παντὸς ἄλλου ἁλμυροῦ καὶ πόματος καὶ σιτίου.
29 τὰ μὲν οὖν προσάρματα τῶν νεφριτικῶν τοιάδε. ἡ δὲ ἄλλη δίαιτα πρὸς
μὲν τὰς κινήσεις συμφέρει ἐπὶ πολὺ μὴ ταχέως ἄγειν — οὐδὲ γὰρ ἑτέρῳ
ἕλκει οὐδενὶ κίνησις συμφέρει· πολύ γε μὴν μᾶλλον τοῖς κατὰ νεφροὺς
ἕλκεσιν —, ἀλλὰ ἀτρεμοῦντα ἀνακομίζειν ἐν εὐπαθείᾳ πάσῃ, τρίψεσί τε
ὡς λιπαρωτάταις καὶ λουτροῖς καὶ σκέπῃ.

1 Λάχανα – 110,16 νεφριτικῶν] *cf.* Hipp. De diaeta III 82: VI 630,21–632,22 L. Λάχανα – 4 ἀμβλύνει] Aët. Libri med. XI 18: Ruf., p. 103,13–15 Da. Rhaz. Liber cont.: X 84,15–17 = Ruf. fr. 294, p. 506,20–22 Da. 2 λάπαθον] *v.* Diosc. De mat. med. II 114: I 188,3 sqq. Wellm. Plin. Nat. hist. XX 231 sqq.: III 368,6 sqq. Mayh. βλίτον] *v.* Diosc. De mat. med. II 117: I 191,3 sqq. Wellm. ἀνδράχνη] *v.* Diosc. De mat. med. II 124: I 196,3 sqq. Wellm. ἀσπάραγος] *v.* Diosc. De mat. med. II 125: I 197,7 sqq. Wellm. Plin. Nat. hist. XIX 145 sqq.: III 289,3 sqq. Mayh. κολοκύνθη] *v.* Diosc. De mat. med. II 134: I 205,19 sqq. Wellm. 3 σίκυος] *v.* Diosc. De mat. med. IV 150: II 292,11 sqq. Wellm. θριδακίνη] *v.* Theophr. Hist. plant. VII 4,5. 6,2: II 84,14 sqq.; 100,7 sqq. Hort 4 ἡσυχῇ ὑπάγει] *cf.* Aët. Libri med. VI 10: CMG VIII 2, p. 146,28 6 κρέασι – 110,2 μαλάσσειν] Rhaz. Liber cont.: X 84,17–20 = Ruf. fr. 294, p. 506,22–27 Da. 7 ἐρίφων καὶ ἀρνῶν] *cf.* [Gal.] De aff. ren. ins. dign. et cur. 6: XIX 686,13 K. 8sq. ἁπαλοὺς – σελαχῶν] *cf.* Gal. De san. tuenda VI 11: CMG V 4,2, p. 190,30–191,8 [Gal.] De aff. ren. ins. dign. et cur. 6: XIX 686,14–687,1 K. 12 καρύων τῶν Ποντικῶν] *cf.* Diosc. De mat. med. I 125: I 114,20 sqq. Wellm. 14 ὄξους – 19 σκέπῃ] *cf.* Cels. De med. IV 17,1: CML I, p. 171,12–15 15 ἡ – 19 σκέπῃ] *cf.* [Hipp.] De diaeta acut. II 25: II 510,11–512,1 L. = I 175,2–5 Kw. πρὸς – 17 συμφέρει] *cf.* Gal. De san. tuenda IV 5: CMG V 4,2, p. 116,19

1 Περὶ λαχάνων *del. Da.*: *tit. iter. in mg.* M 4 δὴ] δὲ M *edd.*: *corr.* S 5 προϊὼν M: *corr.* ψ δὲ[II] *del.* S *Da.* 6 τε] δὲ M: *corr.* ψ Περὶ κρεῶν *del. Da.*: *tit. iter. in mg.* M 7 εἰς φ 9 σελάχων M *edd.*: *corr. Kollesch* 10 Περὶ τραγημάτων *del. Da.*: *tit. iter. in mg.* M 10sq. προσδέοιτο ἐν μακρᾷ M 11 σημείωσαι ὅτι αἱ ἰσχάδες πολέμιαι τοῖς ἕλκεσι M *in mg.* φοίνικας M 13 ἀμύγδαλα M 13sq. μελιχρόν, ὄξους δὲ ἀπέχειν M 14 ἄλλου *om. Da.* 15 οὖν M 15sq. πρὸς μὲν τὰς κινήσεις M 16 μὲν *om.* WQSFφ *edd.* *post* κινήσεις *add.* μήτε *Da.* συμφέρει *del. Da.* μὴ] μήτε M *edd.*: *correxi (cf. A. Sideras, Beiträge, p. 13 sq.)* 17 νεφρῶν M *edd.*: *correxi* 18 τρίψεσί τε M

Geeignete Gemüse für diese (Fälle) sind: Malve, Ampfer, Ama- 25
ranth, Portulak, Spargel, Kürbis, gekochte Gurke und gekochter Lattich; roh darf keines (von ihnen) gegessen werden. Diese (Gemüsesorten) reinigen schonend den Bauch nach unten und lindern die
Reizungen durch den Urin. Wenn aber die Zeit voranschreitet und die 26
Fieberanfälle (schon) gänzlich aufgehört haben und der Körper wieder zunimmt, muß man (den Kranken) auch mit Fleischspeisen ernähren. Bei dieser Krankheit empfehle ich das Fleisch von jungen Ziegen, Lamm- und Schweinefleisch sowie zartes Geflügel und von den Fischen diejenigen, die in der Nähe der Felsen leben, gekocht, und Feilen, Rochen, Zitterrochen und dergleichen von der Gattung der Knorpelfische.

Und wenn (der Patient) bei langer Krankheit auch etwas Nasch- 27
werk benötigt, muß man ihn zwar von getrockneten Feigen fernhalten – denn sie sind den Geschwüren nachteilig –, man gebe ihm aber Datteln, Haselnüsse, (Samenkerne der Pinien)zapfen und Rosinen;
man röste auch Mandeln und biete sie mit Honig an. Wein darf er nur 28
mit Honig angemacht trinken. Essig sowie jegliches salzige Getränk oder Nahrungsmittel muß er meiden. Dies ist also die Nahrung, die
die Nierenkranken zu sich nehmen dürfen. Und was die sonstige 29
Lebensführung angeht, so empfiehlt es sich hinsichtlich der Bewegung (des Patienten) sehr, ihn nicht schnell zu bewegen – denn die Bewegung ist auch sonst bei einem Geschwür nicht zuträglich, um so weniger also bei den Nierengeschwüren –, sondern man muß ihn, ohne daß er sich bewegt, in aller Behaglichkeit der Genesung zuführen, mit möglichst sanften Einreibungen, Bädern und Decken.

30 [᾽Εμετικά.] Τὰς δὲ ὑπογιγνομένας πλησμονὰς ἀρκέσει καὶ πυρία ξηρὰ
κενῶσαι καὶ ἔμετος· κάτω δὲ οὐ χρὴ μαλάσσειν, πλὴν ὅσα ἐφ᾽ ἡμέρᾳ τῶν
31 τινι ῄρημένων βρωμάτων. ὡς ⟨δὲ⟩ μὴ σφόδρα ταλαιπωροῖντο τοῖς ἐμέ-
τοις, μήτε ἄγαν ἐμπλήσας κέλευε ἐξεμεῖν, καὶ τῶν ἐμετηρίων σιτίων
προσάρας· ταῦτα δέ ἐστι τὰ πίονα καὶ γλυκέα καὶ οἱ σπερματίαι σίκυοι.
εἰ δὲ μὴ παρεῖεν, τὸ σπέρμα αὐτῶν τετριμμένον μετὰ μέλιτος καὶ ἄλευρον
19 32 ἑφθὸν καὶ πόμα ἐπὶ τούτοις γλυκὺ καὶ | δαψιλές. οὐ μόνον δὲ πρὸς τὰς
πλησμονὰς ἐπαινῶ τοὺς ἐμέτους, ἀλλά μοι δοκεῖ τολμήσας τις θαμινὰ
ἐξεμεῖν ταχὺ ἂν καὶ ἕλκος ἐν νεφροῖς καὶ ἄλλην τινὰ ἐνθένδε λῦσαι βλάβην.
33 ὅταν δὲ εἰς τόδε ἔλθῃ, ὥστε ῥαΐζειν δύνασθαι καὶ ἀνέχεσθαι κινούμενος,
τὰ μὲν πρῶτα ἡσυχῇ τε καὶ ὀλίγα καὶ ⟨ἐν⟩ ἰσοπέδῳ περιπατεῖν, στάσεις
δὲ καὶ δρόμους καὶ πηδήσεις καὶ ἐξαπιναίους ἐπικύψεις φυλάσσεσθαι.
34 ἔπειτα δέ, καθ᾽ ὅσον ἐπιδίδωσι ῥώμῃ τε καὶ εὐεξίᾳ, κατὰ τοσοῦτο τούς
τε περιπάτους καὶ τοὺς ἄλλους πόνους προστιθέναι. τὰ ⟨δὲ⟩ εἴδη τῶν
ἄλλων πόνων ἐστίν· ἀναπάλαι τε χειρῶν καὶ τρίψεις κατὰ πολλὴν ἡσυ-
χίαν. δίαιτα μὲν ἥδε τῶν νεφριτικῶν.
35 Εἰ δὲ πρὸς τὰ ἔξω τράποιτο τὸ ἐμπύημα, οἰδεῖ τε μᾶλλον ἐνταῦθα
καὶ τῇ χειρὶ καταφανέστερον ⟨καὶ τῇ ὄψει γίγνεται. τού⟩τους διέκαιον

1 Τὰς – 2 ἔμετος] *cf.* Aët. Libri med. XI 18: Ruf., p. 103,15sq. Da. πυρία ξηρὰ] *cf.* O. Hiltbrunner, Latina Graeca, p. 182sq. 3 ὡς – 6 μέλιτος] *cf.* Aët. Libri med. XI 18: Ruf., p. 103,16sq. Da. 5 ταῦτα – γλυκέα] *cf.* Hipp. De diaeta III 82: VI 632,15sq. L. 7 οὐ – 9 βλάβην] Aët. Libri med. XI 18: Ruf., p. 103,18–20 Da. *cf.* Hipp. Progn. 13: II 142,16–144,2 L. = I 91,10–12 Kw. = p. 210,4–6 Alex. 8 ἀλλά – 14 προστιθέναι] Rhaz. Liber cont.: X 84,20–85,3 = Ruf. fr. 294, p. 506,27–31 Da. 10 ὅταν – 14 προστιθέναι] *cf. infra*, p. 124,11sq. Gal. In Hipp. Epid. VI comm. I 6: CMG V 10,2,2, p. 27,6–23 17 Εἰ – 112,5 ἰᾶσθαι] *cf.* Hipp. De aff. inter. 14. 15. 17: VII 202,20–23; 204,6–10; 206,23–208,3 L. Εἰ – 112,3 ἕλκους] Aët. Libri med. XI 18: Ruf., p. 104,4–8 Da. Εἰ – 112,2 ἰῶντο] Rhaz. Liber cont.: X 85,3–5 = Ruf. fr. 283, p. 503,7sq. Da. 17sq. οἰδεῖ – γίγνεται] *cf.* Hipp. De arte 9: CMG I 1, p. 15,7–11 Gal. De loc. aff. VI 2: VIII 389,6sq. K. Ruf. Quaest. med. 11,50: CMG Suppl. IV, p. 40,25–27

1 ᾽Εμετικά *del. Da.* περὶ ἐμετικῶν M *in mg.* 3 εἰρημένων M *edd.*: *corr. Ma. (in adn.; cf. infra, p. 122,19 sq.)* δὲ *post* ὡς *addidi, post* σφόδρα *add. Da.*, καὶ *ante* ὡς *Ermerins* 7 δαψιλόν ψ *Gu.Ma.* σημείωσαι ὅτι ὁ ἔμετος πάντα τὰ ἐν νεφροῖς πάθη ὠφελεῖ M *in mg.* 9 λύσαι M *Gu.Ma.*: *corr. Da. (cf. supra, p. 17 adn. 1)* 10 ῥαΐζειν καὶ δύνασθαι ἀνέχεσθαι κινούμενος *malunt Gärtner Kollesch* 11 ἐν *add.* L 13 εὐεξίᾳ B (εὐεξίᾳ, νομίζω S *in mg.; forte* εὐεξίᾳ *Ma. in adn.*) *Da.*: εὐταξίᾳ *cett. codd. edd.* 13sq. τοῖς τε περιπάτοις καὶ τοῖς ἄλλοις πόνοις M *edd.*: *correxi* 14 δὲ *addidi* 15 ἀνάπαλαί M *Gu.Ma.*: *corr. Da.* 17 σημεῖα, ὅταν πρὸς τὰ ἔξω τραπῇ τὸ ἐμπύημα καὶ θεραπεία M *in mg.* οἰδεῖ τε] οἰδεῖται MWFV *Ma.*: εἰ δεῖται QS (*omisso* εἰ) *Gu.*: οὐ δεῖται LB: *corr. Da.* 18 καταφανέστερον . . .ους *(lac. ca. 10 litt.)* M: καταφανέστερον . . .τους ψ *Gu.*: *suppl. Da.*

Um entstandene (Magen)überfüllungen zu beheben, wird ein 30
trockenes Schwitzbad und Erbrechen genügen; nach unten darf man
keine (zusätzliche) Leerung veranlassen, abgesehen von derjenigen, die
täglich (ohnehin) auf Grund einer der eingenommenen Speisen (ein-
treten wird). Damit aber (die Patienten) nicht sehr durch Erbrechen 31
gequält werden, stopfe man sie nicht mit reichlicher Nahrung voll und
lasse sie dann erbrechen, vielmehr führe man ihnen Nahrung zu, die
Brechreiz hervorruft. Das sind die fetten und süßen (Speisen) sowie
die Samengurken; falls sie nicht vorhanden sind, dann (verwende man)
deren Samen zerrieben mit Honig sowie gekochtes Weizenmehl und
dazu noch süßes, reichliches Getränk. Aber nicht nur im Falle der 32
Überfüllungen empfehle ich das Erbrechen, sondern ich bin der An-
sicht, daß jemand, wenn er es über sich bringt, öfters zu erbrechen,
sowohl ein Nierengeschwür als auch einen sonstigen Schaden an dieser
Stelle schnell loswerden könnte. Wenn (der Kranke) aber so weit ge- 33
kommen ist, daß er sich besser fühlen und Bewegung ertragen kann,
so mag er zunächst behutsam, wenig und auf ebenem Boden umher-
gehen; Stehenbleiben, Laufen, Springen und plötzliches Bücken sind
zu vermeiden. Danach mag man, entsprechend der Zunahme von Kraft 34
und Wohlbefinden des Patienten, die Spaziergänge und die anderen
Belastungen hinzufügen. Die Arten der sonstigen Belastungen sind:
Hin- und Herschwingen der Arme und sehr behutsame Massagen. Das
soll also die Lebensweise der Nierenkranken sein.

Wenn aber das Geschwür nach außen durchbricht, schwillt es 35
dort mehr an und *wird* für die Hand *und das Auge* deutlicher. Diese

20 οἱ παλαιοὶ ᾗ | ἀπεκορύφου μάλιστα, τὰ δὲ ⟨ἕλκη ὡς τὰ κοινὰ καὶ⟩ τὰ
κοῖλα ἰῶντο· οὐ μὴν εἰς ἅπαν ἐξυγιάζετο, ἀλλά ⟨τι καὶ ἐσυριγ⟩γοῦτο
36 τοῦ ἕλκους. Εὐρυώδης δὲ ὁ Σικελὸς καὶ Ἱππο⟨κράτης ἠπί⟩σταντο
καὶ τέμνειν τοὺς νεφριτικούς, ὥστε παρεκελεύοντο ⟨τὸν λιθ⟩ιῶντα νεφρὸν
καὶ ἔμπυον ταύτῃ τέμνοντα⟨ς⟩ ἰᾶσθαι· ᾧ ἀπιστεῖν μὲν οὐκ ἔχω — τἄλλά
γε ὄντι ἀγαθῷ τὴν τέχνην —, αὐτὸν μέντοι οὔ φημί πω ἐπιτολμῆσαί
37 τινι τοιούτῳ. ἐπεὶ καὶ τῷ τέμνοντι τὸν θώρακα ἐν τῇ φθινάδι νόσῳ παρὰ
τὰς ἐσχάτας πλευρὰς καὶ διατιτράντι εἴσω καλῶς ποτε ἀπέβη τοῦ πύου
21 ταύτῃ ὑπεξελθόντος, ὥστε τὸ ἄνω ἕλκος ἐπιξηραν|θῆναι· καὶ ἴσως ἐν τοῖς
ἐσχάτοις ἀρρωστήμασι καὶ τοιοῦτόν τι τολμητέον. ὅπου γε μὴν καὶ ἄλλων
ἰαμάτων ἐστὶν εὐπορεῖν, οὐ χρὴ ἑκόντας ἐνταῦθα τὰ ἔσχατα ἐξευρίσκειν.

3. Λιθίασις νεφρῶν. Λίθοι ἐν τοῖς νεφροῖς γίγνονται πωριδίοις μά-
λιστα ὅμοιοι. γίγνονται δὲ ἔπειτα ὀδύναι νεφρῶν· καὶ ἐπὶ οὔροις, τὰ
μὲν πολλὰ λεπτοῖς καὶ ὑδατώδεσιν, ἔστι δ' ὅτε καὶ ἐπὶ μέλασι καὶ ἐρυθροῖς
2 καὶ παχέσι. τοὐπίπαν γε μὴν μέλαιναι αἱ οὐρήσεις λύουσι τὴν νόσον·
λύουσι δὲ καὶ ἄλλαι, αἳ καθάρσεις γέ εἰσι μᾶλλον ἢ δηλώσεις, πλὴν τῶν
ὀξειῶν καὶ πυρετωδῶν νόσων· ἐν ἐκείναις δὲ ἀγρυπνίας καὶ φλεγμονὰς

1sq. τὰ[I] – ἰῶντο] *cf.* Gal. De meth. med. III 3: X 173,17sqq. K. 3 Εὐρυώδης – 7 τοιούτῳ] *cf.* Rhaz., *K. al-Fāḫir*: p. 118,1–6 Kon. Εὐρυώδης] *aliunde non testatur, cf.* M. Wellmann, RE VI col. 1341 5 ᾧ – ἔχω] *cf.* Orib. Coll. med. lib. inc. 42,11: CMG VI 2,2, p. 149,19 5sq. τἄλλά – τέχνην] *cf.* Gal. De atra bile 7: CMG V 4,1,1, p. 84,30sq. 9sq. καὶ – τολμητέον] *cf.* Hipp. Aph. I 6: IV 462,10sq. L. 12sq. Λίθοι – νεφρῶν] *cf.* [Gal.] De aff. ren. ins. dign. et cur. 1: XIX 644,2sq. K. Alex. Trall. Therap. XI 1: II 463,13sqq. Puschm. Λίθοι – ὅμοιοι] *cf.* Hipp. De aff. inter. 14: VII 202,12sq. L. Gal. De bon. mal. suc. 2: CMG V 4,2, p. 395,17–19 De comp. med. per gen. VII 9: XIII 993,12–14 K. [Gal.] Def. med. 287: XIX 426,1–6 K. De aff. ren. ins. dign. et cur. 3: XIX 660,5sqq. K. 13sq. καὶ – ὑδατώδεσιν] *cf.* Gal. De loc. aff. VI 2: VIII 385,7sq. K. [Gal.] De aff. ren. ins. dign. et cur. 3: XIX 658,6sq. K. Aët. Libri med. XI 4: Ruf., p. 90,16sq. Da. 14 ἔστι – 17 νόσων] Rhaz. Liber cont.: XIX 146,7–147,2; 152,9–11 = Ruf. fr. 357, p. 522,17sq. Da. 14sq. ἔστι – παχέσι] *cf.* [Gal.] De urinis ex Hipp. et Gal. 8: XIX 625,4–626,17 K. 17 ἐν – 114,1 πέμπουσιν] *cf.* Aret. De acut. et diut. morb. II 10,2: CMG II, p. 31,28–32,1

1 ᾗ] ἢ PV *(in mg.) Gu.Ma.* ἀπεκορύφουν *Gu.*: ἀπεκορυφοῦτο S *Da., sed cf. supra, p. 98,14, post* ἀπεκορύφου *desinunt codd.* QS *editionesque Parisina et Londinensis (v. supra, p. 31 cum adn. 4)* 1sq. τὰ δὲ . . . τὰ κοῖλα *(lac. ca. 10 litt.)* M: *supplevi (cf. A. Sideras, Beiträge, p. 14)*: τὰ δὲ ἕλκη ὡς τῶν κοινῶν τὰ κοῖλα *suppl. Da.* 2 ἀλ. . .γοῦτο *(lac. ca. 10 litt.)* M: ἀλλά . . . τοῦτο ψ: *sec. Aët. supplevi*: ἀλλά τι ἐσυριγγοῦτο *suppl. Da.* 3 Σικελικὸς *Ma.* Ἱππο. . .σταντο *(lac. ca. 9 litt.)* M: *suppl. Da.* 4 παρεκελεύον. . .θιῶντα *(lac. ca. 6 litt.)* M: παρεκελεύοντο . . .τιῶντα ψ: *suppl. Da.* 5 τέμνοντα M: *supplevi* ἀπιστεῖν] ἀντειπεῖν ψ 7 τινι . τοιούτῳ M: τινι τῷ τοιούτῳ *Ma.* 9 εἰς δὲ τὰ ἔσχατα νοσήματα αἱ ἔσχαται θεραπεῖαι εἰς ἀκριβίαν *(sic)* κράτισται M *in mg. (cf. supra, p. 56 adn. 1)* 12 Λιθίασις νεφρῶν *scripsi*: ἄλλη νεφρῖτις *tit. loco et in principio capitis ante* Λίθοι M *Ma.*: Περὶ λιθιώντων νεφρῶν *Da.* περὶ λιθιάσεως νεφρῶν M *in mg.* 16 δὲ] τε M: *corr. Ermerins* γέ] τε MLWF *Ma.*: δὲ φ: *corr. Ermerins* 17 ὀξέων M *Ma.*: *corr. Da.*

(Patienten) öffneten die Alten mit dem Brenneisen an der Stelle, an
der (das Geschwür) seine höchste Erhebung hatte; die *Wunden* be-
handelten sie *wie die üblichen* und die hohlen (Geschwüre). Sie heilten
indessen nicht gänzlich aus, sondern *ein Teil* der Wunde *bildete sich*
zu einer Fistel um. Euryodes aus Sizilien und Hippokrates 36
waren sogar imstande, die Nierenkranken zu operieren, so daß sie
empfahlen, die von Steinen befallene und daraufhin eiternde Niere
durch eine Operation zu heilen. Dem (Hippokrates) möchte ich der-
artiges nicht bestreiten, da er ja auch sonst hinsichtlich der (ärztlichen)
Kunst ein tüchtiger (Mann) war, selber kann ich jedoch nicht be-
haupten, mich jemals an so etwas gewagt zu haben. Denn bei der 37
Schwindsucht ist es manchem (Arzt), der die Brust (eines Kranken)
parallel zu den letzten Rippen öffnete und nach innen durchstach,
zuweilen gut ausgegangen, indem der Eiter dort herauskam, so daß
das (weiter) oben liegende Geschwür austrocknete – und vielleicht
muß bei den schwersten Krankheiten auch (tatsächlich) etwas der-
artiges gewagt werden; wo jedoch auch andere Behandlungen zur Ver-
fügung stehen, dort sollten wir nicht freiwillig zu den äußersten Mitteln
greifen.

3. Nierensteine. In den Nieren bilden sich Steine, am ehesten
kleinen Tuffsteinen ähnlich; dann stellen sich Nierenschmerzen ein,
und zwar bei Harnausscheidungen, die häufig dünn und wäßrig, zu-
weilen aber auch schwarz, rot und trübe sind. Im allgemeinen 2
führen die schwarzen Harnausscheidungen zur Beendigung der
Krankheit; es lassen sie aber auch andere aufhören, die eher Reini-
gungen sind als Symptome, ausgenommen die akuten und fiebrigen
Krankheiten. Bei jenen haben sie Schlaflosigkeit, Entzündungen in

22 σπλάγχνων καὶ σπασμοὺς καὶ παραφροσύνας καὶ | θανάτους πέμπουσιν.
3 ὥσπερ δὲ τὰ ἄλλα μέγα διαφέρει καὶ εἰς τὸ κακὸν καὶ εἰς τὸ ἀγαθὸν ὥρα
τε καὶ ἡλικία καὶ φύσις σώματος καὶ δίαιτα, οὕτω δὴ χρὴ καὶ περὶ τῶν
4 οὔρων προσδοκᾶν. τὰ γὰρ μέλανα τῷ μὲν πρεσβύτῃ καὶ φθινοπώρου
καὶ χειμῶνος καὶ ὅστις γέγονε μελάνων χυμῶν ἧσσον δεινά ἐστι· πρὸς
δέ τι καὶ ὑπεκφέροι τῶν λυπησάντων ἄν, εἰ μὴ ἀπέρχοιτο. τῷ δὲ νέῳ
καὶ ἦρος ⟨καὶ θέρους⟩ καὶ ὅστις ὑγροτέρων ἐστὶ χυμῶν, τούτῳ χαλεπώτερα.
5 [Περὶ λιθιώντων νεφρῶν.] Τὴν μὲν οὖν ἐπὶ τοῖς οὔροις τέχνην, ἀξίαν
γε οὖσαν τῷ ἰατρῷ ⟨παντὸς⟩ μᾶλλον γιγνώσκεσθαι, γράψω ὕστερον.
6 λιθιῶσι δὲ ⟨γίγνονται ὀδύναι ἐκ δια⟩στημάτων, ὅταν πονήσῃ τὸ κῶλον
23 — ἔστι δὲ τοῦτο κοιλία ἡ ⟨κάτω —, | ἐπὶ πνεύμασιν ἢ⟩ ἐπὶ σιτίοις ἀπέπτοις
7 ⟨ἢ⟩ καὶ ἄλλως ψυγέν. τότε οὖν φῦσαί τε ⟨καὶ ἔμετοι⟩ καὶ ἐρευγμοὶ
ἀναδραμόντες ἔλυσαν τὸν πόνον· ἀτὰρ καὶ ⟨ἀθρόαι οὐ⟩ρήσεις πολλοῦ
⟨τε⟩ καὶ παχέος πωριδίων συναπελθόντων.

2 ὥσπερ – 8 χαλεπώτερα] *cf. e. g.* Hipp. Aph. I 2: IV 458,9sq. L.; II 34: IV 480,7–9 L. De hum. 16: V 496,18–498,6 L. De nat. hom. 8. 17: CMG I 1,3, p. 186,13–188,2; 208,9–20 De morb. I 22: VI 182,22–188,6 L. De diaeta I 2: VI 468,6–470,10 L. Prorrh. II 39: IX 68,12–18 L. Gal. De alim. fac. I 1: CMG V 4,2, p. 212,7sq. De loc. aff. III 4. 10: VIII 146,16–18; 185,3–6 K. De cris. II 6: IX 662,14–16 K.; III 11: IX 766,15sq. K. De meth. med. XIII 11. 16: X 902,4–6; 918,6–8 K. [Gal.] De aff. ren. ins. dign. et cur. 5: XIX 676,10–13 K. 4sq. τὰ – ἐστι] *cf.* Rhaz. Liber cont.: X 109,15–17; 141,15sq. = Ruf. fr. 286. 288, p. 503,26–28; 504,5–7 Da. 10 γράψω ὕστερον] *testatur Rufi tractatus De urinis* (*cf.* J. Ilberg, Rufus, p. 45) 11 λιθιῶσι – 15 συναπελθόντων] *cf.* Hipp. De aff. inter. 16: VII 204,21–24 L. ὅταν – 14 πόνον] Rhaz. Liber cont.: VIII 196,18–20; 218,1–3 = Ruf. fr. 259. 261, p. 497,12–15; 498,1–3 Da. 11sq. τὸ – κάτω] *cf.* Ruf. De corp. hum. part. appell. 170: p. 157,5sq. Da. De diss. part. corp. hum. 45sq.: p. 180,5–11 Da. 13 τότε – 15 συναπελθόντων] *cf.* Hipp. Progn. 11: II 138,10–14 L. = I 89,10–15 Kw. = p. 207,10–208,3 Alex. De flat. 9: CMG I 1, p. 97,1–9 Aret. De acut. et diut. morb. IV 3,6: CMG II, p. 68,7–9 Gal. De loc. aff. III 10: VIII 192,1–5 K. Cels. De med. II 3,6: CML I, p. 52,13–16

2 δὲ] γε M: *corr. Ma.*: γὰρ *coni. Ermerins et adopt. Da.* 3 δὴ] δὲ M: *corr. Ma.* ὅρα περὶ τῶν μελάνων οὔρων M *in mg.* 5 ὅς τις M 6 ὑπεκφέρει M: *corr. Ma.* *inter* μὴ *et* ἀπέρχοιτο *interponendum* ἄλλως *put. Ma.* 7 καὶ θέρους *addidi* ἐστὶ M: ἐπὶ WFV χαλεπωτέρα M: *corr.* ψ 9 Περὶ λιθιώντων νεφρῶν *del. Da.* 10 γε] τε M: δὲ *Ma.*: *corr. Da.* ἰα. . . μᾶλλον *(lac. ca. 10 litt.)* M: ἰατρῷ . . . μᾶλλον ψ: *suppl. Ma. (in adn.)* 11 δὲ . . .στημάτων *(lac. ca. 12 litt.)* M: *supplevi*: δὲ καὶ ὀδύναι ἐκ διαστημάτων *suppl. Da. (cf. A. Sideras, Beiträge, p. 15sq.)* *post* ὅταν *add.* δὲ *Da.* 12 κοιλία ἡ . . .πὶ *(lac. ca. 12 litt.)* M: κοιλιακὸν . . . ἐπὶ ψ: *supplevi*: κοιλία ἡ κάτω· ἢ πνεύμασι ἢ ἐπὶ *suppl. Da.* 13 ἢ *addidi* ἄλλοις ψ φῦ. . . καὶ *(lac. ca. 11 litt.)* M: φῦσαί τε . . . καὶ ψ: *sec. Rhaz. supplevi*: φῦσαί τε καὶ διαχωρήσεις καὶ *suppl. Da.* 14 ἀτα. . .ρήσεις *(lac. ca. 9 litt.)* M: ἀτὰρ καὶ . . .ρήσεις (ρήσας BP) WFφ: *supplevi*: ἀτὰρ καὶ λιθιῶσιν οὐρήσεις *suppl. Da. (cf. A. Sideras, Beiträge, p. 16)* 15 τε *addidi* παριδίων M: *corr.* L: παριδεῖν *temere Ma.*

den Eingeweiden, Krämpfe, Delirieren und Tod zum Gefolge. Wie sich 3
aber auch sonst Jahreszeit, Alter, Körperbeschaffenheit und Lebens-
weise im Hinblick auf Schlecht und Gut sehr unterscheiden, so muß
man auch hinsichtlich der Harnausscheidungen dasselbe erwarten. Die 4
schwarzen (Harnausscheidungen) sind nämlich bei einem alten Men-
schen im Herbst und Winter und bei einem, der von Natur schwarze
(Gallen)säfte hat, weniger gefährlich; sie können außerdem auch einige
von den schädlichen Stoffen (aus dem Körper) hinausbringen, wenn
sie nicht (mit dem Stuhlgang) ausgeschieden werden. Bei einem jungen
Menschen dagegen im Frühling und Sommer, und bei einem, der feuch-
tere Säfte hat, sind sie schlimmer.

Aber über die Kunst, die Harnausscheidungen zu berücksichtigen, 5
die es mehr als irgend etwas anderes verdient, dem Arzt bekannt zu
sein, werde ich später schreiben. Bei denjenigen nun, die Steine (in den 6
Nieren) haben, *treten Schmerzen in Ab*ständen *auf*, wenn (nämlich) der
Dickdarm – das ist der *untere Teil* des Bauches – *infolge von Blähungen*
oder infolge von schwer verdaulichen Speisen schmerzt oder weil er
sonstwie kalt geworden ist. In solchen Fällen pflegen Winde und *Er-* 7
brechen und nach oben drängendes Aufstoßen den Schmerz zu beenden,
ferner aber auch *kräftiges* Ausscheiden von vielem und dickem Urin,
wobei auch kleine Steine mit abgehen.

8 Τὰ μὲν οὖν πολλὰ ἄνδρες κατὰ νεφροὺς λιθιῶσι, γυναῖκες δὲ ἥκιστα.
ὤφθη γε μὴν ἤδη καὶ γυνὴ ψαμμία οὐροῦσα, ἡ μὲν ἀπὸ νεφρῶν, ἡ δὲ
ἀπὸ κύστεως. ἔστι δὲ ταύταις [οὐ] φαύλη πάνυ ἡ νόσος· οὔτε γὰρ
9 στραγγουρία⟨ι⟩ οὔτε πόνοι ἰσχυροὶ ἔχουσιν. αἴτιον δέ· οἱ γὰρ οὐρητῆρες
εὐρύτεροι τῇ γυναικί, ὥσπερ καὶ τὰ ἄλλα ἔνδον· πρὸς δὲ καὶ κατ' εὐθὺ
10 πεφύκασι μήκει τε μικρότεροί εἰσιν. αἱ δὲ ἄλλαι τῶν νεφρῶν νόσοι οὐδὲ
γίγνονται τοῖς θήλεσι τοὐπίπαν, πλὴν ὅσα κοινωνίᾳ τῶν ὑστερῶν· τάχα
24 μὲν δὴ | καὶ αἱ καθάρσεις κωλύουσι. τὸ δὲ δὴ μέγιστον· ἀταλαιπωρότερον
γὰρ ἐν τοῖς ἀφροδισίοις τῶν ἀνδρῶν ἀπαλλάττουσιν. εἰ δέ τι καὶ ἕτερον
ἐπικαλεῖται τὰ νεφριτικά, καὶ αἱ τῶν μίξεων συσπάσεις.

11 Ὅσοις μὲν οὖν μείζους ἔνεισι λίθοι, ὀδύνας τε ὀξείας παρέχουσι καὶ
στραγγουρίας· οὐ γάρ εἰσιν αἱ κοιλίαι τῶν νεφρῶν εὐρεῖαι, ἀλλ' αὐταί
τε μικρότεραι καὶ ὁ νεφρὸς ὑπὸ στερεότητος οὐκ ἂν διασταίη, ὥσπερ ἡ
12 κύστις. οὐροῦνταί γε μὴν οὗτοι μᾶλλον ἢ οἱ ἐν τῇ κύστει· καὶ γάρ τι
καὶ ἥττους γίγνονται καὶ μαλθακώτεροι, ἅτε οὐ πολυχρόνιοι ὄντες.
ἀλγεινότατοι μέν εἰσι τοῖς νεφροῖς καὶ διὰ τῶν οὐρητήρων ἰόντες καὶ

1 Τὰ – 6 εἰσιν] *cf.* Hipp. De aër. 9: CMG I 1,2, p. 46,11–15 (*cf. supra*, p. 56 cum adn. 2) 4 στραγγουρίαι] *cf.* [Gal.] Def. med. 284: XIX 425,9–11 K. Gal. In Hipp. Aph. comm. VII 48: XVIII A 153,6 sqq. K. Damasc. In Hipp. Aph. comm. V 58: II 475,29–476,3 Dietz οἱ – 6 εἰσιν] *cf.* Gal. De usu part. V 16: III 407,13–408,4 K. = I 298,11–21 Helmr.; XV 3: IV 222,17–223,5 K. = II 345,18–24 Helmr. [Gal.] De aff. ren. ins. dign. et cur. 2: XIX 652,15–653,4 K. Cels. De med. VII 26,1 C: CML I, p. 346,15–17 8sq. ἀταλαιπωρότερον – ἀπαλλάττουσιν] *cf.* Hipp. De genit. 4: VII 476,7 sq. L. 9 sq. εἰ – συσπάσεις] *cf.* Hipp. De aff. inter. 17: VII 206,11 sq. L. Aët. Libri med. VI 23: CMG VIII 2, p. 163,18–21; XI 30: Ruf., p. 118,11 sq. Da. 10 τὰ νεφριτικά] *cf. supra*, p. 86,3 sq. 15 *infra*, p. 134,8 11 Ὅσοις – 15 ὄντες] [Gal.] De aff. ren. ins. dign. et cur. 3: XIX 658,1–6 K. 11sq. Ὅσοις – στραγγουρίας] *cf.* Hipp. Coa praes. XXXIV 578: V 718,16–19 L. De aff. inter. 14: VII 202,2–4 L. Aret. De acut. et diut. morb. IV 3,5: CMG II, p. 67,27 sq. 12 sq. οὐ – μικρότεραι] *cf.* Aret. De acut. et diut. morb. IV 3,1: CMG II, p. 67,3 sq. Arist. Hist. anim. I 17: p. 497 a 11 13 ὑπὸ στερεότητος] *cf.* Gal. Ad Glauc. de meth. med. II 4: XI 91,2 K. In Hipp. Epid. VI comm. I 6: CMG V 10,2,2, p. 24,15 sq. 14sq. καὶ – ὄντες] *cf.* Rhaz., *K. al-Fāḫir*: p. 98,3 sq. 5–7 Kon. 16 ἀλγεινότατοι – 118,1 ἐρείσωσι] *cf.* Hipp. De aff. inter. 14: VII 202,4–6 L. Aret. De acut. et diut. morb. IV 3,5: CMG II, p. 68,6 sq.; VI 8,6: CMG II, p. 138,15 sq. Gal. De fac. nat. I 13: II 31,10–12 K. = Scr. min. III, p. 123,15–17 Helmr. [Gal.] De aff. ren. ins. dign. et cur. 3: XIX 658,17–659,2 K. Aët. Libri med. XI 4: Ruf., p. 90,20–23 Da.

1 Τὰ μὲν οὖν πολλὰ ἄνδρες ψ: τὰ . . . ἄνδρες *(lac. ca. 8 litt.)* M ὅρα ὅτι ἡ λιθίασις ἐπὶ τῶν γυναικῶν οὐ πάνυ φαύλη ἐστί M *in mg.* 3 οὐ φαύλη πάνυ M *edd.*: οὐ πάνυ φαύλη ψ (ἔστι – νόσος *om.* L): οὐ *seclusi (cf. A. Sideras, Beiträge, p. 17)* 4 στραγγουρία M *edd.*: *correxi (cf. infra, lin. 12; p. 120,13; 150,1)* 7 ὅσαις *coni. Ma.*: ὅσαι *mavult Gärtner, fortasse recte* 8 ὅρα περὶ ἀφροδισίων M *in mg.* 9 γὰρ *om.* ψ 10 συστάσεις M: συντάσεις *Da.*: *correxi* 11 *post* μείζους *fortasse addendum est* ἐν τοῖς νεφροῖς 12 τοῖς νεφροῖς M *edd.*: *correxi* 14 σημείωσαι ὅτι οἱ κατὰ νεφροὺς λίθοι μᾶλλον οὐροῦνται ἢ οἱ ἐν τῇ κύστει M *in mg.* 15 οὐ] οὖν M *edd.*: *correxi (cf. A. Sideras, Beiträge, p. 17 sq.)*

Männer leiden häufig an Nierensteinen, Frauen dagegen sehr 8
selten. Man hat zwar auch schon Frauen Grießsand im Urin ausscheiden
sehen, manche aus den Nieren, manche aus der Blase. Bei ihnen ist
aber die Krankheit ganz harmlos; denn sie leiden weder an Harnzwang
noch an heftigen Schmerzen. Der Grund dafür ist (folgender): Die 9
Harnröhre ist nämlich bei der Frau weiter, wie auch die übrigen inneren
Organe; außerdem verläuft sie von Natur geradlinig und ist hinsicht-
lich der Länge kleiner. Die anderen Krankheiten der Nieren kommen 10
beim weiblichen Geschlecht überhaupt nicht vor, ausgenommen die
mit der Gebärmutter zusammenhängenden Erkrankungen. Es stellt
wohl auch der Monatsfluß ein Hindernis dar; das wichtigste ist aber,
daß sie beim Koitus mit weniger Anstrengung davonkommen als die
Männer. Denn zu den Ursachen, die die Nierenerkrankungen hervor-
rufen, zählen nicht zuletzt auch die Kontraktionen beim Beischlaf.

Denjenigen, in deren (Nieren) größere Steine vorhanden sind, ver- 11
ursachen diese nun heftige Schmerzen und Harnzwang, denn die
Nierenbecken sind nicht weit, sondern als solche recht klein, und
die Niere kann sich infolge ihrer Festigkeit nicht ausdehnen wie die
Blase. Diese (Nierensteine) werden indessen eher mit dem Harn aus- 12
geschieden als die in der Blase; denn sie sind ja kleiner und weicher
(als jene), da sie nicht lange Zeit bestehen. Sie sind (trotzdem) Ursache
heftiger Schmerzen für die Nieren, sowohl, wenn sie durch die Harn-

13 ὅταν αὖθις εἰς τὸ αἰδοῖον ἐρείσωσι. πολλοὶ δὲ καὶ αἷμα ἀπούρησαν ὑπὸ βίας τοῦ λίθου καὶ ἐνάρκησαν μηρούς τε καὶ ἰσχία καὶ τἆλλα πάθη,
14 ὅσα ἐπὶ τοῖς ἕλκεσιν εἴρηται. οἱ δὲ οὐδέ τινα ὀδύνην ἔσχον οὐδὲ αἷμα
25 οὔρησαν. οἷς πῶροι μὲν οὐ συνίστανται | ψαμμία δὲ λεπτά, οὐδὲν μέγα πρᾶγμα ⟨οὐρηθῆναι· οὔ⟩τοι οὐδὲ νοσεῖν οἴονται, ἅτε οὐκ ὀδυνώμενοι. χρὴ δὲ μηδενὸς ἀμελεῖν· καὶ γὰρ τῷ χρόνῳ ἀποδείκνυνται πάντα δεινότερα.
15 [Περὶ λιθιώντων νεφρῶν.] Θεραπεύειν οὖν χρὴ τοὺς τάδε πάσχοντας ⟨πρὸς⟩ τὰς οὐρήσεις τῶν λίθων καὶ τὰς ὀδύνας τοῖς τε διὰ τοῦ πη⟨γάνου ἀπο⟩βρέγμασι καὶ καταπλάσσοντας ἀλεύρῳ θερμίνῳ ἡ⟨ψημένῳ ἐν⟩ γλυκεῖ. μίσγειν δὲ τῷ ἀλεύρῳ πευκεδάνου τὰς ῥίζας ὡς λ⟨ειο⟩τάτας καὶ μανδραγόρου φλοιὸν καὶ μήκωνα καὶ ὑοσκυάμου σπέρμα καὶ
26 16 ἀνθεμίδας τὰς εὐώδεις. ἀγαθὸν | δὲ καὶ ἄρτον ἕψοντα ἐν γλυκεῖ καταπλάσσειν, μᾶλλον μὲν ὀσφὺν καὶ κενεῶνας· οὐ μὴν οὐδὲ κύστιν καὶ ἦτρον κάκιον. πυκνὰ δὲ ἄλλο καὶ ἄλλο ἐπιφέρειν πρὶν ψυχρὸν εἶναι τὸ πρῶτον· εἰ δὲ μή, θερμάσματί γε ἔξωθεν ἑτέρῳ σκεπάζειν, ὡς μὴ καταψύχηται.
17 πολλοῖς μὲν δὴ ἐς τὸ οὐρηθῆναι τὸν λίθον ἤρκεσε ταῦτα μόνα· σὺ δὲ

1sq. πολλοὶ – λίθου] *cf. infra*, p. 148,15sqq.; 150,8sqq. Aret. De acut. et diut. morb. IV 3,6: CMG II, p. 68,10 [Gal.] Intr. s. med. 13: XIV 748,10sq. K. Aët. Libri med. XI 4: Ruf., p. 90,19sq. Da. 2 καὶ^{I} – ἰσχία] *cf.* Hipp. Epid. VI 1,5: V 268,6 L. Aët. Libri med. XI 16: Ruf., p. 99,6 Da. [Gal.] De aff. ren. ins. dign. et cur. 3: XIX 654,14sq. K. 3 οἱ – 6 δεινότερα] [Gal.] De aff. ren. ins. dign. et cur. 3: XIX 659,13–660,2 K. 4 οἷς – 5 οὐρηθῆναι] *cf.* [Gal.] De aff. ren. ins. dign. et cur. 4: XIX 672,10–17 K. πῶροι] *cf.* [Gal.] Def. med. 389: XIX 442,14 K. 5sq. χρὴ – ἀμελεῖν] *cf.* Hipp. Epid. VI 2,12: V 284,1sq. L. 9 καταπλάσσοντας–15 καταψύχηται] Aët. Libri med. XI 5: Ruf., p. 92,2–7 Da. = [Gal.] De aff. ren. ins. dign. et cur. 4: XIX 668,16–669,5 K. (*v.* A. Sideras, Beiträge, p. 52sq.) ἀλεύρῳ θερμίνῳ] *cf.* Diosc. De mat. med. II 109: I 183,16sqq. Wellm. 10 πευκεδάνου] *v.* Diosc. De mat. med. III 78: II 90,6sqq. Wellm. Theophr. Hist. plant. IX 20,2: II 314,21sqq. Hort 11 μανδραγόρου] *v.* Diosc. De mat. med. IV 75: II 233, 11sqq. Wellm. Plin. Nat. hist. XXV 147sqq.: IV 164,8sqq. Mayh. ὑοσκυάμου] *v.* Diosc. De mat. med. IV 68: II 224,4sqq. Wellm. Plin. Nat. hist. XXV 35sqq.: IV 127,11sqq. Mayh. 12sq. καταπλάσσειν – κενεῶνας] *cf. infra*, p. 164,6sq. 14 πυκνὰ – 15 καταψύχηται] Rhaz., *K. al-Fāḫir*: p. 62,7–9 Kon. πυκνὰ – πρῶτον] *cf. infra*, p. 140,6sq. 16 πολλοῖς – 120,5 φύλλων] Aët. Libri med. XI 5: Ruf., p. 92,8–12 Da.

1 αὖθις ὅταν *Da.* 4 οὐδὲν] οὐδὲ *Da.* 5 πρᾶγμα . . .τοι *(lac. ca. 10 litt.)* M: *sec. [Gal.] supplevi*: πραγματεύονται οὗτοι *suppl. Da. (v. A. Sideras, Beiträge, p. 18sq.)* 6 μηδενὸς ἀμελεῖν· καὶ γὰρ τῷ χρόνῳ ψ: μηδενὸς . . .ῷ χρόνῳ *(lac. ca. 11 litt.)* M ἀποδείκνυται BP *Da. (ex em. Ma.)* 7 . . .ντων *(lac. ca. 9 litt.)* νεφρῶν M: περὶ λιθιόντων νεφρῶν LWF: περὶ λιθιόντων νεφρῶν θεραπείας φ: *del. Da. (v. A. Sideras, Beiträge, p. 10 cum adn.)* θεραπεία λιθιώντων νεφρῶν M *in mg.* 7sq. πα. . . τὰς *(lac. ca. 9 litt.)* M: πάσχοντας . . . τὰς ψ: *supplevi*: πάσχοντας καὶ τὰς *suppl. Da.* 9 πη. . .βρέγμασι *(lac. ca. 8 litt.)* M: *suppl. Da.* θερμίνῳ] θερμῷ M: *corr. Da.* 9sq. ἑ. . . γλυκεῖ *(lac. ca. 8 litt.)* M: *supplevi*: ἐνηψημένῳ γλυκεῖ *suppl. Da. (cf. A. Sideras, Beiträge, p. 44)* 10 ταῖς ῥίζαις ως λ. . .τάταις M: *corr. et suppl. Da.* 12 ἔψαντα *Ma.* 14 *post* πρὶν *breve spatium vacuum in* M *(ad locum, ut videtur, chartae defectum relatum), quod vocabulo* ἢ *suppl. Ma.Da.* 15 ἑτέρως M: *corr.* ψ 16 οὐρητικά M *in mg.*

leiter wandern, als auch wiederum, wenn sie in das Schamglied drängen.
Viele haben sogar infolge des Druckes des Steines blutigen Urin aus- 13
geschieden, und ihre Schenkel und Hüften wurden steif, ferner (ent-
standen bei ihnen) auch die sonstigen Leiden, die bei den Geschwüren
genannt wurden. Andere haben dagegen weder irgendwelchen Schmerz
verspürt noch Blut im Urin ausgeschieden. Für diejenigen, bei denen 14
sich keine tuffartigen (Nieren)steine, sondern feine Sandkörnchen bil-
den, ist *das Ausscheiden im Urin* kein Problem. Diese haben nicht
einmal den Eindruck, krank zu sein, da sie keine Schmerzen emp-
finden. Man darf trotzdem nichts vernachlässigen, denn mit der Zeit
erweist sich alles als schlimmer.

Man muß nun Patienten, die *im Hinblick auf* die Ausscheidung 15
von Steinen und die Schmerzen an dergleichen leiden, mit Rauten-
aufgüssen und Pflastern aus Lupinenmehl behandeln, das man *in* Süß-
wein *gekocht hat*. Man mische dem Mehl möglichst feingemahlene Wur-
zeln vom Saufenchel sowie Alraunrinde, Mohn, Bilsenkrautsamen und
wohlriechende Kamille bei. Gut ist es auch, Pflaster aus Brot, das 16
man in Süßwein gekocht hat, aufzulegen – vor allem auf Hüften und
Weichen; auch auf Blase und Unterleib wäre es nicht unangebracht.
Man muß aber oft einen (Umschlag) nach dem anderen auflegen, bevor
der erste kalt geworden ist, andernfalls von außen mit einer anderen
wärmenden Vorrichtung zudecken, damit es nicht abkühlt. Bei vielen 17
(Kranken) haben zum Ausscheiden des Steines mit dem Urin schon
allein diese Maßnahmen genügt, man gebe ihnen jedoch auch von den

ἀλλὰ καὶ τῶν οὐρητικῶν προπότιζε τὸ μῆον καὶ τὸ ἄκορον καὶ τὴν
ἄγρωστιν καὶ τῆς νάρδου τὸ ἀφέψημα καὶ τοῦ καλάμου καὶ τοῦ ὀρεοσε-
λίνου καὶ ὑπερικοῦ σπέρμα καὶ λιβανωτίδα καὶ ἄσαρον καὶ κόκκον, ᾧ
βάπτουσι τὰ φοινικᾶ, μετὰ λευκοΐου σπέρματος καὶ ἀσφοδέλου ῥίζης
ἀφέψημα μετὰ σελίνου σπέρματος καὶ πίτυος τῶν φύλλων.
18 [Λίθων θρυπτικά.] Προσφέρειν δὲ καὶ ὅσα θρύπτειν τοὺς λίθους
27 δύναται· ἔστι δέ· σίον τε καὶ ἀδίαντον καὶ βδέλλιον καὶ ἀλκυόνιον | καὶ
ἄγνος καὶ τῆς ὀξείας μυρσίνης ἡ ῥίζα, σμύρνα τε καὶ τῆς δάφνης ἡ ῥίζα
19 καὶ παλιούρου σπέρμα. πολλάκις γὰρ ὑπὸ μεγέθους ἐνισχόμενοι εἰς τὸν
ἔσχατον κίνδυνον ἄγουσι τῇ τε τῶν πόνων ὀξύτητι καὶ οὐκ ἐῶντες τὸ
20 οὖρον ὑποχωρεῖν. οἶδα δέ τινι τὰ μὲν ἄλλα διεξελθόντα τὸν λίθον, οὐ
πολὺ δὲ ἐσωτέρω ἄκρου τοῦ αἰδοίου ἐμφραγέντα, καὶ ὀλίγου ἐδέησεν
ἀπολέσθαι τὸν ἄνθρωπον ταῖς δυσουρίαις, ἀλλὰ τῇ στενῇ λαβίδι οἷοί τε
21 ἐγενόμεθα ἐξελκύσαι αὐτόν. εἰ δὲ μὴ οὕτως ἐξελκύσαι οἷόν τε ἦν, τέμνειν

2 νάρδου] *v.* Plin. Nat. hist. XII 42sqq.: II 289,22sqq. Mayh. *cf. infra*, p. 164,12 ὀρεοσελίνου] *v.* Diosc. De mat. med. III 65: II 76,11sqq. Wellm. Theophr. Hist. plant. VII 6,4: II 102,3sqq. Hort 3 ὑπερικοῦ] *v.* Diosc. De mat. med. III 154: II 161,4sqq. Wellm. Plin. Nat. hist. XXVI 85sq.: IV 203,2sqq. Mayh. 3sq. κόκκον – φοινικᾶ] *cf.* Schol. ad Orib. Coll. med. XLIV 14,1: CMG VI 2,1, p. 131 app. ad 36 J. Ilberg, Rufus, p. 18 adn. 2 (*fallitur ergo Ilberg; v. supra*, p. 59 adn. 2) 4 λευκοΐου] *v.* Diosc. De mat. med. III 123: II 133,10sqq. Wellm. K. Lembach, Pflanzen, p. 158sq. ἀσφοδέλου] *v.* Diosc. De mat. med. II 169: I 234,13sqq. Wellm. Plin. Nat. hist. XXI 108sq.: III 416,3sqq. Mayh. K. Lembach, Pflanzen, p. 32sq. 5 πίτυος] *v.* Diosc. De mat. med. I 69: I 65,5sqq. Wellm. 6 Προσφέρειν – 9 σπέρμα] *cf.* Aët. Libri med. XI 5: Ruf., p. 92,18–21 Da. 7 σίον] *v.* Diosc. De mat. med. II 127: I 200,16sqq. Wellm. βδέλλιον] *v.* Diosc. De mat. med. I 67: I 60,18sqq. Wellm. Plin. Nat. hist. XII 35sq.: II 287,21sqq. Mayh. ἀλκυόνιον] *v.* Diosc. De mat. med. V 118: III 87,7sqq. Wellm. Plin. Nat. hist. XXXII 86sq.: V 78,12sqq. Mayh. 8 μυρσίνης] *v.* Diosc. De mat. med. I 112: I 105,5sqq. Wellm.; IV 144: II 286,17sqq. Wellm. σμύρνα] *v.* Diosc. De mat. med. I 64: I 57,6sqq. Wellm. Theophr. Hist. plant. IX 4,3sqq.: II 234,12sqq. Hort δάφνης] *v.* Diosc. De mat. med. I 78: I 78,5sqq. Wellm. 9 παλιούρου] *v.* Diosc. De mat. med. I 92: I 84,10sqq. Wellm. Theophr. Hist. plant. III 8,3: I 270,10sqq. Hort πολλάκις – 11 ὑποχωρεῖν] Aët. Libri med. XI 5: Ruf., p. 93,21–24 Da. = [Gal.] De aff. ren. ins. dign. et cur. 3: XIX 659,4–7 K. Rhaz., *K. al-Fāḫir*: p. 70,13sq. Kon. 9sq. εἰς – ἄγουσι] *cf.* Hipp. De diaeta III 72: VI 612,1sq. L. Plut. Fab. XXV 2: I 2, p. 78,26sq. Ziegler Diod. Bibl. hist. XVII 97,2: IV 282,14 Fischer 11 οἶδα – 122,3 ὕπεισιν] Aët. Libri med. XI 5: Ruf., p. 94,9–15 Da. = [Gal.] De aff. ren. ins. dign. et cur. 3: XIX 659,7–13 K. (*v.* A. Sideras, Beiträge, p. 54sqq.) Rhaz., *K. al-Fāḫir*: p. 106,14–108,7 Kon. Cels. De med. VII 26,1 C: CML I, p. 346,17–25 13 δυσουρίαις] *cf. supra*, p. 116,4.12 *infra*, p. 150,1 [Gal.] Def. med. 285: XIX 425,12sq. Leon. Phil. Consp. med. VI 6: p. 193,1sq. Ermerins

2 τοῦ ἀφέψημα M: τοῦ ἀφεψήματος ψ: *corr. Ma.* 3sq. ᾧ βάστουσι *Ma. in textu*: ὃν βαστάζουσι *coni. Ma. in adn.* 4 φοινικά M *edd.*: *correxi* 6 Λίθων θρυπτικά *del. Da.*: *tit. iter. in mg.* M 9sq. εἰς τὸ ἔσχατον κινδύνων M: *corr. Ma.* (*cf. A. Sideras, Beiträge, p. 45 cum adn. 1*) 11 τινα M *Ma.*: *corr. Da.* 12 ἐσω-τέρου M: *corr.* L

harntreibenden Mitteln Bärwurz, Kalmus, Quecke sowie Narden-, Rohr- und Hirschwurzabsud zu trinken, ferner Samen vom Johanniskraut, Rosmarin, Haselwurz und die Scharlachbeere, mit der man (die Stoffe) rot färbt, zusammen mit dem Samen der Levkoie und Absud von Asphodeloswurzeln zusammen mit Selleriesamen und Fichtennadeln.

Man führe (dem Kranken) auch zu, was die Steine zu zerkleinern 18
vermag; das sind: Sumpfmerk, Frauenhaar, Bdellium, Alkyonium, Mönchspfeffer, die Wurzel der spitzen Myrte, Myrrhe, die Lorbeerwurzel
und der Samen vom Christusdorn. Denn häufig führen (die Steine), 19
da sie infolge ihrer Größe innen festgehalten werden, (den Patienten) in äußerste Gefahr durch die Heftigkeit der Schmerzen, und weil sie
den Urin nicht abfließen lassen. Ich weiß, daß bei einem (Kranken) 20
der Stein zwar im übrigen durchkam, er sich aber nicht sehr weit vom Ende des Gliedes festgeklemmt hatte, so daß der Patient infolge der Harnbeschwerden beinahe gestorben wäre, es gelang uns aber, ihn (den
Stein) mit Hilfe einer schmalen Pinzette herauszuziehen. Wenn es nicht 21
möglich gewesen wäre, ihn auf diese Weise herauszuziehen, so hätten

διελογιζόμεθα τομὴν παραμήκη ἄνωθεν· τὸν γὰρ οὐρητῆρα, ὅπου μὴ
μεγάλη ἀνάγκη, οὐ χρὴ τέμνειν· ⟨συριγγοῦται γὰρ τοὐ⟩πίπαν καὶ ὕστε-
ρον ταύτῃ ὕπεισιν.
22 Ἐνθυμεῖσθαι ⟨δὲ ἐπὶ τοῖς κατὰ νεφροὺς λιθιῶ⟩σι καὶ τοῦτο· εἰ |
28 μὲν γὰρ ἐρηρεισμένοι εἶεν οἱ λίθοι καὶ τὸ ⟨οὖρον ἐπέχοιεν, τὰ θρυπτικὰ
προσ⟩φέρειν, κατακλύζοντά τε ὡς μάλιστα καὶ τῶν οὐ⟨ρητικῶν τι δι-
23 δόναι· εἰ ἔτ⟩ι δὲ ἐρεί⟨δοι⟩εν, πεφυλάχθαι τό τε πλεῖον πο⟨τὸν καὶ τὰ
οὐρητι⟩κά, ἀλλὰ τοῖς χλιάσμασιν ἀνιέναι καὶ κενοῦν τὴν γαστέρα
24 ⟨κλύσ⟩ματι, ὡς μὴ πιέζωνται οἱ οὐρητῆρες. καὶ ἐνθένδε, ὅ⟨ταν οὐρηθῇ⟩
ὁ λίθος, γάλα ὄνειον διδόναι πίνειν· εἰ δὲ μή, ἵππειον· εἰ δὲ μή, αἴγειον
κεραννύων μέλιτι. καὶ τἄλλα χρηστότερον διαιτᾶν ὡς ἐν τοῖς ἕλκεσιν.
25 αὗται μὲν περὶ τὰς οὐρήσεις τῶν λίθων αἱ θεραπεῖαι. τὸ δὲ μετὰ τοῦτο
εἰρήσεται, ὅπως ἂν καὶ τὸ σύμπαν οἱ νεφροὶ μὴ λιθιῶσι. |
29 26 [Προφυλακτικά, ἵνα μὴ λιθιῶσιν οἱ νεφροί.] Μέγιστον δὲ τῆς θερα-
πείας μετριότης σίτου καὶ πέψις· αἱ δὲ πλησμοναὶ καὶ ἀπεψίαι οὐ μόνον
παροξύνουσι τὴν νόσον, ἀλλὰ καὶ ἐπάγονται. πολλοὶ γοῦν ἐπὶ ταύταις
27 οὔρησαν θολεράς τε ὑποστάσεις καὶ ψαμμώδεις. διὸ δὴ παρακελεύομαι
καὶ ἐμεῖν ἀπὸ δείπνου πολλάκις καὶ τοῦ ἀψινθίου πίνειν θαμινὰ καί ποτε
καὶ φαρμακευθῆναι κάτω καὶ σιτία αἱρεῖσθαι, ἀφ' ὧν οὔτε πλησμοναὶ
28 οὔτε ἀπεψίαι ἔσονται. παρακελεύομαι δὲ καὶ τοῖς οὐρητικοῖς καθαίρεσθαι,

4 Ἐνθυμεῖσθαι – 6 προσφέρειν] *cf.* [Gal.] De aff. ren. ins. dign. et cur. 8: XIX 694,11–14 K. εἰ – 6 διδόναι] *cf.* Aët. Libri med. XI 5: Ruf., p. 93,3sq. Da. [Gal.] De aff. ren. ins. dign. et cur. 4: XIX 671,12–14 K. 4sq. εἰ – ἐπέχοιεν] *cf.* Aret. De acut. et diut. morb. VI 8,2: CMG II, p. 137,19sq. 7 εἰ – 9 οὐρητῆρες] *cf. supra*, p. 90,21sq. Aët. Libri med. XI 5: Ruf., p. 93,5–8 Da. [Gal.] De aff. ren. ins. dign. et cur. 4: XIX 670,14–671,1 K. 9 καὶ – 13 λιθιῶσι] Aët. Libri med. XI 5: Ruf., p. 94,16–19 Da. 14 Μέγιστον – 16 ἐπάγονται] Aët. Libri med. XI 6: Ruf., p. 94,20sq. Da. = [Gal.] De aff. ren. ins. dign. et cur. 5: XIX 673,4–7 K. 16sq. πολλοὶ – ψαμμώδεις] *cf. infra*, p. 150,12sq. Hipp. Epid. VI 1,5: V 268,5sq. L. 18 καὶ[I] – πολλάκις] *cf.* Aët. Libri med. XI 15: Ruf., p. 97,11sq. Da. [Gal.] De aff. ren. ins. dign. et cur. 5: XIX 675,16 K.

1 *post* τομὴν *2 litterae erasae in* M 2 τεμ. . .πίπαν *(lac. ca. 18 litt.)* M: τέμνειν . . . ἐπίπαν ψ: *sec. [Gal.] supplevi*: τέμνειν· συριγγοῦται γὰρ ὡς ἐπίπαν *suppl. Da. (v. A. Sideras, Beiträge, p. 46 et 55)* 2sq. *ante vel post* ὕστερον *vel eius loco fortasse supplendum est* τὸ οὖρον *(cf. A. Sideras, Beiträge, p. 48)* 3 ταύτῃ *om.* ψ 4 Ἐνθυμεῖσθαι . . .σι *(lac. ca. 18 litt.)* M: *supplevi*: Ἐνθυμεῖσθαι δὲ ἐπὶ τοῖς νεφροὺς λιθιῶσι *suppl. Da.* 5 ἐρηρεισμένοι *scripsi*: συγκείμενοι M *(v. A. Sideras, Beiträge, p. 19sqq.)* 5sq. καὶ τ. . .φέρειν κατακλύζοντα *(lac. ca. 18 litt.)* M: καὶ τὸ . . . καταλύξαντα ψ: *sec. Aët. et [Gal.] supplevi*: καὶ τὸ οὖρον ἐπέχοιεν, χρὴ ἀναφέρειν κατακλύσαντα *suppl. Da. (v. A. Sideras, Beiträge, p. 20)* 6sq. καὶ τῶν . . . *(lac. ca. 15 litt.)* ι δὲ ἐρεῖδ. . . *(lac. ca. 3 litt.)* ἐμπεφυλάχθαι M: καὶ τῶν οὐ. . . ἐμπεφυλάχθαι ψ: *sec. Aët. supplevi*: καὶ . . . τῶν οὐ . . . δὲ ἐρεῖ . . . ἐμπεφυλάχθαι *Da. (v. A. Sideras, Beiträge, p. 21sqq.)* 7sq. π. . .κά *(lac. ca. 12 litt.)* M: πο. . .κά ψ: *suppl. Da.* 8sq. τ. . .ματι *(lac. ca. 11 litt.)* M: τὴν γαστέρα . . .ματι ψ: *suppl. Da.* 9sq. ὅ. . . ὁ λίθος *(lac. ca. 9 litt.)* M: *supplevi*: ὅταν ἐκπέσῃ ὁ λίθος *suppl. Da.* 10sq. αἴγειον κεραννύων M 14 Προφυλακτικά – νεφροί *del. Da.*: *tit. iter. in mg.* M 19 καὶ[I] *om.* ψ *Ma.*

wir erwogen, einen länglichen Schnitt von oben vorzunehmen; denn
die Harnröhre darf man, wenn es nicht dringend nötig ist, nicht durch
einen Schnitt öffnen; *denn dann bildet sich* meistens *eine Fistel*, und (der
Urin) geht später dort ab.

Bei denen, die Nierensteine haben, bedenke man auch folgendes: 22
Wenn nämlich die Steine steckengeblieben sind und den *Urin festhalten,
gebe man (dem Kranken) die steinauflösenden Mittel*, und während
man gründliche Spülungen vornimmt, *muß man ihm* auch *eines*
von den *urintreibenden Mitteln verabreichen*; *falls* sie aber (immer) *noch* 23
festsitzen, muß man sowohl allzu vieles *Trinken als auch die harntreibenden
Mittel* vermeiden, vielmehr durch erwärmende Umschläge
eine Entspannung herbeiführen und den Bauch durch ein Klistier entleeren,
damit kein Druck auf die Harnleiter ausgeübt wird. Und von 24
dem Zeitpunkt an, *wenn* der Stein *im Urin abgegangen ist*, gebe man
Eselsmilch zu trinken, andernfalls Stutenmilch, andernfalls Ziegenmilch,
mit Honig vermischt. Und im übrigen ernähre man ihn möglichst
gut, wie im Fall der Geschwüre. Das sind also die Behandlungs- 25
methoden im Hinblick auf die Ausscheidungen der Steine im Urin.
Im folgenden wird die Rede davon sein, wie (man erreichen kann, daß)
in den Nieren überhaupt keine Steine entstehen.

Das wichtigste bei der Behandlung ist maßvolles Essen und (gute) 26
Verdauung; die Überfüllungen dagegen und die Verdauungsstörungen
verschärfen nicht nur die Krankheit, sondern führen sie auch herbei.
Viele haben nämlich infolge solcher Zustände Harn ausgeschieden, der
trübe und sandige Niederschläge aufweist. Deshalb empfehle ich also, 27
nach dem (Abend)essen häufig zu erbrechen, des öfteren Wermut zu
trinken, zuzeiten auch nach unten wirkende Abführmittel einzunehmen
und solche Nahrung zu bevorzugen, durch die weder Überfüllungen
noch Verdauungsstörungen entstehen. Ich empfehle ferner, sich auch 28
mit harntreibenden Mitteln reinigen zu lassen, indem man zunächst

τὸ μὲν ἐφ' ἡμέρᾳ ἐσθίοντα δαῦκόν τε ἑφθὸν καὶ μάραθ⟨ρ⟩ον καὶ ἱπποσέ-
λινον καὶ σόγχον καὶ σκόλυμον καὶ γλήχωνα καὶ καλαμίνθην· καὶ τῶν
θαλασσίων ἐχίνους τε καὶ στρόμβους καὶ καρκίνους τε καὶ ἀστακοὺς καὶ
29 τὰ ὀστρακόδερμα πάντα. ταῦτα μὲν τὰ ἐφ' ἡμέρᾳ. διὰ πλείονος δὲ ἠρυγ-
γίου τε ἀφέψημα πίνειν καὶ χαμαιπίτυος καὶ δικτάμνου καὶ πολίου καὶ
30 τριβόλου ῥίζης καὶ κυμίνου ἀγρίου καὶ | ἃ θρύπτει⟨ν⟩ τοὺς λίθους εἴρηται.
30 χρὴ δὲ καὶ τὸ ὕδωρ τό τε εἰς τὴν ἄλλην δίαιταν καὶ ἐν ᾧ τὰ φάρμακα
⟨ἕψεται πηγαῖόν τ⟩ε εἶναι καὶ γλυκὺ καὶ καθαρόν, τὰ δὲ ποτάμια καὶ
λιμναῖα ⟨ὕδατα φεύγειν· καὶ γὰρ⟩ καὶ οὐκ ἐνόντας λίθους ποιήσειεν ἄν.
31 καὶ τὸν οἶνον λεπτόν τε εἶναι, ⟨μὴ ἄγαν παλαι⟩ὸν καὶ λευκόν· οὐρητικὸς
32 γὰρ μᾶλλον τοῦ μέλανος καὶ στρυφνοῦ ⟨τε καὶ γλυκέος⟩. τό τε σύμπαν
εἰς εὐεξίαν ἄγειν τὸν ἄνθρωπον ταῖς ταλαιπωρίαις ⟨συμμέτρ⟩ως χρώ-
μενος καὶ ἀνατρίβων τό τε ἄλλο σῶμα καὶ τὴν ὀσφὺν ⟨το⟩τὲ μὲν ξηρό-
τερον τοτὲ δὲ λιπαρώτερον· ποτὲ δὲ σὺν φαρμάκοις, τῇ τρυγὶ καὶ τῷ

1 ἱπποσέλινον] *v.* Diosc. De mat. med. III 67: II 77,14sqq. Wellm. Theophr. Hist. plant. VII 6,3: II 100,14sqq. Hort Plin. Nat. hist. XIX 162sq.: III 293,19sqq. Mayh. 2 σόγχον] *v.* Diosc. De mat. med. II 131: I 203,1sqq. Wellm. Plin. Nat. hist. XXII 88sqq.: III 467,12sqq. Mayh. σκόλυμον] *v.* Diosc. De mat. med. III 14: II 21,1sqq. Wellm. γλήχωνα] *v.* Diosc. De mat. med. III 31: II 40,13sqq. Wellm. καλαμίνθην] *v.* Diosc. De mat. med. III 35: II 46,13sqq. Wellm. καὶ^V – 4 πάντα] *cf.* [Gal.] De aff. ren. ins. dign. et cur. 6: XIX 686,14–687,1 K. 4 ἠρυγγίου] *v.* Diosc. De mat. med. III 21: II 26,9sqq. Wellm. 5 δικτάμνου] *v.* Diosc. De mat. med. III 32: II 41,14sqq. Wellm. Theophr. Hist. plant. IX 16,1sqq.: II 294,21sqq. Hort Plin. Nat. hist. XXV 29sq.: IV 146,16sqq. Mayh. 6 τριβόλου] *v.* Diosc. De mat. med. IV 15: II 180,12sqq. Wellm. κυμίνου ἀγρίου] *v.* Diosc. De mat. med. III 60sq.: II 72,4sqq. Wellm. *cf. supra*, p. 104,10 κύμινον τὸ Αἰθιοπικὸν 7 χρὴ – 9 ἄν] [Gal.] De aff. ren. ins. dign. et cur. 5: XIX 674, 5–8 K. *cf.* ibid. 7: XIX 688,15–689,1 K. = Aët. Libri med. XI 6: Ruf., p. 95,6sq. Da. Aët. Libri med. XI 15: Ruf., p. 97,25sq. Da. 10 καὶ^I – 11 γλυκέος] [Gal.] De aff. ren. ins. dign. et cur. 5: XIX 674,3–5 K. = Aët. Libri med. XI 15: Ruf., p. 97,26sq. Da. *cf.* Rhaz., *Maq. fi l-Ḥaṣā*: p. 12,2–4 Kon. καὶ^I – λευκόν] [Gal.] De aff. ren. ins. dign. et cur. 6: XIX 681,10sq. K. *cf.* Aët. Libri med. VI 23. 24: CMG VIII 2, p. 163,11sq.; 169,12; XI 6: Ruf., p. 95,7sq. Da. 12 ταῖς – 14 λιπαρώτερον] *cf.* Aët. Libri med. XI 6: Ruf., p. 95,8 Da. ταῖς – χρώμενος] *cf.* Aët. Libri med. XI 15: Ruf., p. 98,7 Da. [Gal.] De aff. ren. ins. dign. et cur. 5.7: XIX 675,2–4; 693,10–14 K.

1 τε *om. Ma.* μάραθον M 2 σόγκον M: σόκχον L: *corr.* W*Da.* 4 *interpunctionem ante* πάντα *omnes fere codd. et edd. pos.* 6 θρύπτει MF *Ma.* *(qui coni.* θρύπτειν *in adn.)*: *corr.* LWφ *Da.* 7sq. φάρμακα . . .ε εἶναι *(lac. ca. 13 litt.)* M: *sec. [Gal.] supplevi*: φάρμακα ἐνέψεται λεπτόν τε εἶναι *suppl. Da. (v. A. Sideras, Beiträge, p. 23)* 9 λιμναῖα . . . καὶ *(lac. ca. 13 litt.)* M: *supplevi*: λιμναῖα ἀποδοκιμαστέον· καὶ *suppl. Da. (v. A. Sideras, Beiträge, p. 24)* 10 τε . . . ὸν καὶ *(lac. ca. 12 litt.)* M: τε εἶναι . . . καὶ ψ: *sec. Aët. et [Gal.] supplevi*: τε εἶναι καὶ γλυκὺν καὶ *suppl. Da. (v. A. Sideras, Beiträge, p. 24sq.)* 11 στρυφνοῦ . . . τό τε *(lac. ca. 11 litt.)* M: *sec. Aët. et [Gal.] supplevi*: στρυφνοῦ τε καὶ παχέος. τό τε *suppl. Da.* 12 τὰς ταλαιπωρίας . . .ως χρώμενος *(lac. ca. 8 litt.)* M: *corr. et suppl. Da.* 13 ὀσφὺν . . .τὲ *(lac. ca. 3 litt.)* M: ὀσφὺν ποτὲ ψ: *corr. Da.* 14 τοτὲ δὲ λιπαρώτερον *om.* ψ σὺν] ἐ ν *codd.edd.*: *correxi* *post* φαρμάκοις *addiderit* ὥσπερ *Deichgräber* *post* τῇ *addiderit* τε *Gärtner*

täglich gekochte Augenwurz, Fenchel, wilden Eppich, Gänsedistel,
Skolymus, Polei und Minze und von Meerestieren Seeigel und Triton-
schnecken sowie Krebse, Hummer und alle Arten von Schaltieren
ißt. Das (ist), was (man) täglich (zu sich nehmen kann). Für längere 29
Zeit trinke man Absud von Männertreu, Günsel, Diptam, Polium,
Klettenwurzel und wildem Kümmel sowie von denjenigen (Kräu-
tern), von denen gesagt wurde, daß sie die Steine zerkleinern. Es muß 30
aber auch das Wasser, sowohl das, was man für die sonstige Ernährung
verwendet, als auch das, in dem die Heilkräuter gekocht werden, süßes
und klares Quellwasser sein. Fluß- und Sumpf*wasser* dagegen *soll man
meiden, denn* diese könnten Nierensteine entstehen lassen, auch wenn
keine vorhanden sind. Auch der Wein muß dünn, *nicht zu alt* und hell 31
sein, weil dieser den Urin besser treibt als der dunkle, sei er herb *oder
süß*. Und im ganzen soll man den Kranken zu gutem körperlichem 32
Befinden bringen, indem man (ihn) sich in Maßen anstrengen läßt und
sowohl den übrigen Körper als auch die Hüften bald trockener, bald
mit mehr Öl massiert, manchmal aber auch mit Medikamenten wie

33 νίτρῳ καὶ τῇ κισσήρει. συμφέρει δὲ καὶ τῷ ἀρσενικῷ χρῆσθαι, ὅνπερ
τρόπον αἱ γυναῖκές εἰσιν εἰθισμέναι, καὶ τὰ ἄλλα οὕτω[ς] ποιεῖν, ὡς ἐν
31 τοῖς | χρονίοις εἰθίσμεθα· καὶ ἐλλέβορον πίνειν. εἰ δὲ μὴ ἐπὶ τούτοις
παύσαιτο ἡ νόσος, συγγηράσκει.

34 [Περὶ σκληρίας νεφρῶν.] Ὅσαι δὲ σκληρότητες κατὰ νεφροὺς γίγνον-
ται, ὀδύνας μὲν οὐκέτι παρέχουσι, δοκεῖ δὲ αὐτοῖς ὥσπερ ἐκ τῶν κενεώνων
κρέμασθαί ⟨τι⟩, καὶ ναρκώδεις μέν εἰσιν ἰσχίων, ἀκρατεῖς δὲ σκελῶν,
οὐροῦσί τε ὀλίγα, τήν τε ἄλλην ἕξιν τοῖς ὑδατουμένοις μάλιστα ἐοίκασιν·
οἱ δέ τινες καὶ σαφῶς ὑδατοῦνται ἐν τῷ χρόνῳ, οἷα καὶ ἀπὸ τῶν ἄλλων
35 σπλάγχνων σκληρυνομένων. τούτους ἀπαλύνειν κηρωταῖς καὶ μαλάγμασι
καὶ τρίψεσι καὶ πυριάμασι, καὶ οὐρητικὰ προσφέρειν καὶ τὴν γαστέρα ὑποκλύζειν· ἐλπίδες δὲ ἐντεῦθεν καὶ τὰς κινήσεις τῶν σκελῶν ἐπανελθεῖν καὶ μὴ ὑδατωθῆναι. |

1 κισσήρει] *v.* Diosc. De mat. med. V 108: III 78,16 sqq. Wellm. 3 ἐλλέβορον] *v.* Diosc. De mat. med. IV 148: II 290,3 sqq. Wellm. Theophr. Hist. plant. XI 10,1 sqq.: II 264,15 sqq. Hort Plin. Nat. hist. XXV 47 sqq.: IV 131,12 sqq. Mayh. 3 sq. εἰ – συγγηράσκει] *cf. supra*, p. 86,15 sq. *infra*, p. 146,3 sq. Hipp. Aph. II 39: IV 480,19–482,1 L.; VI 6: IV 564,6 sq. L. De aff. inter. 14: VII 202,22 sq. L. Aret. De acut. et diut. morb. IV 3,2: CMG II, p. 67,9 sq.; V 5,1: CMG II, p. 106,12 sq.; VII 1,1: CMG II, p. 144,6 (*v. etiam* K. Deichgräber, Aretaeus, p. 14 sq.) Gal. De san. tuenda VI 7: CMG V 4,2, p. 182,25–28 5 Ὅσαι – 12 ὑποκλύζειν] Aët. Libri med. XI 17: Ruf., p. 101,12–20 Da. = Orib. Syn. ad Eust. IX 25: CMG VI 3, p. 295,6–12 = Paul. Aeg. Epit. med. III 45,9: CMG IX 1, p. 247,18–23 Ὅσαι – 8 ἐοίκασιν] Rhaz. Liber cont.: X 78,19–79,3 = Ruf. fr. 281, p. 502,12–16 Da. 6 sq. δοκεῖ – τι] *cf. infra*, p. 130,10 sq. Hipp. De prisca med. 10: CMG I 1, p. 43,3 Progn. 16: II 152,2 sq. 10 sq. L. = I 95,2 sq. 10 sq. Kw. = p. 214,5 sq. 11 sq. Alex. De aff. inter. 17: VII 206,15 sq. L. Gal. De san. tuenda V 7: CMG V 4,2, p. 148,32–34 De loc. aff. VI 3: VIII 391,10 sq. K. De meth. med. XIV 16: X 1000,2 sq. K. Alex. Trall. Therap. XI 3: II 487,23–25 Puschm. 7 ναρκώδεις – σκελῶν] *cf.* Hipp. De artic. 48: IV 212,14 sq. L. Aret. De acut. et diut. morb. IV 5,2: CMG II, p. 71,21 sq. ναρκώδεις – ἰσχίων] *cf.* Hipp. Epid. VI 1,5: V 268,6 L. Psell. Opusc. med. 1093: I 220,9 Boiss. ἀκρατεῖς – σκελῶν] *cf.* Hipp. Epid. VI 4,11: V 310,3 sq. L.; VII 9: V 380,3 L. 10 τούτους – 12 ὑποκλύζειν] Rhaz. Liber cont.: X 79,3 sq. = Ruf. fr. 292, p. 504,17–19 Da.

1 κίσιρι M: *corr. Da.* 2 ἐθισμέναι MLW: ἠθισμέναι FV: *corr.* BP οὕτως M: *corr. Ma.* 4 συνγηράσκει M: *corr.* ψ 5 Περὶ σκληρίας νεφρῶν *seclusi*: *tit. iter. in mg.* M *ante* νεφροὺς *add.* τοὺς L 7 τι *add. Da. (cf. app. sim.)*: τι βάρος *hab. Orib. Rhaz.* ἰσχίων] τὰ ἰσχία *Da., mavult Kollesch (v. A. Sideras, Aetius und Oribasius, p. 111 adn. 4)*

Weinhefe, Natron und Bimsstein. Von Vorteil ist es auch, Arsenik zu 33
verwenden, wie es die Frauen zu tun pflegen, und im übrigen so vorzugehen, wie wir es bei den chronischen (Leiden) gewohnt sind; man trinke (ferner) auch Nieswurz. Wenn die Krankheit auch dann nicht aufhören sollte, wird sie zusammen mit (dem Patienten) alt.

Alle Verhärtungen, welche in den Nieren entstehen, verursachen 34
zwar keine Schmerzen mehr, (die Kranken) haben jedoch das Gefühl, als ob ihnen etwas an den Weichen hängt, sie haben ein taubes Gefühl in den Lenden, sind ihrer Beine nicht (mehr) mächtig, scheiden wenig Urin aus und ähneln in ihrem sonstigen Zustand sehr den Wassersüchtigen. Einige werden tatsächlich mit der Zeit deutlich wassersüchtig, wie auch sonst (Wassersucht aufzutreten pflegt), wenn die
anderen inneren Organe sich verhärten. Diesen (Patienten) verschafft 35
man Linderung durch Wachssalben, erweichende Mittel, Massagen und Schwitzbäder; man gebe ihnen ferner harntreibende Mittel und erleichtere sie durch Klistiere. Es besteht Aussicht, daß daraufhin die Fähigkeit, die Beine zu bewegen, zurückkommt und daß (der Patient) nicht wassersüchtig wird.

32 4. Αἱμορραγία νεφρῶν. Ἔστι δὲ καὶ ἥδε ἡ νόσος νεφρῶν· οὐ δύνανται
τὰ οὖρα ἠθεῖν, ἀλλὰ εὐρύτεροι ὄντες χαλῶσί τι καὶ τοῦ αἵματος ἐκ τῆς
φλεβὸς καὶ ἄλλας παχύτητας· ὥστε, εἰ κατασταθείη, ὑπόστασίν τε καὶ
ἐπιπάγους ἄνωθεν ἴσχειν θαλασσίῳ πνεύμονι μάλιστα ἐμφερεῖς. οὕτω[ς]
2 δὲ καὶ εἴκαζε Κλεόφαντος ὁ Κλεομβρότου. πεφθέντος μὲν τοῦ σιτίου
τε καὶ παρελθόντος εἰς τὰς φλέβας, οὐρεῖται ὁποῖα εἴρηται· νεαροῦ δὲ ἔτι
ὄντος, καθαρὰ καὶ ἀνυπόστατα καὶ λελυμένα καὶ ὑδατώδη. αἴτιον δέ·
33 3 οὐ γάρ πω οὔτε δέδευται τὰ σιτία τῷ ποτῷ οὔτε ἡμάτω|ται. τὸ μὲν
εἶδος τοῦ ⟨πάθους τοιόνδε· πο⟩νοῦσι δὲ οὐδὲν ἢ βραχὺ παντελῶς· οἱ
δὲ καὶ ῥᾴους ἐπὶ ⟨ταῖς οὐρήσεσι γίγνονται⟩. λεπτύνονταί γε μὴν ἀνὰ
χρόνον πάντες καὶ μᾶλλον ὅσοι⟨ς αἷμα πλεῖον οὐρεῖται⟩.
4 Τούτοις κατ' ἀρχὰς ἀτρεμεῖν τε συμφέρει καὶ σιτία ⟨στύφοντα καὶ
οἶ⟩νοι μέλανες καὶ τῶν οὐρητικῶν ἀπέχεσθαι καὶ λαγνεύ⟨ειν ὅτι ἥκιστα.⟩
5 [Θεραπεία.] ⟨πίνειν δὲ⟩ τὰ τῶν αἱμορραγιῶν φάρμακα, μάλιστα ⟨μὲν

1 Ἔστι – 7 ὑδατώδη] Aët. Libri med. XI 2: Ruf., p. 87,25–88,4 Da. Ἔστι – 4 ἴσχειν] *cf.* Aret. De acut. et diut. morb. IV 3,9: CMG II, p. 69,5–7 Ἔστι – 3 παχύτητας] Orib. Syn. ad Eust. IX 26,1: CMG VI 3, p. 295,14–16 = Paul. Aeg. Epit. med. III 45,8: CMG IX 1, p. 246,19–21 *cf.* Hipp. Aph. IV 78: IV 530,10sq. L. De aff. inter. 15: VII 204,1–4 L. Aret. De acut. et diut. morb. II 9,4: CMG II, p. 31,9sq. Gal. De sympt. caus. III 5: VII 234,14–17 K. De loc. aff. VI 3: VIII 392,4–7; 394,3–10 K. [Gal.] De aff. ren. ins. dign. et cur. 3: XIX 654,2sq. K. 3sq. ὑπόστασίν – ἴσχειν] *cf.* Aët. Libri med. III 165: CMG VIII 1, p. 338,21 8 δέδευται – ἡμάτωται] *cf.* Gal. De alim. fac. I 4: CMG V 4,2, p. 223,9sq. De loc. aff. I 4: VIII 38,6sq. K. 9 πονοῦσι – 130,2 ἀφέψημα] Aët. Libri med. XI 2: Ruf., p. 88,4–9 Da. 12 Τούτοις – 130,4 κρέασιν] Orib. Syn. ad Eust. IX 26,2: CMG VI 3, p. 295,16–21 13 καὶ^II – ἥκιστα] *cf. supra*, p. 116,9sq. Hipp. De diaeta I 35: VI 520,7 L.; III 73: VI 614,8sq. L. De aff. inter. 17: VII 208,7 L. 14 πίνειν – 130,2 ἀφέψημα] *cf.* Paul. Aeg. Epit. med. III 45,8: CMG IX 1, p. 246,24–27

1 Αἱμορραγία νεφρῶν *scripsi*: περὶ αἵματος οὐρήσεως (καὶ οὐρήσεως BP) M *(et in textu et in mg.)* ψ *edd.* *ante* νεφρῶν^II *add.* τῶν *Ma.* οὐ] οὖν M: *corr.* ψ *(cf. A. Sideras, Beiträge, p. 18 adn. 3)* 3 ὑπόστασίν *scripsi*: ὑπόστασ''' M: ὑποστάσεις ψ *Da.*: ὑπόστασίς *Ma. in textu*, ὑποστάσεις *coni. in adn.* 4 ἐπιπάγους] ὑπάγουσαν M: ὑπαγούσας ψ: *corr. Da.* οὕτως M: *corr.* BP *edd.* 5 μὲν *scripsi*: δὲ *codd. edd.* σίτου M: *corr. Ma.* 8 οὔτε^I *om. Ma., secl. Da.* ἡμάτωται] ἥνωται ψ 9 τοῦ . . .νοῦσι *(lac. ca. 15 litt.)* M: τοῦ . . . νοσοῦσι(ν) ψ: *sec. Aët. supplevi*: τοῦ πάθους τοιοῦτο· πονοῦσι *suppl. Da.* 10 ἐπὶ . . . λεπτύνονται *(lac. ca. 15 litt.)* M: *sec. Aët. supplevi*: ἐπὶ ταῖς διουρήσεσιν· λεπτύνονται *suppl. Da.* 11sq. ὅ. . . τούτοις *(lac. ca. 15 litt.)* M: ὅσοι . . . τούτοις ψ: *suppl. Da. sec. Aët.* 12sq. σιτίạ . . .νοι *(lac. ca. 12 litt.)* M: *suppl. Da.* θεραπεία αἵματος οὐρήσεως ἀπὸ νεφρῶν M *in mg.* 13sq. λαγṿ. . . θεραπεία:- τὰ *(lac. ca. 12 litt.)* M: λαγνεύ. . . αἵματος οὐρήσεως θεραπεία. τὰ ψ: *sec. Orib. correxi*: λαγνείας· πίνειν δὲ τὰ *suppl. Da. (v. A. Sideras, Beiträge, p. 25sq.)* 13 λαγνεύειν – ἥκιστα] λαγνεύματος *Kudlien, p. 613, vix recte* 14–130,1 μάλιστα . . . χυλὸν *(lac. ca. 8 litt.)* M: *sec. Orib. et Aët. supplevi*: μάλιστα πολυγόνου χυλὸν *suppl. Da.*

4. Nierenblutung. Auch folgende Nierenerkrankung kommt vor:
(Die Nieren) sind nicht imstande, den Urin zu filtern, sondern lassen,
weil sie weiter (geworden) sind, auch etwas Blut aus der Ader und
andere dicke Stoffe durchgehen, so daß (der Urin), wenn er sich gesetzt
hat, einen Bodensatz und obenauf geronnene Bestandteile, der See-
lunge sehr ähnlich, aufweist; damit hat sie Kleophantos, der Sohn
des Kleombrotos, verglichen. Nachdem nun die Nahrung verdaut 2
und in die Adern gelangt ist, wird Urin von der Art ausgeschieden,
wie er beschrieben wurde; wurde sie gerade erst vor kurzem auf-
genommen, so ist (der Urin) klar, ohne Niederschlag, alle Stoffe in
aufgelöster Form enthaltend und wäßrig. Der Grund: die Nahrung ist
noch nicht durch den Trank angefeuchtet und ist noch nicht in Blut
umgesetzt worden. *Das* also *ist* die Art der *Krankheit*. Schmerzen 3
haben (die Patienten) überhaupt nicht oder (nur) ganz wenig. Einige
fühlen sich sogar erleichtert, wenn *sie uriniert haben*. Sie magern aber
mit der Zeit alle ab, und zwar besonders diejenigen, *die ziemlich viel
Blut mit dem Urin ausscheiden*.

Für diese ist es zunächst vorteilhaft, sich ruhig zu verhalten, 4
adstringierende Speisen und dunkle Weine (zu sich zu nehmen), sich
aber der harntreibenden Mittel zu enthalten und *möglichst wenig* Ge-
schlechtsverkehr auszuüben. *Man trinke ferner* die Arzneien, die gegen 5
die blutigen Ausflüsse verwendet werden, vor allem *Knöterich*saft und

πολυγόνου⟩ χυλὸν καὶ τραγάκανθαν ἐν οἴνῳ βεβρεγμένην καὶ συμφύτου
τῆς ῥίζης τὸ ἀφέψημα. ἐπιτιθέναι δὲ καὶ τῇ ὀσφύϊ ἔξωθεν τὰ πρὸς τοὺς
34 ῥοῦς καὶ τὰς πτύσεις τοῦ αἵματος καὶ ὅσα ξηρότητι συντεί|νειν δύναται.
6 μετὰ δὲ ἀνατρέφειν τὴν ἕξιν γάλακτί τε μηλείῳ καὶ σιταρίοις καὶ κρέασιν,
ὡς ἂν καὶ τὰ γυμνάσια ἤδη προσδέχωνται καὶ τὸ σύμπαν σῶμα ἰσχὺν
7 ἄγῃ. οὕτω γὰρ καὶ οἱ νεφροὶ τὸ οἰκεῖον ἔργον ἐπιτελέσουσιν· οἰκεῖον
δέ που τοῖς νεφροῖς διηθεῖν τὰ οὖρα ἀπὸ τοῦ αἵματος καὶ μήτε χροιὰν
αἵματος μήτε αἷμα αὐτὸ μήτε παχύτητα ἄλλην μηδεμίαν παριέναι ἔξω.
8 [Περίοδοι αἵματος οὐρήσεως.] Οἷς δὲ κατὰ περιόδους αἵματος οὔρη-
σις γίγνεται, πρὶν μὲν κενωθῆναι τοῦ αἵματος, βαρεῖς κατ' ὀσφὺν καὶ
ἐπώδυνοί εἰσι· κενωθέντες δὲ ἐπικουφίζονται, ὥσπερ ἐπὶ αἱμορροΐδι. χρὴ
9 οὖν φλέβα τέμνειν ἐν ἀγκῶνι ὀλίγον τῆς περιόδου ἔμπροσθεν. τὸ μὲν
κεφάλαιον τῆς θεραπείας τόδε· διαιτᾶν δέ, ὥστε μὴ πληθώραν ὑπο-
γίγνεσθαι, καὶ τὰ ἄνω γυμνάζειν. |
35 5. Διάρροια οὔρου. Κοινὴ δὲ ἄλλη νόσος ἥπατος καὶ φλεβὸς τῆς
ἐπὶ νεφροὺς τεινούσης καὶ αὐτῶν νεφρῶν καὶ προσέτι οὐρητήρων καὶ

1 πολυγόνου] *v.* Diosc. De mat. med. IV 4: II 171,1 sqq. Wellm. Plin. Nat. hist. XXVII 113 sqq.: IV 264,3 sqq. Mayh. τραγάκανθαν] *v.* Diosc. De mat. med. III 20: II 25,10 sqq. Wellm. συμφύτου] *v.* Diosc. De mat. med. IV 9: II 175,1 sqq. Wellm. R. Strömberg, Pflanzennamen, p. 88 sq. 2 sq. ἐπιτιθέναι – δύναται] Aët. Libri med. XI 2: Ruf., p. 88,16–18 Da. 4 μετὰ – 7 αἵματος] Aët. Libri med. XI 2: Ruf., p. 88,21–25 Da. 6 sq. οἰκεῖον – αἵματος] *cf. e.g.* Gal. De fac. nat. I 17: II 72,14–17 K. = Scr. min. III, p. 154,8–12 Helmr. De usu part. V 5: III 363,1 sq. K. = I 265,26 sq. Helmr. De sympt. caus. III 8: VII 251,7–11 K. De loc. aff. I 1: VIII 7,16 sq. K. Io. Act. De urinis I 4,5: II 7,19–22 Ideler 9 Οἷς – 13 ὑπογίγνεσθαι] Orib. Syn. ad Eust. IX 26,3–4: CMG VI 3, p. 295,22–25 Οἷς – 12 ἀγκῶνι] *cf.* Paul. Aeg. Epit. med. III 45,8: CMG IX 1, p. 246,21–24 Οἷς – 11 αἱμορροΐδι] *cf.* Aret. De acut. et diut. morb. IV 3,8: CMG II, p. 68,24 sq. Aët. Libri med. XI 3: Ruf., p. 88,27 sq. Da. 10 sq. βαρεῖς — εἰσι] *cf. supra*, p. 126,6 sq. Cels. De med. II 7,15: CML I, p. 62,5 11 sq. χρὴ – ἔμπροσθεν] *cf.* Aët. Libri med. XI 3: Ruf., p. 89,17–19 Da. 13 sq. διαιτᾶν – γυμνάζειν] Aët. Libri med. XI 3: Ruf., p. 89,25–27 Da. 15 Κοινὴ – 132,1 κύστεως] *cf.* Aret. De acut. et diut. morb. IV 2,1: CMG II, p. 65,17–19 Io. Act. De diagn. I 51: II 411,4–12 Ideler

1 τραγάκανθα ... βεβρεγμένη M *Ma.*: *corr. Da.* 2 τῆς ῥίζης τὸ ἀφέψημα M: τῆς ῥίζης ἀφέψημα ψ 3 ῥοῦς] καιροὺς Mψ *(in* M *fere exstinctum)*: *corr. Da.* 4 μετὰ *vix legitur in* M τε] δὲ *vitiose Ma.* 5 ἕως *Da.* 5 sq. ἰσχὺν ἄγειν M *Ma.*: *correxi*: εἰς ἰσχὺν ἄγειν *Da. consentiente Deichgräber* 9 Περίοδοι αἵματος οὐρήσεως *del. Da.* πῶς χρὴ διαγινώσκειν τοὺς κατὰ περίοδον οὐροῦντας αἷμα καὶ θεραπεύειν M *in mg.* 13 μὴ] καὶ ψ 15 Διάρροια οὔρου *scripsi*: κοινὴ νόσος ἥπατος καὶ φλεβός Mχ *Ma.*: περὶ διαρροίας τοῦ οὔρου φ (*om.* F) *Da.* πῶς διαγινώσκειν χρὴ τὸν διαβήτην καὶ θεραπεύειν M *in mg.* 16 νεφρούς] νεφροῖς M: *corr. Ma.* *ante* νεφρῶν *add.* τῶν L *Da., sed cf. supra, p. 104,2*

mit Wein befeuchteten Tragant sowie den Absud der Beinwellwurzel. Man soll auch äußerlich auf die Hüften die zur Behandlung von Blutungen und blutigen Auswürfen (geeigneten) Mittel auflegen sowie alles, was durch seine Trockenheit zu adstringieren vermag. Sodann 6
bringe man (die Kranken) zu guter körperlicher Verfassung, indem man sie mit Schafsmilch, kleinen Imbissen und Fleischspeisen ernährt, damit sie nunmehr auch die Leibesübungen (wieder) aufnehmen können und der ganze Körper seine Kraft wieder erlangt. Denn so werden auch 7
die Nieren die ihnen zukommende Aufgabe erfüllen; zu den Aufgaben der Nieren gehört es, den Urin vom Blut zu scheiden und weder die Farbe des Blutes noch Blut selbst noch sonst irgendwelche dickere Substanz nach außen durchkommen zu lassen.

Diejenigen hingegen, bei denen periodisch Blut im Urin vorkommt, 8
verspüren vor der Ausscheidung des Blutes eine Schwere im Bereich der Hüften und Schmerzen; nachdem sie aber davon befreit sind, fühlen sie sich erleichtert, wie im Fall der Hämorrhoiden. Man muß also die Ader am Ellbogen öffnen, kurz vor dem Eintritt des periodischen Anfalles. Das ist das wichtigste bei der Behandlung. Ernähren 9
soll man aber (den Patienten) in der Weise, daß (bei ihm) keine Überfüllung (dabei) entsteht, und man lasse ihn den Oberkörper üben.

5. Harndiarrhöe. Um eine andere gemeinsame Krankheit der Leber und der Ader, die sich bis zu den Nieren erstreckt, und der Nieren selbst und obendrein der Harnleiter und der Blase handelt es

κύστεως, εἰ καῦμα ἔχοι τὸν ἄνθρωπον καὶ δίψα ἄπαυστος καὶ πίνων
αὐτίκα οὐροίη καὶ συντήκοιτο τὸ σῶμα ἐπὶ κύστιν. κοιλίαι δὲ τούτοις
ξηραίνονται καὶ ἀνίδρωτές εἰσι καὶ ἀπόλλυνται ἐν χρόνῳ λεπτυν[τι]-
2 θέντες. καὶ ⟨εἰ καὶ λειεντερίαν εὗ⟩ρον ἐγγυτάτω ταύτης, διάρροιαν εἰς
οὖρα ὠνόμασαν ⟨τὴν νόσον· λειουρία⟩ ἀλλὰ νῦν γε ὀνομαζέσθω. καὶ
γάρ ἐστιν, οἷον ἡ λειεντερία ⟨ἐν ἐντέροις, τοι⟩όνδε ἄλλο κατὰ κύστιν τὸ
36 3 εἰρη|μένον ἀρρώστημα. καὶ ⟨συμβαίνει ἐν⟩θένδε, ὥσπερ καὶ ἐκ τῆς λει-
εντερίας, τελευτῆσαι ⟨τὸν ἄνθρωπον⟩, ἀποληφθέντων ἀθρόως τῶν
οὔρων, εἰ μὴ εἰς ἐμέ⟨τους ἀντι⟩σπᾶν ἐθέλοις. τοῦτο γὰρ τὸ μέγιστον
4 ἴαμα τῇ νόσῳ ⟨τῇδε⟩· πιόντα αὐτίκα ἐξεμεῖν. πίνειν δὲ ὡς ψυχρότατον,
καὶ τἄλλα τῇ διαίτῃ ψυχροτέρᾳ χρῆσθαι, τῶν τε ψυχόντων λαχάνων
ἐσθίοντα καὶ κυκεῶνα πίνοντα καὶ πτισάνης χυλὸν ῥοφοῦντα. οὐρητικὸν
δὲ μηδὲν προσφέρειν· ἀντισπᾶν δὲ καὶ εἰς ἱδρῶτας. εἰ γὰρ καλῶς δύναιτο
5 ἐξιδροῦν, ἐπιξηραίνοιντο ἂν αἱ οὐρήσεις. ἄριστον δέ, εἰ ἐν πίθῳ πυριῷτο
ὑπερέχων ἄνω τὴν κεφαλήν, ὡς τὸ μὲν ἄλλο σῶμα θερμαίνηται, ψυχρὸν

1 εἰ – 3 λεπτυνθέντες] *cf.* Hipp. De aff. inter. 24. 26: VII 228,2–4; 232,12sq. L. Aret. De acut. et diut. morb. IV 2,1: CMG II, p. 65,18–22; VIII 2,2: CMG II, p. 162,7sq. 1sq. εἰ – οὐροίη] *cf.* Gal. De loc. aff. VI 3: VIII 394,14–17 K. = Orib. Syn. ad Eust. IX 32,1: CMG VI 3, p. 297,18–20 Aët. Libri med. XI 1: Ruf., p. 85,1sqq. Da. Alex. Trall. Therap. XI 6: II 493,13sq. Puschm. Paul. Aeg. Epit. med. III 45,10: CMG IX 1, p. 247,25sq. Leon. Phil. Consp. med. VI 3: p. 191,2sq. Ermerins 2sq. κοιλίαι – ξηραίνονται] *cf.* Aët. Libri med. X 17: Ruf. fr. 79, p. 381,12 Da. 4 καί^{I} – 7 ἀρρώστημα] *cf.* Gal. De sympt. caus. III 8: VII 248,1–3 K. De loc. aff. VI 3: VIII 394,11–14. 17sq.; 397,14sq.; 399,1–3; 401,12–14 K. In Hipp. Aph. comm. VI 1: XVIII A 2,13–16 K. Alex. Trall. Therap. XI 6: II 493,14–17 Puschm. λειεντερίαν] *cf.* Aret. De acut. et diut. morb. IV 10,1sqq.: CMG II, p. 79,15sqq. [Gal.] Def. med. 271: XIX 422,10–17 K. Theoph. et Damasc. In Hipp. Aph. comm. IV 12: II 391,26–392,9 Dietz 9 τοῦτο – 13 ἱδρῶτας] Orib. Syn. ad Eust. IX 33,1: CMG VI 3, p. 297,23–26 = Aët. Libri med. XI 1: Ruf., p. 86,13–16 Da. 10 πίνειν – 13 ἱδρῶτας] *cf.* Paul. Aeg. Epit. med. III 45,10: CMG IX 1, p. 248,9–11 13 ἀντισπᾶν – ἱδρῶτας] *cf.* [Hipp.] De diaeta acut. II 25: II 510,4sq. L. = I 174,17sq. Kw. 14 ἄριστον – 134,8 τέμνειν] Orib. Syn. ad Eust. IX 33,2–4: CMG VI 3, p. 297,27–298,7 = Aët. Libri med. XI 1: Ruf., p. 86,16–87,3 Da. ἄριστον – 134,1 ἀέρα] *cf.* O. Hiltbrunner, Latina Graeca, p. 183sq.

3 ξηραίνοιντο M: *corr. Ma.* λεπτυντιθέντες M: *corr.* ψ 4 καὶ . . . ἐγγυτάτω *(lac. ca. 15 litt.)* M: καὶ . . .ραν ἐγγυτάτω ψ: *supplevi*: καὶ ὅτι λειεντερίαν εὗρον ἐγγυτάτω *suppl. Da. (v. A. Sideras, Beiträge, p. 26sq.)* 5 ὠνόμα. . .ἀ *(lac. ca. 14 litt.)* M: ὠνόμασαν . . . ἀλλὰ L: *supplevi*: ὠνόμασαν, οὐ λειουρίαν· ἀλλὰ *suppl. Da. (v. A. Sideras, Beiträge, p. 27sq.)* 6 λειεντερία . . .όνδε *(lac. ca. 12 litt.)* M: *supplevi*: λειεντερία κατὰ ἔντερα, τοιόνδε *suppl. Da.* 7 καὶ . . .θένδε *(lac. ca. 11 litt.)* M: *suppl. Da.* 8 τελευτῆσαι . . . ἀποληφθέντων *(lac. ca. 11 litt.)* M: *supplevi*: τελευτῆσαι τὸν ἄρρωστον ἀποληφθέντων *suppl. Da.* 9 εἰς] τις M *edd.*: *correxi* ἐμέ. . .πᾶν *(lac. ca. 7 litt.)* M: ἐμέ. . . σπᾶν ψ: *supplevi*: ἐμέτῳ ἀντισπᾶν *suppl. Da., sed cf. infra, lin. 13* ἐθέλοιο M *Ma.*: *correxi*: ἐθέλοι *Da.* 10 νό. . . ιόντα *(lac. ca. 7 litt.)* M: νόσῳ πιόντα ψ: *supplevi*: νόσῳ ταύτῃ πιόντα *suppl. Da.* 11 τε] δὲ M *Ma.*: *corr. Da.* 15 θερμαίνοιτο L

sich, wenn den Patienten Hitze und unstillbarer Durst ergreifen und
er sogleich uriniert, wenn er (etwas) trinkt, und sich (ihm) der Körper
in die Blase hinein auflöst. Diesen (Patienten) trocknet der Leib aus,
sie sondern keinen Schweiß ab und gehen mit der Zeit an Abmagerung
zugrunde. Und *obwohl man festgestellt hat, daß die Lienterie* dieser 2
Krankheit sehr nahesteht, hat man *sie* Harndiarrhöe genannt; aber
jetzt soll sie doch *Liurie* heißen. Denn wie die Lienterie eine Krank-
heit *der Eingeweide* ist, so ist auch das erwähnte Leiden eine ent-
sprechende Krankheit der Blase. Und *es geschieht* hier, genauso wie 3
auch als Folge der Lienterie, daß *der Patient*, nachdem der Urin(fluß)
plötzlich aufgehört hat, stirbt, sofern man nicht durch Erbrechen
entgegenwirken will. Dies ist nämlich die beste Heilmethode bei *dieser*
Krankheit: sogleich, wenn man getrunken hat, zu erbrechen. Man soll 4
jedoch möglichst Kaltes trinken und im übrigen eine ziemlich kalte
Nahrung zu sich nehmen, indem man von den kühlenden Gemüse-
arten ißt, erfrischendes Getränk trinkt und Gerstenschleim schlürft.
Aber kein harntreibendes Mittel zuführen; außerdem (in der Weise)
entgegenwirken, daß er schwitzt. Denn wenn (der Kranke) reichlich
ausschwitzen kann, werden wohl auch die Urinabsonderungen aus-
trocknen. Sehr gut wäre es aber, ließe man (den Kranken) in einem 5
Faß ein trockenes Schwitzbad nehmen, wobei er den Kopf oben heraus-
ragen läßt, damit der übrige Körper zwar erwärmt wird, er aber kalte

δὲ ἕλκῃ ἀέρα· καὶ τὰ ἄλλα ὥσπερ καῦσον θεραπεύειν, ἵνα σοι ταχὺ
ἄδιψος γένηται.
37 6 [Ἐπιπλάσματα.] Τήν τε | οὖν πάλην τοῦ ἀλφίτου φυράσας ὄξει
καὶ ῥοδίνῳ κατάπλασσε τὸ ὑποχόνδριον· καὶ φύλλα ἀμπέλου τρίψας
7 ἁπαλὰ καὶ κοτυληδόνα καὶ ἑλξίνην καὶ ἀνδράχνην καὶ ὅσα ἄλλα. προ-
πότιζε δὲ καὶ πολυγόνου χυλὸν συνεχῶς καὶ ἑλένιον ἐν οἴνῳ μέλανι καὶ
8 σύμφυτον καὶ φοινίκων ἀπόβρεγμα καὶ μύρτων καὶ ἀπίων. κατ' ἀρχὰς
δὲ ἐν ἀγκῶνι φλέβα τέμνειν. τὰ μὲν οὖν νεφριτικὰ οὕτως ἄν τις κάλλιστα
ἰῷτο.

6. Φλεγμονὴ κύστεως. Τῶν δὲ περὶ κύστιν νοσημάτων χαλεπώτατον
μὲν καὶ θανατωδέστατόν ἐστι φλεγμονὴ κύστεως. ὥστε πυρέττουσί τε
ὀξέως καὶ ἀγρυπνοῦσι καὶ παραπαίουσι καὶ ἐμοῦσι χολώδη ἄκρατα καὶ
38 2 οὐρεῖν οὐ δύνανται. καὶ ἦτρον μὲν σκληρύνεται αὐτοῖς, ὀδύ|ναι δὲ ἰσχυραὶ
τὸ ἐπίσειον τύπτουσι, χεῖρες δὲ καὶ πόδες οὐκέτι ἀναθερμαίνονται· μά-
λιστα δὲ περὶ ἥβην καὶ ὀλίγον ἔμπροσθεν καταλαμβ⟨άνει ἡ νόσος⟩.
ἀποκτείνει ⟨δὲ⟩ διὰ ταχέων, εἰ μὴ οὐρήσειαν πολλά ⟨τε καὶ παχέα καὶ⟩

3 Τήν – 5 ἀνδράχνην] *cf.* Paul. Aeg. Epit. med. III 45,10: CMG IX 1, p. 248,8sq. 5 κοτυληδόνα] *v.* Diosc. De mat. med. IV 91: II 250,5sqq. Wellm. ἑλξίνην] *v.* Diosc. De mat. med. IV 39: II 197,18sqq. Wellm. Plin. Nat. hist. XXII 41sq.: III 452,13sqq. Mayh. προπότιζε – 7 ἀπίων] Paul. Aeg. Epit. med. III 45,10: CMG IX 1, p. 248,6sq. 6 ἑλένιον] *v.* Diosc. De mat. med. I 28: I 31,21sqq. Wellm. 7sq. κατ' – τέμνειν] Paul. Aeg. Epit. med. III 45,10: CMG IX 1, p. 248,11 *cf.* Aët. Libri med. XI 1: Ruf., p. 86,6sq. Da. 8 τὰ ... νεφριτικὰ] *cf. supra*, p. 86,3sq. 15sq.; 116,10 10 Τῶν – 138,7 πεποιημένας] *cf.* Aret. De acut. et diut. morb. II 10,1sqq.: CMG II, p. 31,14–32,20; IV 4,1sqq.: CMG II, p. 69,19–71,8; VI 9,1sqq.: CMG II, p. 138,19–139,26 Paul. Aeg. Epit. med. III 45,4: CMG IX 1: p. 243,21–244,13 Τῶν – 138,1 οὖρον] Rhaz. Liber cont.: X 88,19–89,9 = Ruf. fr. 284, p. 503,9–14 Da.; fr. 279, p. 501,2–11 Da. Τῶν – 136,1 τράποιτο] *cf.* Hipp. Progn. 19: II 166,1–168,4 L. = I 99,17–100,7 Kw. = p. 220,1–9 Alex. Cels. De med. II 8,21: CML I, p. 71,5–7 Ibn al-Ǧazzār, *K. Zād al-musāfir* VI 20,396: Ruf., p. 592,32–593,3 Da. Τῶν – 14 τύπτουσι] Aët. Libri med. XI 26: Ruf., p. 109,9–12 Da. Τῶν – 13 δύνανται] Orib. Syn. ad Eust. IX 28,1: CMG VI 3, p. 296,2–4 13 ὀδύναι – 136,1 πυώδη] *cf.* Ruf. De corp. hum. part. appell. 190: p. 159,14–160,2 Da. 16 ἀποκτείνει – 136,1 τράποιτο] *cf.* Hipp. Aph. VI 44: IV 574,5–7 L. εἰ – παχέα] *cf.* [Hipp.] De diaeta acut. II 11: II 464,10 L. = I 164,18sq. Kw.

1 ἕλκει M: *corr.* BP 2 γένοιτο M *Ma.*: *corr. Da.* 3 Ἐπιπλάσματα *del. Da.* καταπλάσματα τοῦ σπλάγχνου ἐπὶ τοῦ διαβήτου M *in mg.* 3sq. ὄξει καὶ ῥοδίνῳ] ὄξει ῥοδίνῳ *Ma.*: ὀξυρροδίνῳ *Da., sed cf. infra, p. 148,4* 7sq. κατ' ἀρχὰς δὲ καὶ φλέβα τέμνειν ἐν ἀγκῶνι *malim* 10 Φλεγμονὴ κύστεως *scripsi*: περὶ κύστεως φλεγμονῆς M *edd.* διάγνωσις φλεγμονῆς κύστεως καὶ θεραπεία M *in mg.* 14 τύπτουσι *fere exstinctum in* M: λυποῦσι ψ 15sq. καταλαμβ... ἀποκτείνει *(lac. ca. 11 litt.)* M: *suppl. Kollesch,* meistens befällt es die Pubertierenden *Rhaz.*: καταλαμβάνουσι ... ἀποκτείνει ψ: καταλαμβάνουσιν οἱ πόνοι. Ἀποκτείνει *suppl. Da.* 16 δὲ *add.* L 16–136,1 πολλά... πυώδη *(lac. ca. 8 litt.)* M: *supplevi*: πολλὰ οὖρα καὶ παχέα καὶ πυώδη *suppl. Da.*

Luft einatmet; und im übrigen wie Brennfieber behandeln, damit (der Patient) schnell keinen Durst mehr hat.

Man lege nun auf den Unterleib Pulver aus Gerstengraupen, 6
welches man mit Essig und Rosenöl vermengt hat, als Umschlag auf und Weinblätter, die man weich zerrieben hat, sowie Nabel- und
Wandkraut, Portulak und was es sonst noch (dergleichen) gibt. Man 7
gebe ihm ferner ständig Knöterichsaft, Alant in dunklem Wein und Beinwell sowie einen Aufguß von Datteln, Myrtenbeeren und Birnen
zu trinken. Zu Beginn (der Erkrankung) muß man ferner am Ellbogen 8
zur Ader lassen. Die Nierenleiden könnte man also auf diese Weise am besten zur Heilung bringen.

6. Blasenentzündung. Die schlimmste und tödlichste unter den Blasenkrankheiten ist die Blasenentzündung, und so bekommen (die Patienten) hohes Fieber, leiden an Schlaflosigkeit, delirieren, erbrechen
reine Gallensubstanzen und können keinen Urin lassen. Auch wird ihr 2
Unterleib hart, und heftige Schmerzen befallen die Schamgegend, während Hände und Füße sich nicht mehr erwärmen; meistens tritt *die Krankheit* um die Zeit der Pubertät und ein wenig früher auf. Sie führt schnell zum Tode, falls (die Patienten) nicht vielen, *dickflüssigen*

3 πυώδη καί τι τῆς φλεγμονῆς πρὸς τὰ ἔξω τρ⟨άποιτο. τούτων, ἢν⟩ δύνῃ,
φλέβα τέμνε· μὴ εἰς μακρὰν δὲ τέμνε, ⟨ἀλλ' ἅμα ἀρχο⟩μένης τῆς νόσου,
καὶ τοῖς ἐπιβρέγμασι συνεχῶς θέρ⟨μαινε⟩.
4 [Κλυσμοὶ πρόσθετοι.] Ἐψέσθω δὲ ἐν τῷ ἐλαίῳ πήγανον καὶ ἄνηθον
καὶ ἡ ἀλθαίας ῥίζα, καὶ ἡ κοιλία ὑποκλυζέσθω μαλακῷ κλύσματι· καὶ
39 ἔπειτα | ἐνιέσθω τοῦ ἐπιβρέγματος εἰς τὸ ἔντερον, ὡς καὶ ἐνθένδε παρηγορῆται.
ἄμεινον δέ, εἰ καὶ μήκωνα συνέψοις τῷ ἐλαίῳ, καὶ εἰ χηνὸς στέαρ
5 διατήκων ἢ ὄρνιθος ἐγχέοις. ἐγὼ δὲ καὶ ὀποῦ μήκωνος τρίτον ἡμιωβολίου μετὰ σμύρνης καὶ κρόκου ὀλίγου χρίσας εἰς ἔριον ὑπέθηκα, ὥσπερ τοὺς πεσσοὺς ταῖς γυναιξί, καὶ αὐτίκα μὲν αἱ ὀδύναι ἐπαύσαντο, αὐτίκα δὲ ἐκοιμήθη ὁ ἄνθρωπος· ὥστε μοι ἤδη τὸ φάρμακον καὶ εἰς ἄλλας ὀδύνας ἀρκεῖν.
6 [Πυρίαι.] Πυριᾶν δὲ καὶ κύστεσι θερμοῦ ὕδατος καὶ ἀλεύρῳ θερμῷ ἐν μαρσίποις καὶ ῥάκεσιν ἠλαιωμένοις, καὶ εἰς ὕδωρ θερμὸν καθίζειν παρακαλοῦντα οὐρεῖν ἐν τῷ ὕδατι. ἔστω δὲ καὶ ἀφέψημα λίνου σπέρματος καὶ τήλεως τὸ ὕδωρ· καί τι καὶ σπερμάτιον ἐμβεβλήσθω τῶν εὐωδῶν.
40 7 πάνυ μὴν ἐμπείρου | ἐστίν· οὐ γὰρ δύναται ἡ κύστις ὑπὸ φλεγμασίας

1 τούτων – 5 κλύσματι] Orib. Syn. ad Eust. IX 28,2–3: CMG VI 3, p. 296,4–7 τούτων – 5 ῥίζα] Aët. Libri med. XI 26: Ruf., p. 109,15–18 Da. 4 Ἐψέσθω – 8 ἐγχέοις] *cf.* Aët. Libri med. XI 5: Ruf., p. 91,14–18 Da. = [Gal.] De aff. ren. ins. dign. et cur. 4: XIX 666,14–667,3 K. 5 καὶ[II] – 11 ἄνθρωπος] Aët. Libri med. XI 27: Ruf., p. 109,24–110,4 Da. 7 ἄμεινον – 11 ἄνθρωπος] Orib. Syn. ad Eust. IX 28,3–4: CMG VI 3, p. 296,7–11 9 κρόκου] *v.* Diosc. De mat. med. I 26: I 29,9 sqq. Wellm. Theophr. Hist. plant. VI 6,10: II 42,16 sqq. Hort Plin. Nat. hist. XXI 31 sqq.: III 390,13 sqq. Mayh. 9 sq. ὥσπερ – γυναιξί] *cf.* Cels. De med. V 21: CML I, p. 207,11 sq. 10 sq. καὶ – ἄνθρωπος] *cf. supra*, p. 96,8 sq. 13 Πυριᾶν – 16 ὕδωρ] Orib. Syn. ad Eust. IX 28,5: CMG VI 3, p. 296,12 sq. 13 sq. Πυριᾶν – ῥάκεσιν] Aët. Libri med. XI 26: Ruf., p. 110,7 sq. Da. 14 καὶ[II] – 16 εὐωδῶν] Aët. Libri med. XI 26: Ruf., p. 109,18–20 Da. *cf. supra*, p. 94,11; 104,19 *infra*, p. 148,9 16 τήλεως] *cf. supra*, p. 90,20 βούκερας 17 οὐ – 138,1 οὖρον] Aët. Libri med. XI 26: Ruf., p. 109,20 sq. Da. *cf.* Aret. De acut. et diut. morb. II 10,2: CMG II, p. 31,26 Gal. De loc. aff. I 1. 6: VIII 15,7–9; 16,11–15; 66,6–8 K.; VI 4: VIII 403,5–12 K. = Aët. Libri med. XI 21: Ruf., p. 106,4–8 Da. De sympt. caus. III 8: VII 248,16 sq. K. [Gal.] Intr. s. med. 13: XIV 750,10–15 K.

1 ἔξω τρ. . .δύνη *(lac. ca. 11 litt.)* M: *sec. Orib. supplevi*: ἔξω τραπείη ἢ ἀνείη ἡ ὀδύνη *suppl. Da. (v. A. Sideras, Beiträge, p. 28 sq.)* 2 τέμνε . . .μένης *(lac. ca. 10 litt.)* M: *supplevi*: τέμνε, ἀλλὰ ἀρχομένης *suppl. Da.; cf. supra, p. 134,7 sq.* 3 sq. συνεχῶς θέ. . . *(lac. ca. 7 litt.)* κλυσμοὶ πρόσθετοι: - ἑψέσθω M: συνεχῶς θερ. . . κλυσμοὶ πρόσθετοι. Ἑψέσθω ψ: *suppl. et corr. Da.* 4 πήγα. . . ἄνηθον *(lac. ca. 6 litt.)* M 5 ὑποκλυζέσθω μαλακῷ M 6 ἀνιείσθω M: *corr.* L ἐμβρέγματος *Ma.* 8 ἢ] καὶ ψ ἡμιοβολίου M *Ma. Da.*: *correxi*: ἡμιοβόλου ψ 13 Πυρίαι *del. Da.* κύστεις ⟨ἐν⟩ θερμῷ ὕδατι *coni. Ma.* 16 τὸ *del. Da., sed cf. Orib.* ἐμβεβλήσθω *ex* ἐπιβεβλήσθω, *ut vid., corr.* M: βεβλήσθω ψ 17 μὴν] μὲν φ *Ma.*

und eitrigen Urin lassen und sich nicht etwas von der Entzündung nach außen *wendet*. *Diese* lasse man, *wenn* möglich, zur Ader; das tue 3 man aber nicht mit Verspätung, sondern gleich zu Beginn der Erkrankung, und man erwärme (sie) ferner unaufhörlich durch feuchte Umschläge.

Es sollen Raute, Dill und Eibischwurzel in Öl gekocht und in den 4 Leib ein mildes Klistier eingeführt werden; und dann führe man von der feuchten Auflage in den Darm ein, damit (der Kranke) auch von dorther Linderung bekommt. (Noch) besser ist es, wenn man auch Mohn mit in dem Öl kocht und wenn man Gänse- oder Hühnerfett zerläßt und hineingießt. Ich habe sogar ein Drittel eines halben Obolos 5 Mohnsaft zusammen mit Myrrhe und etwas Safran, auf Wolle gestrichen, eingeführt, wie (man) die Pessare den Frauen (einzuführen pflegt), und sofort haben die Schmerzen aufgehört, und der Patient hat sofort geschlafen; und so reicht nach meiner Meinung das Mittel nun auch bei anderen Schmerzen aus.

Man muß (den Kranken) ferner mit Blasen voll warmen Wassers 6 sowie mit warmem Mehl in Beuteln und mit ölgetränkten Lappen wärmen, ihn auch in warmes Wasser setzen und auffordern, im Wasser Urin zu lassen. Dieses Wasser enthalte auch Absud von Leinsamen und Bockshorn; man werfe auch Samenkörner von wohlriechenden Kräutern hinein. Es ist dies aber die Sache eines sehr erfahrenen 7 (Arztes). Denn die Blase ist durch die Entzündung und Verhärtung

καὶ σκληρότητος περιστελλομένη ἐκπέμπειν τὸ οὖρον. καὶ ἄλλον τινὰ παραστάντα πιέζειν τὸ ἦτρον, ἀλλὰ μὴ πλέον τοῦ καιροῦ, ὡς μὴ ἐκ περισσοῦ ὀδύνη γίγνηται. καὶ ἔστι Φιλομήλου τὸ νό[σ]ημα πρώτου,
8 ὡς ἐγὼ οἶδα, καὶ οὔρησεν ὁ ἄνθρωπος αὐτῷ ποιήσαντι οὕτω[ς]. χρὴ δὲ καὶ ταῖς ὠμαῖς λύσεσι τοῦ μήκωνος ⟨καταπλάσσειν⟩, ἐμβαλὼν καὶ τοῦ ὑοσκυάμου καὶ τοῦ μανδραγόρου. μετὰ δὲ Σικυωνίῳ ἐλαίῳ χρίειν ⟨καὶ
9 κηρωτὰς⟩ ἐπιτιθέναι διὰ οἰσύπου καὶ καστορίου πεποιημένας. ⟨τὴν δὲ τοῦ αὐλίσ⟩κου κάθεσιν ἀνδρὶ μὲν ἀποδοκιμάζω· διὰ γὰρ τὸ ⟨ἐργωδῶς ἐγκα⟩θίεσθαι τὰς ὀδύνας προσπαροξύνει. γυναικὶ ⟨δέ μοι δοκεῖ⟩ οὐκ
41 ἀπὸ τρόπου | εἶναι καθιέναι· βραχύς τε γὰρ ὁ ⟨οὐρητὴρ καὶ κα⟩τ' εὐθὺ πέφυκεν, ὥστε ἀνωδυνώτερον διαχει⟨ρίζειν⟩. τὰς μὲν φλεγμονὰς θεραπεύειν οὕτως.

7. Αἱμορραγία κύστεως. Ἔστι δὲ καὶ ἄλλη νόσος ὀξεῖα ἐν κύστει· ῥήγνυται δὲ φλὲψ ἐν αὐτῇ καὶ τὸ μέν τι ἔξω διαδίδωσι τοῦ αἵματος, τὸ δέ τι καὶ εἴσω πήγνυται. πάντα δὲ τὰ τοιαῦτα ἀσώδη καὶ ἐφιδροῦντα,

1 καὶ^II – 4 οὕτω] Aët. Libri med. XI 26: Ruf., p. 109,21–24 Da. Gal. De loc. aff. I 1: VIII 9,7–10 K. 1sq. καὶ^II – ἦτρον] *cf. infra*, p. 152,5 Leon. Phil. Consp. med. VI 6: p. 193,9–11 Ermerins 2sq. ὡς – γίγνηται] *cf.* Hipp. De morb. I 10: VI 158,8 L. 4 χρὴ – 9 προσπαροξύνει] Rhaz. Liber cont.: X 89,9–12 = Ruf. fr. 279, p. 501,11–16 Da. χρὴ – 6 μανδραγόρου] Aët. Libri med. XI 26: Ruf., p. 110,4–6 Da. 6 μετὰ – 7 πεποιημένας] Aët. Libri med. XI 26: Ruf., p. 110,8–10 Da. Σικυωνίῳ ἐλαίῳ] *v.* Diosc. De mat. med. I 30,5: I 35,17sqq. Wellm. 6sq. καὶ^II – πεποιημένας] Orib. Syn. ad Eust. IX 28,5: CMG VI 3, p. 296,13sq. 7 τὴν – 11 διαχειρίζειν] Aët. Libri med. XI 26: Ruf., p. 110,12–15 Da. 8 αὐλίσκου] *cf. infra*, p. 142,12sq. 10sq. βραχύς – πέφυκεν] *cf. supra*, p. 116,4sqq. 13 Ἔστι – 15 πήγνυται] Aët. Libri med. XI 27: Ruf., p. 111,1sq. Da. Orib. Syn. ad Eust. IX 29,1: CMG VI 3, p. 296,16sq. 14 ῥήγνυται – 140,1 ἀπολαμβάνεται] *cf. supra*, p. 128,1sqq. Hipp. Aph. IV 80: IV 530,14–532,2 L.; VII 39: IV 588,5–7 L. Aret. De acut. et diut. morb. IV 4,5: CMG II, p. 70,14–18 Gal. De loc. aff. I 1: VIII 11,9–15 K. Aët. Libri med. XI 21: Ruf., p. 106,8. 17sq. Da. Io. Act. De urinis IV 8,12: II 91,19–26 Ideler 15 ἐφιδροῦντα – 140,1 ἀπολαμβάνεται] Rhaz. Liber cont.: X 89,12–16

1 προστελλομένη M *Ma.*: *corr. Da.*: προσστελλομένη *mavult Kollesch, sed cf. app. sim. ad p. 136,17* 3 ἔστη M: *corr.* BP: ἔστησε *coni. Ma. in adn.* νόσημα M *Ma.*: *corr. Da.* πρῶτον M *Ma.*: *corr. Da.* 4 οὕτως M *Da.*: *corr. Ma.* 5 καταπλάσσειν *sec. Aët. addidi* ἐμβαλεῖν *Ma.Da.* 6sq. χρί. . .θέναι *(lac. ca. 11 litt.)* M: χρίειν . . . ἐπιτιθέναι L: *suppl. Da.* 7 ὑσώπου M: ὑσσώπου *Ma.*: *corr. Da.* 7sq. πεποιημένας . . .κου *(lac. ca. 11 litt.)* M: *suppl. Da.* 8sq. τὸ . . . θίεσθαι *(lac. ca. 11 litt.)* M: *suppl. Da.* 9sq. γυναι. . . ἀπὸ τρόπου *(lac. ca. 11 litt.)* M: γυναικὶ . . . οὐκ ἄπο τρόπου LW: *supplevi*: γυναικὶ δὲ δοκῶ οὐκ ἄπο τρόπου *suppl. Da.* 10 γὰρ ὁ . . .τ' εὐθὺς *(lac. ca. 10 litt.)* M: γὰρ . . . ὁ κατ' εὐθὺς L: γὰρ ὁ . . . κατ' εὐθὺς W: *suppl. Ma. in adn.* 11 διαχει. . .τ μὲν *(lac. ca. 8 litt.)* M: διαχει. . . τὰς μὲν ψ: *supplevi*: διαχειρίζεσθαι. Τὰς μὲν *suppl. Da.; cf. infra, p. 152,7* 12sq. οὕτως:-. . .αγία ἀπὸ κύστεως *(lac. ca. 6 litt.)* M *Ma.*: οὕτως. περὶ αἱμορραγίας ἀπὸ (*om.* BP) κύστεως ψ: *correxi*: οὕτως. Αἱμορραγία ἀπὸ κύστεως *Da.* περὶ αἱμορραγίας κύστεως καὶ θεραπεία M *in mg.* 14 ῥήγνυται M 15 πάντως Fφ *Da.*

nicht mehr imstande, sich zusammenzuziehen und (auf diese Weise)
den Urin hinauszubringen. Und so soll ein anderer, der sich neben
(den Patienten) gestellt hat, dessen Unterleib drücken, aber nicht
kräftiger als angebracht, damit kein zusätzlicher Schmerz hervor-
gerufen wird. Auf diesen Gedanken ist, soviel ich weiß, zuerst Philo-
melos gekommen, und sein Patient hat wirklich uriniert, nachdem
er so vorgegangen war. Man muß ferner auch Umschläge aus ge- 8
mahlenem unreifem Mohn auflegen, nachdem man auch etwas Bilsen-
kraut und Alraun hinzugefügt hat. Sodann soll man mit Öl aus
Sikyon einreiben und Wachssalben auftragen, die man mit Wollfett
und Bibergeil zubereitet hat. Vom Einführen *des kleinen Katheters* rate 9
ich bei einem männlichen Patienten ab; denn da er sich nur mit Mühe
einführen läßt, verstärkt er die Schmerzen noch mehr. Bei einer
Frau *dagegen erscheint es mir* nicht unangebracht, ihn einzuführen, weil
die *Harnröhre* (bei dieser) von Natur aus kurz ist *und* gerade verläuft,
so daß die Behandlung schmerzloser ist. Die (Blasen)entzündungen
sind also auf diese Weise zu behandeln.

7. Blutsturz aus der Blase. Es gibt aber noch eine andere akute Krankheit der Blase: es platzt in ihr eine Ader, und ein Teil des Blutes wird nach außen befördert, der andere aber gerinnt schon innen. Alle derartigen (Vorgänge) sind verbunden mit Brechreiz und Schweiß-

2 καὶ ἄκρα ψύχεται καὶ οὖρα ἀπολαμβάνεται. διὰ ταχέων οὖν, ὥσπερ ἐν
ταῖς ἄλλαις αἱμορραγίαις, καὶ ἐπιδῆσαι βραχίονας περιστρέψας ἔριον ἢ
42 ὑποδεσμίσι καὶ σπόγγους προστιθέναι βρέχων ὄξει καὶ ὕδατι | τῷ ἐπι-
σείῳ καὶ τῷ περινέῳ καὶ καταπλάσσειν πολύγονόν τε καὶ βάτον καὶ
ῥοιᾶς ἄνθη καὶ σέλινον καὶ κορίαννον καὶ σχίνου φύλλα. τούτων ἕκαστον
μετὰ πάλης ἀλφίτου καταπλάσσειν καὶ πυκνὰ ἀφαιρεῖν, πρὶν εἶναι χλι-
3 αρόν. διδόναι δὲ καὶ πίνειν τὰ τῶν αἱμορραγιῶν φάρμακα, [καὶ] οἷον τῆς
τε Ποντικῆς ῥίζης κεκομμένης καὶ λωτοῦ τορνεύματα καὶ γλυκυσίδης
τὸν ἐρυθρὸν κόκκον καὶ ῥάμνου φύλλα καὶ προμάλου ἀπόβρεγμα καὶ
μηδείου ῥίζαν καὶ κλυμένου καὶ ἵππουριν καὶ κενταυρίου τοῦ μεγάλου
4 τὴν ῥίζαν καὶ λιβανωτοῦ φλοιόν. πολλὰ δὲ καὶ ἄλλα ἐν τῷ μακρῷ χρόνῳ
ἐξεύρηται· καὶ τά γε πλεῖστα αὐτῶν τοῦτο μὲν ἐν ταῖς τοῦ θώρακος
πτύσεσιν ἤδη εἴρηται, τοῦτο δὲ καὶ ἐν τοῖς γυναικείοις εἰρήσεται ὕστερον.
5 [Περὶ θρόμβου ἐν κύστει.] Ὅσοις δὲ πήγνυται τὸ αἷμα ἐν τῇ κύστει,
43 τὰ μὲν πρῶτα πει|ρᾶσθαι διαχεῖν αὐτὸ φαρμάκοις, τοῦ τε ἡμιονίου δι-

1 διὰ – 6 χλιαρόν] *cf.* Aret. De acut. et diut. morb. VI 9,3 sq.: CMG II, p. 139,4–11 διὰ – 4 περινέῳ] Aët. Libri med. XI 27: Ruf., p. 111,7 sq. Da. 4 καταπλάσσειν – 6 χλιαρόν] Aët. Libri med. XI 27: Ruf., p. 111,16–19 Da. βάτον] *v.* Diosc. De mat. med. IV 37: II 196,10 sqq. Wellm. Theophr. Hist. plant. III 8,4: I 270,20 sqq. Hort 5 ῥοιᾶς] *cf. supra*, p. 94,12 μήκων κορίαννον] *v.* Diosc. De mat. med. III 63: II 74,4 sqq. Wellm. σχίνου] *v.* Diosc. De mat. med. I 70: I 66,13 sqq. Wellm. 6 καὶ – χλιαρόν] *cf. supra*, p. 118,14 7 διδόναι – 11 φλοιόν] Aët. Libri med. XI 27: Ruf., p. 112,3–8 Da. διδόναι – φάρμακα] Orib. Syn. ad Eust. IX 29,2: CMG VI 3, p. 296,17–19 8 Ποντικῆς ῥίζης] *v.* Diosc. De mat. med. III 5: II 8,11 sqq. Wellm. λωτοῦ] *v.* Diosc. De mat. med. IV 110 sq.: II 263,5 sqq. Wellm. Theophr. Hist. plant. IV 3,1 sq.: I 302,18 sqq. Hort γλυκυσίδης] *v.* Diosc. De mat. med. III 140: II 149,1 sqq. Wellm. Plin. Nat. hist. XXVII 84 sqq.: IV 255,6 sqq. Mayh. 9 ῥάμνου] *v.* Diosc. De mat. med. I 90: I 83,4 sqq. Wellm. K. Lembach, Pflanzen, p. 77 sq. προμάλου] *planta non satis nota* 10 μηδείου] *v.* Diosc. De mat. med. IV 18: II 183,8 sqq. Wellm. κλυμένου] *v.* Diosc. De mat. med. IV 13: II 178,7 sqq. Wellm. ἵππουριν] *v.* Diosc. De mat. med. IV 46: II 203,9 sqq. Wellm. Plin. Nat. hist. XXVI 132 sqq.: IV 219,16 sqq. Mayh. 11 λιβανωτοῦ] *v.* Diosc. De mat. med. I 68,5: I 63,9 sqq. Wellm. Theophr. Hist. plant. IX 4,1 sqq.: II 232,16 sqq. Hort 11 sq. πολλὰ – ἐξεύρηται] *cf.* Hipp. De prisca med. 2: CMG I 1, p. 37,1–3 13 ἐν τοῖς γυναικείοις] *v.* J. Ilberg, Rufus, p. 17 cum adn. 3 et 4 14 Ὅσοις – 142,7 θεραπεύειν] Orib. Syn. ad Eust. IX 29: CMG VI 3, p. 296,19–27 = Paul. Aeg. Epit. med. III 45,8: CMG IX 1, p. 247,7–16 *cf.* Aret. De acut. et diut. morb. VI 9,2: CMG II, p. 138,28 sqq. Ὅσοις – 142,4 ὀξυμέλιτι] Aët. Libri med. XI 27: Ruf., p. 112,16–19 Da. 14 sq. Ὅσοις – φαρμάκοις] *cf.* Gal. De loc. aff. VI 4: VIII 409,8–15 K. [Gal.] Intr. s. med. 13: XIV 750,17 sq. K. 15 ἡμιονίου] *v.* Diosc. De mat. med. III 134: II 143,7 sqq. Wellm.

1 ἄκρεα MWFφ *Ma.*: *corr.* L *(cf. supra, p. 90,1)* ἐπιλαμβάνεται *codd. edd.*: *correxi (cf. supra, p. 86,10; 132,8)* 4 περινέῳ] περιτοναίῳ L 6 πάλης] ἁπαλῆς M *Ma.*: *corr. Da.* 7 καὶ *del. Ma.* 9 φύλλων M *edd.*: *correxi* 12 τοῦτο] τὰ M *edd.*: *correxi (cf. infra, p. 146,18 sqq.)* 13 τοῦτο] τὰ *coni. Ma. in adn.* 14 Περὶ – κύστει[I] *delevi* περὶ θρόμβου ἐν κύστει καὶ πῶς χρὴ λύειν αὐτόν M *in mg.*

ausbrüchen, und die Gliedmaßen werden kalt, und der Urin wird ver-
halten. Man muß nun sofort, wie auch bei sonstigen Blutungen, die 2
Arme abbinden, indem man Wolle herumwickelt, oder mit Unter-
bandagen, Schwämme, die man mit Essig und Wasser befeuchtet
hat, auf die Schamgegend und den Damm applizieren und ein Pflaster
aus Knöterich, Brombeeren, Granatapfelblüten, Sellerie, Koriander
und Mastixblättern auflegen. Ein jedes von diesen (Ingredienzien) lege
man zusammen mit Gerstenmehl auf und wechsele es häufig, bevor es
lauwarm wird. Man gebe ferner auch die gegen die Blutungen (wirk- 3
samen) Medikamente zu trinken, wie etwa zerstoßenes Süßholz, Lotos-
späne, die roten Kerne der Päonie, Bocksdornblätter, den Aufguß des
Promalus, die Wurzel des Alpenmilchlattichs und die der Platterbse,
Schachtelhalm, die Wurzel des großen Tausendgüldenkrautes und
Weihrauchbaumrinde. Es sind aber noch viele andere mehr im Verlauf 4
der langen Zeit gefunden worden, von denen die meisten teils bei der Be-
sprechung der blutigen Auswürfe aus der Brust bereits erwähnt worden
sind, teils aber auch später bei der Behandlung der Frauenkrankheiten
erwähnt werden.

Bei Patienten, bei denen das Blut in der Blase gerinnt, soll man 5
zunächst versuchen, es durch Medikamente aufzulösen, indem man

δόντας πίνειν καὶ τῆς ἀρτεμισίας καὶ τοῦ ἑλιχρύσου καὶ ⟨τοῦ ὀποῦ τοῦ Κυρη⟩ναϊκοῦ καὶ τοῦ σιλφίου καὶ τῆς κονύζης καὶ ⟨τοῦ ἀψινθίου καὶ⟩ ῥαφανῖδος τοῦ σπέρματος καὶ βάτου χυλοῦ καὶ σεύ⟨τλου χυλοῦ, ἐν ὄ⟩ξει ἀρτύων ἕκαστον, ⟨καὶ⟩ λαγωοῦ πυτίας ἢ νεβροῦ ἢ ἐ⟨ρίφου σὺν ὀξυ-
6 μέλιτι⟩. μετὰ δέ, εἰ μὴ λύοιτο, τέμνειν κάτωθεν τὸν περίνεον, ὥσπερ ⟨ἐπὶ τῆς λιθιώσης⟩ κύστεως, καὶ κομισάμενον τοὺς θρόμβους τὰ ἄλλα ὥσπερ ⟨τὰ⟩ αἱμορραγικὰ πειρᾶσθαι θεραπεύειν· ὅταν δὲ μηκέτι αἱμορραγῇ, ὡς ⟨τὰ ἕλκη⟩ τὰ ἔναιμα. |

44 7 Τὰς δὲ ἐκ τοῦ καυλοῦ αἱμορραγίας καὶ ἐπίθεμα ψυκτήριον καὶ ἔγχυτόν τι τῶν εἰρημένων ἰᾶται. [Αἱμορραγία ἀπὸ καυλοῦ.] εἰ δέ τι τῶν ἰσχαίμων, ἄλλο μὲν διὰ τοῦ αὐλίσκου ἐγχέοις, ἄλλο δὲ κλυστῆρι εἰς τὸ ἔντερον, μέγα καὶ τοῦτο ὀνίνησι τὰς αἱμορραγίας. χρὴ δὲ τὸν αὐλίσκον τὰ μὲν ἄλλα εἶναι ὁποῖός ἐστιν, ἐξ ἄκρου δὲ ἔχειν ἐξηρτημένον ἄσκωμα.

1 ἑλιχρύσου] *v.* Diosc. De mat. med. IV 57: II 210,11 sqq. Wellm. Plin. Nat. hist. XXI 168 sqq.: III 433,20 sqq. Mayh. K. Lembach, Pflanzen, p. 171 sq. 2 σιλφίου] *v.* Diosc. De mat. med. III 80: II 94,1 sqq. Wellm. Theophr. Hist. plant. VI 3,1 sqq.: II 14,22 sqq. Hort Plin. Nat. hist. XXII 100 sqq.: III 471,18 sqq. Mayh. κονύζης] *v.* Diosc. De mat. med. III 121: II 131,3 sqq. Wellm. Theophr. Hist. plant. VI 2,6: II 10,19 sqq. Hort 3 σεύτλου] *v.* Diosc. De mat. med. II 123: I 195,8 sqq. Wellm. 4 λαγωοῦ – ἐρίφου] *v.* Diosc. De mat. med. II 75: I 150,9 sqq. Wellm. 5 μετὰ – 8 ἔναιμα] Aët. Libri med. XI 27: Ruf., p. 112,25–27 Da. 9 sq. Τὰς – ἰᾶται] Aët. Libri med. XI 27: Ruf., p. 112,27–29 Da. 12 sq. χρὴ – ἄσκωμα] *cf. infra*, p. 162,1 Aët. Libri med. XI 27: Ruf., p. 111,26–112,1 Da. [Gal.] Intr. s. med. 19: XIV 788,2–7 K.

1 sq. ἑλιχρύσου . . .ναϊκοῦ *(lac. ca. 15 litt.)* M: ἑλιχρύσου καὶ . . .ναϊκοῦ ψ: *suppl. Da.* 2 καὶ τοῦ σιλφίου *ut glossam ad* ὀποῦ τοῦ Κυρηναϊκοῦ *del. Da., sed cf. A. Sideras, Beiträge, p. 29* 2 sq. κονύζης . . .φανίδος *(lac. ca. 15 litt.)* M: κονύζης καὶ . . . ῥαφανίδος ψ: *sec. Orib. supplevi*: κονύζης καὶ ἀψινθίου καὶ ῥαφανίδος *suppl. Da.* 3 χυλοῦ κα. . .ξει *(lac. ca. 15 litt.)* M: χυλοῦ καὶ σευ. . .ξει ψ: *suppl. Da.* 4 ⟨ἓν⟩ ἕκαστον *mavult Gärtner* ἕκαστον . . . λαγωοῦ *(lac. ca. 3 litt.)* M: *supplevi*: ἕκαστον ἢ λαγωοῦ *suppl. Da.* πυτίαν M *Ma.*: *corr. Da.* 4 sq. ἢ . . . μετὰ *(lac. ca. 14 litt.)* M: ἢ ἐ. . . μετὰ ψ: *sec. Aët. supplevi*: ἢ ἐρίφου ἢ ἄλλου τινὸς ζῴου. Μετὰ *suppl. Da.* 5 τεμεῖν M *edd.*: *correxi* 5 sq. ὥς . . . κύστεως *(lac. ca. 14 litt.)* M: ὥς περ . . . κύστεως ψ: *suppl. Da.* 6 sq. ἄλ. . .μορραγικὰ *(lac. ca. 11 litt.)* M: ἄλλα ὥς περ . . . αἱμορραγικὰ LW: *suppl. Da.* 7 sq. αἱμοραγῇ . . . τὰ *(lac. ca. 11 litt.)* M: αἱμορραγῇ ὡς . . . τὰ ψ: *suppl. Da.* 9 πῶς χρὴ θεραπεύειν τὰς ἐκ τοῦ καυλοῦ αἱμορραγίας M *in mg.* ἐπίθεμα . . . καὶ *(lac. ca. 6 litt.)* M 10 Αἱμορραγία ἀπὸ καυλοῦ *delevi (cf. Aët. Libri med. XI 28: Ruf., p. 112,27 sq. Da.)* εἰ . . . τῶν *(lac. ca. 3 litt.)* M 12 *post* ἔντερον *interpunx.* LWF *Gärtner, post* μέγα *edd.* *post* ὀνίνησι *lac. ca. 2 litt. in* M, *quam Ma. vocabulo* πρὸς *supplendam esse supposuit* 13 ὁποῖον M: ὁποῖον δεῖ *coni. Ma. in adn.*: *corr. Da.*: ὁποῖός τις *malim*

ihnen Hundszunge, Beifuß, Strohblume, *Saft* von kyrenaischem
Silphium, Silphium(wurzel), Dürrwurz, *Wermut*, Rettichsamen sowie
Brombeer- und *Mangoldsaft* zu trinken gibt, nachdem man ein jedes
davon *mit Essig* zubereitet hat, *ferner auch* Lab von einem Hasen
oder Hirschkalb oder *von einer jungen Ziege zusammen mit einem Ge-*
misch von Essig und Honig. Danach aber muß man, wenn es sich nicht 6
auflöst, den Damm von unten her durch einen Schnitt öffnen, ähnlich
wie *im Falle der* Blasen*steine*, und im übrigen, nachdem man das
Blutgerinnsel herausgeholt hat, wie bei den Blutungen zu behandeln
versuchen; wenn (der Patient) kein Blut mehr verliert, wie *bei den*
blutenden *Wunden*.

Die Blutungen des männlichen Gliedes heilt sowohl ein kühlender 7
Umschlag als auch eine Infusion aus den genannten (Substanzen).
Wenn man ferner eines der blutstillenden Mittel, sei es mit Hilfe des
Katheters (in die Harnröhre), sei es durch ein Klistier in den (Mast-)
darm einführt, so nützt auch das bei den Blutungen sehr. Der Katheter
muß zwar sonst wie allgemein üblich sein, an seinem Ende aber ein
(kleines) schlauchförmiges Behältnis angebunden haben.

8. Φύματα κύστεως. Ὅσα δὲ φύματα ἐν κύστει πεπαίνεσθαι χρῄζει,
45 τὸ μὲν κράτιστόν | ἐστιν ἀρχομένων πειρᾶσθαι διαλύειν, ἵνα μὴ εἰς ἔμπυον
2 τράπηται. ἢν δὲ μὴ δύνηται, διὰ ταχέων πεπαίνειν οἷς καὶ τοὺς νεφροὺς
ἔφαμεν, καὶ προσέτι καρδάμῳ μετὰ ἀλεύρου καὶ ὀρόβῳ μετὰ μέλιτος καὶ
περιστερῶν κόπρῳ μετὰ ἰσχάδων καὶ τοῖς πυριάμασι καὶ τοῖς ἄλλοις
3 ἅπασιν, ὡς ἐκεῖ εἴρηται. τὰ πολλὰ μὲν δὴ περὶ τὸν τράχηλον τῆς κύστεως
ἐκπυεῖ καὶ περὶ τὴν ἕδραν καὶ ταύτῃ τὸν ἀπόπατον κωλύει. ἐκπυεῖ δὲ
4 καὶ ἑτέρωσε, τὰ μὲν κατὰ τὸ ἦτρον τὰ δὲ ἔνθεν ἢ ἔνθεν. οὐ χαλεπὸν δὲ
τεκμαίρεσθαι σύμπαντα τῇ τε ὀδύνῃ καὶ τῷ βάρει καὶ τοῖς σφυγμοῖς καὶ
ψηλαφῶντα· ἅμα γὰρ σκληρόσαρκα καὶ ἐξογκοῦντα καὶ θερμότερα τὰ
μέλλοντα ἐκπυεῖν γίγνεται.
5 Ὅσα μὲν οὖν εἴσω ῥέπει τῶν ἐμπυημάτων, εἴσω καὶ ῥήγνυται· τὰ
46 δὲ ἔξω τετραμμένα, ἔξω καὶ ῥήγνυται, τὰ μὲν | πρὸς τὴν ἕδραν, τὰ δὲ
6 ὅπῃ καὶ ἔτυχε ῥέψαντα. δεινὰ μὲν οὖν καὶ ταῦτα ⟨καὶ θανατηφόρα⟩
τοὐπίπαν, δεινότερά γε μὴν τὰ εἴσω ῥηγνύμενα. ⟨αἵ τε γὰρ ὀδύν⟩αι
ὀξεῖαι καὶ τὰ ἕλκη ἀΐδια διὰ τὸ μέν τι συνεχῶς ⟨ἅπτεσθαι τὸ οὖρον
7 αὐτ⟩ῶν νιτρῶδες καὶ ἁλμυρὸν ὄν. οὐδὲ γὰρ εἰ πλεῖστον ὑ⟨πέλθοι οὖρον⟩,
δύναται πᾶσα κενωθῆναι ⟨ἡ⟩ κύστις, ἀλλ' ἀεὶ μέν τι ἐν ⟨αὐτῇ λείπεται⟩

1 Ὅσα – 11 γίγνεται] Aët. Libri med. XI 28: Ruf., p. 113,1–10 Da. Ὅσα – 7 ἐκπυεῖ^{I}] Rhaz. Liber cont.: X 89,16–19 = Ruf. fr. 279, p. 501,17–21 Da. Ὅσα – 5 πυριάμασι] Orib. Syn. ad Eust. IX 30: CMG VI 3, p. 296,29–297,2 *cf.* Hipp. De aff. 34: VI 244,20–246,3 L. 3sq. οἷς – ἔφαμεν] *cf. supra*, p. 100,12sqq. *infra*, p. 148,10sqq. 4 προσέτι – 5 ἰσχάδων] *cf.* [Plin.] De med. II 18,5: CML III, p. 52,13sq. καρδάμῳ] *v.* Diosc. De mat. med. II 155: I 221,12sqq. Wellm. 6sq. τὰ – ἐκπυεῖ^{I}] Rhaz. Liber cont.: X 89,18sq. = Ruf. fr. 284, p. 503,14 Da. 8 οὐ – 14 ῥέψαντα] *cf. supra*, p. 100,1–3 οὐ – 11 γίγνεται] *cf.* Cael. Aur. De sign. diaet. pass. 153: II 240,9–11 Rose Gal. De loc. aff. II 8: VIII 96,16–19 K. 9 καὶ^{III} – 11 γίγνεται] *cf. supra*, p. 110,17sq. 10 ἅμα – 17 ὄν] Rhaz. Liber cont.: X 89,19–90,3 = Ruf. fr. 284, p. 503,15–18 Da. 12 Ὅσα – ῥήγνυται] *cf.* Hipp. Aph. VII 36: IV 586,6–9 L. Coa praes. XV 275: V 644,16–19 L. 13 τὰ^{I} – 15 ῥηγνύμενα] Aët. Libri med. XI 28: Ruf., p. 113,10–12 Da. *cf.* Hipp. Progn. 7: II 130,3–9 L. = I 85,10–17 Kw. = p. 202,12–203,6 Alex. 14sq. δεινὰ – ῥηγνύμενα] *cf.* Cels. De med. II 8,23: CML I, p. 71,19 15 αἵ – 146,4 ἕλκη] Aët. Libri med. XI 29: Ruf., p. 114,2–9 Da. 16sq. τὸ^{II} – ὄν] *cf.* Ruf. De corp. hum. part. appell. 222: p. 165,8 Da. 17sq. οὐδὲ – λείπεται] *aliter* Gal. De sympt. caus. III 8: VII 248,14sq. K.

1 Φύματα κύστεως *scripsi*: περὶ φυμάτων ἐν κύστει M *edd.* θεραπεία τῶν ἐν κύστει φυμάτων καὶ διάγνωσις M *in mg.* 2 ἐστιν] ἐπὶ *sec. Aët. Da.* 4 ἀλ῀ M: ἀλεύρων *Ma.* ὀροβίνῳ M *Ma.*: *corr. Da.* 5 κόπρος M: *corr. Ma.* 10 ἅμα] ἄλλα M *Ma.*: *corr. Dübner (apud Da.)* 12 εἴσω^{I}] ἔσω, *ut vid.*, M: *corr. Ma.Da.* 14sq. ταῦτα . . . ạ τοὐπίπαν *(lac. ca. 11 litt.)* M: *suppl. Da.* 15 ῥηγνύμενα . . .αι *(lac. ca. 11 litt.)* M: *suppl. Da.* 16 ἀΐδια] ἀεὶ διὰ M *Ma.*: *corr. Da.* 16sq. συνεχῶς . . .ῶν *(lac. ca. 11 litt.)* M: *suppl. Da.* 17sq. πλεῖστον ὑ. . .ụναται *(lac. ca. 10 litt.)* M: πλεῖστον ὑ. . . δύναται ψ: *sec. Aët. supplevi*: πλεῖστον ὑπίοι τὸ οὖρον, δύναται *suppl. Da.* 18 ἡ *addidi* 18–146,1 ἐν . . . καὶ *(lac. ca. 9 litt.)* M: *sec. Aët. supplevi*: ἐν αὐτῇ μένει καὶ *suppl. Da.*

8. Blasengeschwüre. Bei allen Geschwülsten in der Blase, die zur
Reife gebracht werden müssen, soll man am besten versuchen, sie
sogleich bei ihrer Entstehung aufzulösen, damit sie nicht in Eiterung
übergehen. Wenn es aber nicht möglich ist, so bringe man sie schleu- 2
nigst mit denselben Mitteln zur Reife, von denen wir sagten, daß sie
auch für die Nieren angebracht sind, und außerdem durch Brunnen-
kresse mit Mehl sowie durch Linsenwicken mit Honig, durch Tauben-
mist mit Feigen, durch Schwitzbäder und alles übrige, wie es dort
angeführt wurde. Häufig bilden sich bekanntlich die Vereiterungen 3
am Blasenhals und am After, und dort behindern sie den Stuhlgang.
Sie bilden sich aber auch an anderen Stellen, bald im Bereich des
Unterleibes, bald hier oder dort. Das alles kann man freilich leicht an 4
dem Schmerz, an dem (drückenden) Gewicht und dem Puls sowie
durch Betasten erkennen, da die Geschwülste, die in Vereiterung über-
gehen wollen, hart und geschwollen und ziemlich warm sind.

Nun brechen diejenigen Geschwüre, die sich nach innen wenden, 5
auch nach innen auf; die nach außen gewandten brechen auch nach
außen auf, die einen in Richtung auf den After, die anderen dort,
wohin sie sich gerade gewendet haben. Auch diese sind freilich gefähr- 6
lich *und* im allgemeinen *tödlich*, gefährlicher aber sind natürlich die
nach innen aufbrechenden (Geschwüre). *Denn* (dabei) sind *sowohl die
Schmerzen* heftig als auch die Wunden ständig offen, da unablässig
etwas *Urin*, der alkalisch und salzig ist, *mit ihnen in Berührung kommt.*
Denn auch dann, wenn sehr viel *Urin ausgeschieden wird*, kann die 7
Blase nicht gänzlich geleert werden, sondern es *bleibt* immer etwas in

καὶ προσκλύζει τοῖς ἕλκεσιν, ἀεὶ δὲ πλήρης ⟨ἐστί, διαστολὰς εἰς⟩ τόσον
μόνον καὶ συστολὰς ἔχουσα, εἰς ὅσον ὑποπίμπλασθαί τε καὶ ἐκκενοῦσθαι
47 πέφυκε. διά τε οὖν τοῦτο καὶ ὅτι νευρώδης ἐστίν, οὐκ εἰς ἅπαν γε | ὑγιάζεται
8 τὰ ἐν αὐτῇ ἕλκη. τὸ δὲ πύον οὐρεῖται ποτὲ μὲν ὕφαιμον, ἄλλοτε δὲ
μυξῶδες καὶ παχὺ καὶ ὑποστάσεις ὥσπερ ἄλευρα ἔχον. ποτὲ δὲ καὶ ὑμένια
λεπτὰ τῷ οὔρῳ συναπέρχεται· καὶ τότε δὴ ὄζει κάκιστον, ὁπότε ἐπὶ
9 σηπομένοις ἕλκεσι. καὶ ὀδυνῶνται μὲν ἀεί, μάλιστα δὲ ἀρχόμενοί τε οὐρεῖν
καὶ ἀποπαυόμενοι καὶ τῶν οὔρων ἀκράτων γιγνομένων· καὶ οὔτε ὀρθού-
10 μενοι ἀνέχονται οὔτε ὁπῃοῦν κλιθέντες. οὔτε γὰρ αἱ ὕπτιαι κλίσεις τού-
τοις μέγα τι προσωφελοῦσιν, ἅτε ἠρτημένης τῆς κύστεως ἐκ τοῦ ἤτρου·
καὶ αἱ πλάγιαι δὲ περιρρεπεῖς γίγνονται τῇ κύστει καὶ αἱ πρηνεῖς πιέζουσι
11 πλέον. ὑπό τε οὖν τῆς ἀπαύστου ὀδύνης καὶ ὑπὸ πυρετῶν καὶ ἀγρυπνιῶν
καὶ συντήξεων ἀπόλλυνται, οἱ μὲν οὖν θᾶττον, οἱ δὲ σχολαιότερον, ὡς
ἂν καὶ τὰ ἕλκη μεγέθους τε ἔχῃ καὶ τῶν ἄλλων κακῶν.
48 12 Τὰ μὲν πάθη τοιάδε τῆς νόσου· θεραπεία δὲ ἡ αὐτὴ | τοῖς κατὰ
νεφροὺς ἕλκεσι. μέγιστον δὲ κἀνταῦθα αἱ γαλακτοποσίαι καὶ ⟨ἡ⟩ ὑπό-
λοιπος χρηστὴ δίαιτα, ὡς μὴ δριμὺ τὸ οὖρον γιγνόμενον δάκνῃ τε καὶ
13 ἐρεθίζῃ τὰ ἕλκη. παρηγορεῖσθαι δὲ καὶ φαρμάκοις, τοῦτο μὲν ἄνωθεν
τῷ ἤτρῳ περιβάλλοντα κηρωτὰς διά τε οἰσύπου πλυτοῦ καὶ βουτύρου

3 διά – 4 ἕλκη] *cf. supra*, p. 86,15sq.; 126,3sq. Hipp. De aff. inter. 17: VII 208,7sq. L. νευρώδης ἐστίν] *cf.* Hipp. De anat. 1: VIII 538,15 L. Gal. In Hipp. Epid. VI comm. III 15: CMG V 10,2,2, p. 148,14sq. [Gal.] Def. med. 57: XIX 362,3sq. K. 4 τὸ – 7 ἕλκεσι] *cf. supra*, p. 100,8–11 Aët. Libri med. XI 29. 31: Ruf., p. 113,16–19; 119,7–15 Da. Hipp. Progn. 12: II 140,4–9 L. = I 90,2–8 Kw. = p. 208,8–12 Alex. Aph. IV 75. 81: IV 530,4sq.; 532,3sq. L. [Gal.] Intr. s. med. 13: XIV 749,4sq. K. De urinis ex Hipp. et Gal. 7: XIX 624,7–625,3 K. Cels. De med. II 4,8: CML I, p. 54,5sq. 6 καὶ – κάκιστον] *cf.* [Gal.] De urinis 41: XIX 597,17sq. K. = [Gal.] De urinis ex Hipp. et Gal. 4: XIX 618,2sq. K. Theoph. De urinis XXII 1: I 281,29sq. Ideler Io. Act. De urinis III 16,1sq.: II 68,23–31 Ideler 7 καὶ – 9 κλιθέντες] Aët. Libri med. XI 29: Ruf., p. 113,22–26 Da. 7sq. καὶ – ἀποπαυόμενοι] *cf.* Hipp. Epid. V 17: V 216,12sq. L. Aët. Libri med. XI 29: Ruf., p. 113,14–16 Da. Cael. Aur. De sign. diaet. pass. 152: II 240,4sq. Rose 12sq. ὑπό – σχολαιότερον] Aët. Libri med. XI 29: Ruf., p. 113,26–114,2 Da. 13 οἱ[I] – σχολαιότερον] *cf.* Hipp. De flat. 7: CMG I 1, p. 95,6sq. De morb. I 16: VI 168,24 L. 15 θεραπεία – 148,10 ποιεῖν] Orib. Syn. ad Eust. IX 31: CMG VI 3, p. 297,4–14 θεραπεία – 18 ἕλκη] Rhaz. Liber cont.: X 90,3sq. = Ruf. fr. 279, p. 501,21–23 Da. 16 μέγιστον – 19 περιβάλλοντα] Aët. Libri med. XI 29: Ruf., p. 114,15–19 Da. 17sq. ὡς – ἕλκη] *cf. supra*, p. 86,16sq. Aët. Libri med. XI 19: Ruf., p. 104,26sq. Da. 19 κηρωτὰς – 148,1 στέατος] Aët. Libri med. XI 29: Ruf., p. 114,22sq. Da.

1 δὲ] τε M *(fortasse recte)*: τι L: *corr. Da.* 1sq. πλήρης . . . τόσον μό.νον *(lac. ca. 7 litt.)* M: *supplevi*: πλήρης ἐστὶ τοῦ οὔρου, ὅσον μόνον διαστολὰς *suppl. Da. (v. A. Sideras, Beiträge, p. 29sq.)* 2 τε καὶ ἐκκενοῦσθαι, *ut vid.*, M: τε καὶ κενοῦσθαι ψ *Da.* 3 ἅπαν] ἅπαξ M *edd.*: *correxi*, *cf. supra, p. 90,8; 112,2* γε *om.* ψ 8 ἀκρατῶν MLWF*Ma.*: *corr.* φ γενομένων BP 10 ἅτε] ὥστε M: *corr. Ma.* 15 πῶς θεραπεύειν χρὴ τὰ κατὰ κύστιν ἕλκη M *in mg.* 16 ἡ *add. Da.* 17 δάκνῃ τε] δάκνηται M: *corr. Ma.* 19 ὑσώπου M: ὑσσώπου *Ma.*: *corr. Da.*

ihr zurück und bespült die Geschwüre; andererseits *ist* sie ständig voll,
da sie *sich* nur soweit *ausdehnt* und zusammenzieht, wie sie es ihrer
Beschaffenheit nach braucht, um voll oder leer zu werden. Aus diesem
Grunde also und weil sie sehnenartig ist, heilen die in ihr entstandenen
Geschwüre nicht gänzlich aus. Und was den Eiter betrifft, so wird er 8
bald etwas blutig, bald aber auch schleimig und dickflüssig mit dem
Harn ausgeschieden, der mehlartige Sedimente aufweist. Manchmal
gehen auch dünne Häutchen mit dem Urin ab, und er riecht dann am
unangenehmsten, wenn dies bei fauligen Geschwüren (geschieht). Und 9
(die Kranken) haben andauernd Schmerzen, vor allem wenn sie be-
ginnen, Wasser zu lassen, und wenn sie damit aufhören und wenn
der Urin konzentriert ist; und sie halten es weder in aufrechter Hal-
tung noch sonst in irgendeiner Lage aus. Denn es nützt ihnen kaum 10
etwas, auf dem Rücken zu liegen, weil die Blase am Unterleib auf-
gehängt ist, aber auch die Seitenlage verursacht, daß (die Eingeweide)
auf die Blase einen Druck ausüben, und die Bauchlage drückt sie noch
mehr. Infolge des unaufhörlichen Schmerzes, des Fiebers, der Schlaf- 11
losigkeit und der Auszehrung sterben nun (die Kranken), die einen
schneller, die anderen langsamer, je nach der Größe der Geschwüre
und ihren sonstigen schlimmen Begleiterscheinungen.

Die Symptome der Krankheit sind also diese; die Behandlung ist 12
dieselbe wie bei den Geschwüren in den Nieren. Das wichtigste ist
auch in diesem Fall das Milchtrinken und die übrige zweckmäßige
Ernährung, damit der Urin nicht scharf wird und die Wunden beißt
und reizt. Man soll (dem Kranken) auch durch Medikamente Linderung 13
verschaffen, einerseits, indem man oben auf den Unterleib Wachssalben
aus gereinigtem Wollfett, Butter, Styrax und Gänsefett aufträgt, an-

καὶ στύρακος καὶ χηνείου στέατος, τοῦτο δὲ καὶ εἰς τὸν οὐρητῆρα ἐγ-
χέοντα καὶ ὕδωρ καὶ γάλα καὶ ῥόδινον μύρον θερμαίνοντα, τοῦτο δὲ
καὶ εἰς τὸ ἔντερον ἐγχέοντα ⟨πτισάνης⟩ χυλὸν καὶ βούτυρον καὶ σικύου
σπέρμα μετὰ γ⟨άλακτος τετριμμένον⟩, ἐπιστάζων ἑκάστῳ τοῦ ῥοδίνου.
14 κλύζειν δὲ οὐ χρὴ ⟨ὕπτιον — οὐ γὰρ παρ⟩ιᾶσιν αἱ κύστεις ἔσω τὸ κλύσμα,
ἅτε σκ⟨ληραὶ καὶ βαρεῖαι οὖ⟩σαι καὶ ἐπικείμεναι τῷ ἐντέρῳ —, ἀλλὰ ἐν
49 γόνασι | ⟨κλίνειν τὸν ἄνθρωπον· οὕτω⟩ γὰρ ἀφίστανταί τε αἱ κύστεις
15 καὶ χαλῶσι τὸ ἔντερον, ⟨ὥστε εὐπετῶς⟩ ἀναδέξασθαι τὸ κλύσμα. πυκνὰ
δὲ καὶ εἰς θερμὸν ὕδωρ ⟨καθίζειν⟩· καὶ γὰρ τοῦτο πραΰνει τὰς ὀδύνας·
καὶ τοῖς χρί⟨σ⟩μασιν, ὡς ἐκεῖ εἴρηται, χρίειν καὶ τἆλλα ὡσαύτως ποιεῖν.
9. Λιθίασις κύστεως. Τοὺς δὲ λίθους τοὺς ἐν κύστει γενομένους κατ'
ἀρχὰς μὲν πειρᾶσθαι ὑπεξάγειν φαρμάκοις· τὰ δὲ φάρμακά ἐστι πρασίου
τε σπέρμα καὶ ἱππομαράθ⟨ρ⟩ου ῥίζα καὶ ἀρτεμισία καὶ [εὐώδης ἢ] ἀνθε-
μὶς ἢ εὐώδης καὶ ἀμάρακος καὶ ἄγρωστις καὶ ὅσα πρότερον πρὸς τοὺς |
50 2 νεφροὺς εἴρηται. μὴ δυναμένων δὲ οὐρηθῆναι, τέμνειν κάτωθεν· καὶ γὰρ
δὴ τοὐπίπαν μεγάλοι τε καὶ στερεοὶ ἐν τῇ κύστει λίθοι γίγνονται, ὑφ' ὧν

1 τοῦτο – 9 ὀδύνας] Aët. Libri med. XI 29: Ruf., p. 115,6–17 Da. 8sq. πυκνὰ – καθίζειν] *cf. supra*, p. 94,11; 104,19; 136,14 Cels. De med. IV 17,1: CML I, p. 171,14 10 ὡς ἐκεῖ εἴρηται] *cf. supra*, p. 144,3–6 *infra*, lin. 12sqq. 11 Λιθίασις κύστεως] *cf.* [Gal.] Def. med. 283: XIX 425,3–8 K. 11sq. Τοὺς – φαρμάκοις] Aët. Libri med. XI 9: Ruf., p. 96,16sq. Da. 12 πρασίου] *v.* Diosc. De mat. med. III 105: II 116,10sqq. Wellm. 13 ἱππομαράθρου] *v.* Diosc. De mat. med. III 71: II 82,1sqq. Wellm. Plin. Nat. hist. XX 255. 258: III 376,8sqq.; 377,12sqq. Mayh. 14 ἀμάρακος] *v.* Diosc. De mat. med. III 138: II 147,11sqq. Wellm. Theophr. Hist. plant. VI 7,4: II 46,13sqq. Hort 14sq. καὶ^III – εἴρηται] *cf. supra*, p. 144,3–6 15 μὴ – κάτωθεν] *cf.* Aët. Libri med. XI 14: Ruf., p. 96,18sq.; 97,1sq. Da. καὶ – 150,2 οὐρητῆρα] *cf. supra*, p. 118,1sq. *infra*, p. 150,9sq. Hipp. De morb IV 5: VII 602,15–22 L. Aret. De acut. et diut. morb. IV 3,6: CMG II, p. 68,11–13 Io. Act. De diagn. I 50: II 410,24–31 Ideler 15sq. καὶ – γίγνονται] *cf.* Cael. Aur. De sign. diaet. pass. 157: II 240,35–38 Rose

3 ἐγχ... χυλὸν *(lac. ca. 11 litt.)* M: ἐγχέοντα ... χυλὸν ψ: *suppl. Da.* βούτυρον L *Orib. Aët.*: βούκερον *rell. codd. Ma.*: βούκεραν *Da.* 4 μετὰ ... ἐπιστάζων *(lac. ca. 11 litt.)* M: μετὰ γ... ἐπιστάζων LWFV: *sec. Orib. supplevi*: μετὰ γάλακτος πάνυ λεῖον, ἐπιστάζων *suppl. Da.* 5 οὐ ... ἰᾶσ·· *(lac. ca. 11 litt.)* M: οὐ χρὴ ... ἴασιν ψ: *suppl. Da.* 6 ἅτε σ...σαι *(lac. ca. 11 litt.)* M: ἅτε σκ...σαι W: *suppl. Da.* 7 γό... γὰρ *(lac. ca. 11 litt.)* M: γόνασι ... γὰρ LWF: γόνασι ... καὶ γὰρ φ: *sec. Orib. supplevi*: γόνασι κλίνειν τὸν ἄνθρωπον· καὶ γὰρ *suppl. Da.* 8 τὸ ... ἀναδέξασθαι *(lac. ca. 11 litt.)* M: τὸ ἔντερον ... ἀναδέξασθαι ψ: *sec. Orib. supplevi*: τὸ ἔντερον ἐν σχήματι τοιῷδε, ὥστε ἀναδέξασθαι *suppl. Da. (v. A. Sideras, Beiträge, p. 30)* 9 εἰς θ̣... καὶ *(lac. ca. 11 litt.)* M: εἰς θερμὸν ὕδωρ ... καὶ ψ: *supplevi*: εἰς θερμὸν ὕδωρ ἐγκαθίζειν *suppl. Da.* 10 χρίμασιν M: *corr.* ψ εἴρηται M 11 Λιθίασις κύστεως *scripsi*: λιθιώντων ἐν κύστει ὑπαγωγή M: λίθων τῶν *etc. coni. Ma. in adn., fortasse recte*: Περὶ λιθιώσης κύστεως *Da.* πῶς χρὴ θεραπεύειν λιθιῶσαν κύστιν M *in mg.* 13 ἱππομαράθου M *(ut* μάραθον *semper)* 13sq. καὶ ἀνθεμὶς ἢ εὐώδης *scr. Ma. in adn.*: καὶ εὐώδης ἢ ἀνθεμὶς ἢ εὐώδης (ἢ εὐώδης *del.*) M *(v. A. Sideras, Beiträge, p. 12 adn. 3)*

dererseits, indem man in die Harnröhre Wasser, Milch und Rosenöl[1]
einführt, das man (vorher) erwärmt hat, und schließlich auch, indem
man in den Darm einen Einlauf aus Gerstenschleim, Butter und in
Milch zerriebenen Gurkenkernen macht, nachdem man auf jedes von
ihnen etwas Rosenöl geträufelt hat. Das Klistier darf man (dem Pa- 14
tienten) jedoch nicht verabreichen, *wenn er auf dem Rücken liegt – denn*
die jeweilige Blase läßt das Klistier nicht hineingelangen, da sie *hart*
und schwer ist und auf dem Darm lastet –, sondern *der Patient muß*
sich hinknien; denn *so* entfernt sich die Blase vom Darm und läßt
ihn erschlaffen, *so daß* er das Klistier *leicht* aufnimmt. *Man setze* (den 15
Kranken) auch oft in warmes Wasser; denn auch dies lindert die
Schmerzen; auch reibe man mit Salben, wie dort schon gesagt wurde,
ein und gehe auch sonst genauso vor.

9. Blasensteine. Die Steine, die sich in der Blase gebildet haben,
versuche man zunächst mit Hilfe von Medikamenten herauszubringen.
Solche Medikamente sind: Lauchsamen, Wurzel vom wilden Fenchel,
Beifuß, wohlriechende Kamille, Majoran, Quecke und alles, was
vorher bei der Besprechung der Nieren(steine) erwähnt worden ist.
Falls sie aber mit dem Harn nicht ausgeschieden werden können, soll 2
man einen Schnitt von unten vornehmen; denn in der Blase bilden
sich bekanntlich im allgemeinen große und harte Steine, infolge deren

ἑλκοῦται ἡ κύστις καὶ δυσουρίαι ἔχουσι, μάλιστα μὲν εἰ ἐρείσειαν εἰς τὸν
3 οὐρητῆρα. ἐρείδοντας ⟨μήν⟩, εἰ μὴ θέλοις τέμνειν, ἀπῶσαι τῷ αὐλίσκῳ.
τοῖς δὲ ἄλλοις ἀρκεῖ καὶ ἀνασεῖσαι ὕπτιον ἢ ἐπιστρέψαι ἔνθα ἢ ἔνθα·
οὕτω[ς] γὰρ ἀποσαλεύσεται ὁ λίθος καὶ οὐρήσει ὁ ἄνθρωπος. ὀρθοὶ
δὲ οὐ πάνυ δύνανται οὐρεῖν, ἐπιφράσσοντος τοῦ λίθου τὸν οὐρητῆρα.
4 διά τε οὖν τὴν ὀδύνην πιέζειν τὰ αἰδοῖα ἀναγκάζονται, καὶ ἅμα τι
προσωφελούμενοι ὑπὸ τοῦ τοιούτου· οἱ γὰρ πόροι ἀποκλείονται τοῦ
5 οὐρητῆρος ἐντεινομένου τοῦ καυλοῦ. ἐπεὶ δὲ ἑλκοῦνται πολλοῖς αἱ κύστεις
51 ὑπὸ τραχύτητος | καὶ μεγέθους τῶν λίθων, ὕφαιμά τε οὐροῦσι καὶ πυώδη
καὶ ὑπόμυξα, καὶ ὀδυνῶνται οὗτοι πλέον τῶν ἄλλων καὶ οὐροῦντες καὶ
6 μὴ οὐροῦντες. ὅσοις δὲ τὰ μὲν ἕλκη οὔπω γέγονεν οἱ δὲ λίθοι ἔνεισι,
διαφανῆ καὶ λεπτὰ καὶ ὑδατώδη οὐροῦσι, καὶ ψαμμία αὐτοῖς ὑφίσταται
ἐν τῷ οὔρῳ καὶ ὀδύναι οὐροῦντας καταλαμβάνουσιν. ⟨ἔκ⟩ γε οὖν τῶν
σημείων τῶν εἰρημένων διαγιγνώσκειν τὴν λιθιῶσαν κύστιν ⟨οὐ χαλεπόν⟩.

1 καὶ – 4 ἄνθρωπος] *cf.* Rhaz., *K. al-Fāḫir*: p. 58,7–10 Kon. 1sq. καὶ – οὐρητῆρα] *cf.* Rhaz., *K. al-Fāḫir*: p. 98,1sq. Kon. εἰ – οὐρητῆρα] *cf.* [Gal.] Intr. s. med. 13: XIV 750,7–9 K. 2 ἐρείδοντας – 4 ἄνθρωπος] *cf.* ʿAlī ibn al-ʿAbbās, *al-K. al-Malakī* 1,9,35: p. 138,1–7 Kon. ἐρείδοντας – αὐλίσκῳ] *cf.* Aret. De acut. et diut. morb. VI 9,5: CMG II, p. 139,17–19 Gal. De loc. aff. I 1: VIII 11,7–9 K. 3sq. τοῖς – ἄνθρωπος] *cf.* Hipp. Coa praes. XXV 463: V 688,6–8 L. Gal. De loc. aff. I 1: VIII 10,17–11,3 K.; VI 4: VIII 408,12–15 K. Aët. Libri med. XI 5: Ruf., p. 93,24–94,2 Da. Avic. Canon 3,19,1,5: II 509,19sq. ed. Būlāq = p. 258,24–28 Kon. 6 διά – ἀναγκάζονται] *cf. e. g.* Hipp. De aër. 9: CMG I 1,2, p. 46, 2–4 De aff. inter. 14: VII 202,7sq. L. Aret. De acut. et diut. morb. IV 4,3: CMG II, p. 70,7sq. Gal. De loc. aff. I 1: VIII 10,14sq. K. Alex. Trall. Therap. XI 4: II 489,28–491,2 Puschm. Paul. Aeg. Epit. med. III 45,2: CMG IX 1, p. 241,23sq. Cels. De med. II 7,15: CML I, p. 62,7sq. Cael. Aur. De sign. diaet. pass. 155: II 240,20 Rose 8 ἐπεὶ – 13 καταλαμβάνουσιν] *cf.* Hipp. De morb. IV 55: VII 604,3–7 L. Gal. De loc. aff. II 5: VIII 84,3–8 K. ἐπεὶ – 11 οὐροῦντες] Aët. Libri med. XI 14: Ruf., p. 96,23–25 Da. 8sq. ἐπεὶ – λίθων] *cf. supra*, p. 118,1sq.; 148,15–150,2 11 ὅσοις – 13 καταλαμβάνουσιν] Aët. Libri med. XI 14: Ruf., p. 96,26–97,1 Da. 12sq. καὶ^{III} – οὔρῳ] *cf.* Hipp. Aph. IV 79: IV 530,12sq. L. Gal. De loc. aff. I 5: VIII 46,18–47,1 K. Rhaz., *K. al-Fāḫir*: p. 96,16sq. Kon. 13 ἔκ – 15 χαλεπόν] *cf.* Gal. De loc. aff. I 1: VIII 10,15–17 K.

1 ἑλκοῦται] ἑλκύσει M: ἑλκοῖ τε *Ma.*: *corr. Da.* 2 μήν *addidi*: οὖν *add. Da.* 3 τοὺς . . . ἄλλους M *Ma.*: *corr. Da.* καὶ] ἢ *Da.* 4 οὕτως MLWFV: *corr.* BP *edd.* ἀποσαλευθήσεται L ὄρθιοι *Ma.Da.* 7 κλείονται *Ma.* 11 πῶς χρὴ διαγινώσκειν λιθίασιν ἐν κύστει M *in mg.* 13 κατα. . .ε οὖν *(lac. ca. 13 litt.)* M: καταλαμβάνουσι . . . τε οὖν LBP: *supplevi*: καταλαμβάνουσιν. Παρόντων γε οὖν *suppl. Da. (v. A. Sideras, Beiträge, p. 30 sq.)* 14–152,1 λιθιῶσαν . . . *(lac. ca. 11 litt.)* χειρουργία λίθου:- τρόπος M: λιθιῶσαν κύστιν . . . χειρουργία λίθου:- τρόπος L: *correxi*: λιθιῶσαν κύστιν ἔξεστιν. Τρόπος *suppl. Da.*

die Blase vereitert und Harnverhaltung (den Patienten) befällt, insbesondere wenn sie sich in der Harnröhre festklemmen. Will man solche 3
festsitzenden Steine nicht operativ entfernen, so stoße man sie mit dem Katheter weg. Bei den übrigen (Steinen) genügt es, den auf dem Rücken liegenden (Patienten) stoßweise zu schütteln oder hin- und herzudrehen; auf diese Weise wird nämlich der Stein (von der Einmündung der Harnröhre) gelockert werden, und der Patient wird Wasser lassen. In aufrechter Haltung aber können (die Kranken) überhaupt nicht Wasser lassen, da der Stein (die Einmündung) der Harnröhre verstopft.
Sie werden nun infolge des Schmerzes gezwungen, die Geschlechts- 4
organe zu drücken, und das hilft ihnen (tatsächlich) ein wenig; denn
wenn der Penis erigiert wird, verschließen sich die Harnwege. Da nun 5
bei vielen (Kranken) die Blase durch die Härte und Größe der Steine vereitert, scheiden sie blutige, eitrige und schleimige Substanzen aus; auch haben diese (Patienten) mehr Schmerzen als die anderen, gleich
ob sie Wasser lassen oder nicht. Diejenigen hingegen, bei denen zwar 6
noch keine Geschwüre entstanden, aber die Steine schon vorhanden sind, scheiden klaren, dünnen und wäßrigen Urin aus, und in ihrem Urin setzt sich Sand ab, und wenn sie urinieren, werden sie von Schmerzen befallen. *Anhand* der genannten Anzeichen *ist* es also *nicht schwer*, Blasensteine zu diagnostizieren.

7 [Χειρουργία λίθου.] Τρόπος δὲ τῆς μηλώσεως τοιόσδε· κλίνας τὸν
ἄνθρωπον ὕπτιον, κάμπτειν μὲν τοὺς πόδας κελεύειν ὡς μάλιστα, ⟨ἀλ-
λήλων δὲ διαστή⟩σας, ὅπως ἂν καὶ δοκῇ ἁρμόζειν, καθεῖναι τῆς ἀριστερᾶς
52 ⟨χειρὸς⟩ τοὺς δακτύλους προσωτάτω τοῦ ἀρχοῦ. | ἔπειτα τοῖς δακτύλοις
ψηλαφᾶν τὴν κύστιν, ἄλλον δέ τινα παρεστηκότα πιέζειν ⟨τὸ ἦτρον,
8 ἕως ἂν⟩ ἐντύχῃς τῷ πώρῳ. ἀρκεῖ δὲ καὶ ἕνα καθιέναι δάκτυλον, εἰ ἰατρός
τε ἔμπειρος εἴης τὰ τοιαῦτα διαχειρίζειν καὶ δακτύλους προμήκεις ἔχοις
καὶ παιδίον μηλοῖο καὶ ὁ λίθος μὴ πολύ τι μείζων τοῦ μετρίου εἴη. ἀρκεῖ
δὲ καὶ αὐτόν γε τῇ δεξιᾷ πιέσαι τὸ ἦτρον — καὶ δόξει ἀνοχλότερον τοῦτο
9 καὶ τῷ νοσοῦντι καὶ τῷ μηλουμένῳ. λαβόμενον δὲ χρὴ τοῦ λίθου
καθέλκειν εἰς τὸν οὐρητῆρα· καὶ ὅταν ἐνταῦθα ἥκῃ, [καὶ] τότε δὴ μᾶλλον
ἐχόμενον, ὡς μὴ ἐκφυγὼν οἴχηται, τέμνειν τομὴν ἐπικάρσιον κατὰ τοῦ
10 περινέου. καὶ εἰ μὲν πρόχειρος εἴη, τῇ λαβῇ τοῦ μαχαιρίου ἐκβάλλειν,
πεποιημένου λαβῇ τραχείᾳ τε καὶ καμπύλῃ ἐξ ἄκρου, ὡς ἂν μάλιστα
συμφέροι τῷ ἔργῳ· εἰ δὲ μή, τῷ ὀργάνῳ τῷ πρὸς τὰ τοιαῦτα ἐξευρη-
53 11 μένῳ χρώμενος. τέμνων δὲ μὴ ἐπὶ μεῖζον | τέμνειν· κίνδυνος γὰρ καὶ
αὐτῆς τῆς κύστεως τρῶσαί τι, ὃ παντὸς μᾶλλον φυλακτέον. τὴν δὲ τομὴν
12 ὡς τὰ ἔμμοτα ἰᾶσθαι. αὕτη ⟨μὲν⟩ σαφεστάτη διάγνωσις καὶ θεραπεία
τῶν ἐν κύστει λίθων· καὶ οἵ γε πολλοὶ οὕτω ποιοῦντες ἐπιτυγχάνουσι.
13 [Πῶροι κύστεως.] Χρὴ δὲ οὐδενὸς ἧττον ἐγνωκέναι καὶ ὅπως οἱ
πῶροι συνίστανται· καὶ γὰρ πρὸς τὴν ἑξῆς δίαιταν συμφέρει, καί τις
μαθὼν τὴν πρόφασιν τῆς νόσου πολλὰ ἐξευρήσει κωλύματα, ὡς μή ποτε

1 Τρόπος – 18 ἰᾶσθαι] *cf.* ʿAlī ibn al-ʿAbbās, *al-K. al-Malakī* 2,9,46: p. 176,1–180,10 Kon. κλίνας – 4 ἀρχοῦ] *cf.* Hipp. De fist. 3: VI 448,15sq. L. Cels. De med. VII 26,1B: CML I, p. 346,9–15 κλίνας – 3 διαστήσας] *cf.* Gal. De loc. aff. I 1: VIII 10,17–11,1 K. Aët. Libri med. XI 5.14: Ruf., p. 93,24–26; 96,19–20 Da. 3 καθεῖναι – 6 πώρῳ] *cf.* [Gal.] Intr. s. med. 13: XIV 749,11–16 K. 3sq. καθεῖναι – ἀρχοῦ] *cf.* Hipp. De fist. 4: VI 450,16–18 L. 5 ἄλλον – ἦτρον] *cf. supra*, p. 138,1sq. *infra*, lin. 8sq. 8sq. ἀρκεῖ – ἦτρον] Aët. Libri med. XI 26: Ruf., p. 109,21sq. Da. 10 λαβόμενον – 16 χρώμενος] *cf.* [Gal.] Intr. s. med. 19: XIV 787,12–15 K. Cels. De med. VII 26,1C: CML I, p. 346,17–25 17sq. τὴν – ἰᾶσθαι] *cf.* Aët. Libri med. XI 14: Ruf., p. 97,3sq. Da. 20 Χρὴ – 154,1 κύστιν] *cf.* [Gal.] De aff. ren. ins. dign. et cur. 5: XIX 673,1–3 K.

1 χειρουργία κύστεως ἐχούσης λίθον M *in mg.* 1sq. τοιόσ. . . ἄ̣νθρωπον *(lac. ca. 10 litt.)* M: τοιόσδε κλίναντες τὸν ἄνθρωπον L: *correxi*: τοιόσδε· σχηματίσας τὸν ἄνθρωπον *suppl. Da.* 2sq. μάλιστα . . .σας *(lac. ca. 10 litt.)* M: *suppl. Da.* 3sq. ἀριστερᾶς . . .ạκτύλους *(lac. ca. 9 litt.)* M: ἀριστερᾶς . . . τοὺς δακτύλους ψ: *suppl. Da.* 4sq. τοῖς . . .λαφᾶν *(lac. ca. 9 litt.)* M 5sq. πιέζειν . . . ἐντύχοις *(lac. ca. 9 litt.)* M: *suppl. et corr. Da.* 6 πόρῳ ψ 8 παιδία ψ 11 καὶ *seclusi*: *del. Da.* 13 εἴη] ᾗ M *Ma.*: *corr. Da.* 14 πεποιημένον M: *corr.* ψ: πεπιεσμένον *coni. Ma. Dübner (apud Da.) (v. A. Sideras, Beiträge, p. 31)* *ante* λαβῇ *add.* δὲ τῇ *Da.* 17 τομὴν] μονὴν M: *corr. Ma.* 18 ἔμμοτα ἰᾶσθαι] ἔμμονα τιμᾶσθαι M: ἔμμονα τημελεῖσθαι *coni. Ma.*: *corr. Da.* μὲν *add. Da.* 20 πῶροι κύστεως *om.* ψ: *delevi* πῶς χρὴ διαγινώσκειν τοὺς ἐν κύστει πώρους καὶ πῶς θεραπεύειν M *in mg.*

Die Art der Untersuchung mit der Sonde ist folgende: Man legt 7
den Patienten auf den Rücken, fordert ihn auf, die Beine möglichst
stark zu beugen, *spreizt sie (so weit) auseinander*, wie es bequem er-
scheint, und steckt die Finger der linken *Hand* möglichst tief in den
After hinein. Dann betastet man mit den Fingern die Blase, und ein
anderer, der neben (ihm) steht, drücke *den Unterleib, bis* man auf den
Stein trifft. Es genügt aber auch, nur einen Finger hineinzustecken, 8
wenn man als Arzt Erfahrung hat, um derartige (Eingriffe) vorzu-
nehmen, und wenn man lange Finger hat und ein Kind mit der Sonde
untersucht und die Größe des Steines nicht sonderlich über ein mitt-
leres Maß hinausgeht. Es reicht auch aus, wenn man selber mit der
rechten Hand den Unterleib drückt – dies wird sogar dem Patienten
wie dem mit der Sonde untersuchenden (Arzt) weniger lästig erscheinen.
Nachdem man nun den Stein eingefangen hat, muß man ihn zur Harn- 9
röhre herunterziehen, und wenn er dorthin gelangt ist, dann muß man
erst recht festhalten, damit er nicht entgleitet, und einen Schnitt quer
zum Damm vornehmen. Und falls (der Stein) vornan liegt, nehme man 10
ihn mit dem Griff des kleinen Messers heraus, das mit einem rauhen
und an der Spitze gebogenen Griff versehen ist, damit es der Operation
am dienlichsten ist; andernfalls (zieht man den Stein heraus), indem
man sich des Instruments bedient, das eben für solche Zwecke er-
funden wurde. Wenn man operiert, so darf man den Schnitt nicht zu 11
groß machen, weil die Gefahr besteht, auch etwas an der Blase zu
beschädigen, wovor man sich vor allem zu hüten hat. Die (entstandene)
Schnittwunde soll man ähnlich wie die Geschwüre behandeln. Das ist 12
die sicherste Diagnose und Behandlung der Blasensteine; und viele
(Ärzte), die so vorgehen, haben wirklich Erfolg.

Es ist weiterhin ebenso notwendig, auch darüber informiert zu 13
sein, wie die Steine zustandekommen; denn das ist nicht nur für die
weitere Lebensweise nützlich, sondern man wird außerdem, wenn man
die Ursache der Krankheit erfahren hat, viele Maßnahmen finden, die

14 καὶ ὕστερον λιθιᾶσαι τὴν κύστιν. ἱκανὴ μὲν οὖν πρόφασις καὶ εἰ τὸ ὕδωρ
ἰλὺν ἔχοι. ἀνάγκη γὰρ ὑφισταμένην τὴν ἰλὺν ἐν τῇ κύστει πήγνυσθαι·
καὶ ἀρκεῖ τούτοις ἠθοῦντας τὸ ὕδωρ πίνειν. [Περὶ πώρων κύστεως.]
15 γένοιντο δ' ἂν πῶροι καὶ ἀπ' ἄλλων ὑδάτων, καθαρῶν μὲν καὶ ἀνυπο-
54 στάτων, ψυ|χροτέρων δὲ καὶ σκληροτέρων τοῦ κ⟨αιροῦ· τούτους δὲ ὕλης
ἀπή⟩θημα ἡγοῦμαι ψυχροτέρας εἶναι τὰ πολλὰ ⟨καὶ τῇ χροιᾷ αὐτῶν
16 τεκμαιρό⟩μενος τοῖς τε οὔροις λεπτοῖς καὶ ὑδαρέσιν οὖσι. ⟨τοὐπίπαν δὲ
παισὶ μᾶλλον⟩ ἢ ἀνδράσιν ἡ νόσος γίγνεται· πολλαχῇ ⟨γὰρ οἱ παῖδες
πίνουσι⟩ ψυχρότερον ἢ ὥστε τι ἐπὶ μεῖζον ηὐξημ⟨ένοις εἴθισται. τοῖς⟩
τε μὴν ἀπέπτοις ὠμῶν ἀναδόσεις ἐπὶ κύστιν γίγνονται, ⟨αἵπερ, εἰ μὴ⟩

1 ἱκανὴ – 156,8 ὀστράκοις] *cf.* Hipp. De morb. IV 55: VII 600,21–602,15 L. Gal. In Hipp. Epid. VI comm. I 6: CMG V 10,2,2, p. 25,16–26,3 [Gal.] De aff. ren. ins. dign. et cur. 2: XIX 647,1–649,4 K. Alex. Trall. Therap. XI 1: II 463,3–11 Puschm. 5 τούτους – 7 τεκμαιρόμενος] *cf.* Pallad. In Hipp. Epid. VI comm. I 5: II 15,16–28 Dietz 5sq. τούτους – πολλὰ] *cf.* Aret. De acut. et diut. morb. IV 3,7: CMG II, p. 68,20–23 Aët. Libri med. XI 9: Ruf., p. 96,12–16 Da. Alex. Trall. Therap. XI 4: II 489,21 sq. Puschm. Psell. Opusc. med. 1101 sqq.: I 220,17–19 Boiss. Ibn al-Ǧazzār, *K. Zād al-musāfir* V 12,370: Ruf., p. 586,33 sq. Da. 6sq. τῇ – τεκμαιρόμενος] *cf.* Aret. De acut. et diut. morb. IV 3,7: CMG II, p. 68,16 sq. [Gal.] De aff. ren. ins. dign. et cur. 3: XIX 660,2–8 K. Aët. Libri med. XI 15: Ruf., p. 97,6–10 Da. 7 τοὐπίπαν – 156,2 ὑπόστασιν] *cf.* [Gal.] De aff. ren. ins. dign. et cur. 2: XIX 652,9–653,4 K. τοὐπίπαν – 156,1 πήγνυνται] *cf.* Hipp. Epid. VI 3,7: V 296,3 L. Gal. In Hipp. De nat. hom. comm. II 13: CMG V 9,1, p. 80,1–4 In Hipp. Epid. VI comm. III 15: CMG V 10,2,2, p. 148,10–31 = [Gal.] De aff. ren. ins. dign. et cur. 2: XIX 651,9–652,9 K. In Hipp. Aph. comm. III 26: XVII B 634,12–16 K. Aët. Libri med. XI 4. 9: Ruf., p. 90,3–7; 96,6–14 Da. 7sq. τοὐπίπαν – γίγνεται] *cf. supra*, p. 86,13 sq. Hipp. De nat. hom. 12: CMG I 1,3, p. 198,21–200,1 Aret. De acut. et diut. morb. IV 3,7: CMG II, p. 68,17–19 [Gal.] De aff. ren. ins. dign. et cur. 2: XIX 650,17–651,1 K. Orib. Syn. ad Eust. IX 24,6: CMG VI 3, p. 293,16 sq. Paul. Aeg. Epit. med. III 45,2: CMG IX 1, p. 241,20–22 Psell. Opusc. med. 1095 sq.: I 220,11 sq. Boiss. 8 πολλαχῇ – 10 γίγνονται] *cf.* [Gal.] De urinis ex Hipp. et Gal. 2: XIX 615,11–14 K. 9sq. τοῖς – γίγνονται] *cf.* [Gal.] De aff. ren. ins. dign. et cur. 7: XIX 691,15–692,2 K.

2 ἔχει M: *corr. Ma.* 3 Περὶ πώρων κύστεως *del. Da.* 5sq. σκληροτέρ... θημα *(lac. ca. 17 litt.)* M: σκληροτέρων τοῦ κ...θημα WFφ: *supplevi*: σκληροτέρων τοῦ καιροῦ· ταῦτα οὖν γῆς ἀπήθημα *suppl. Da. (v. A. Sideras, Beiträge, p. 32)* 6sq. τὰ πο...μενος *(lac. ca. 17 litt.)* M: τὰ πολλὰ ...μενος ψ: *supplevi*: τὰ πολλὰ διὰ ἐμαυτοῦ πεπειραμένος *suppl. Da. (v. A. Sideras, Beiträge, p. 32 sq.)* 7 τε] δὲ *Ma.* 7sq. οὖ... ἢ *(lac. ca. 16 litt.)* M: οὖσι ... ἢ ψ: *supplevi*: οὖσιν ἐπὶ τοῖς παισὶ μᾶλλον ἢ *suppl. Da. (v. A. Sideras, Beiträge, p. 33)* 8sq. πολλαχῇ ... ψυχρότερον *(lac. ca. 15 litt.)* M: πολλαχῇ δὲ ... ψυχρότερον ψ: *supplevi*: πολλαχῇ δὲ εἰκότως πίνουσι ψυχρότερον *suppl. Da.* 9 τις *Ma.*: τινι *Da.* 9sq. ηὐξημ ... τε μὴν *(lac. ca. 14 litt.)* M: ηὐξημένων... τε μὴν LWF: *supplevi*: ηὐξημένῳ δύνασθαι ἁρμόζειν, τοῖς γε μὴν *suppl. Da.*: ἢ ὡς τις ἐπὶ μεῖζον ηὐξημένος ἂν πίνοι *mavult Gärtner (v. etiam A. Sideras, Beiträge, p. 34)* 10–156,1 κύστιν ... οὐροῖντο *(lac. ca. 14 litt.)* M: κύστιν γίγνωνται ... οὐροῖντο ψ: *supplevi*: κύστιν γίγνονται, αἵ, εἰ μὴ διουροῖντο *suppl. Da.*

verhindern, daß später jemals wieder Steine in der Blase entstehen.
Nun ist es eine hinreichende Ursache, wenn das Wasser Schlamm ent- 14
hält. Denn zwangsläufig setzt sich der Schlamm in der Blase ab und
verfestigt sich. In solchen Fällen genügt es, das Wasser vor dem Trin-
ken durchzuseihen. Es können freilich Steine auch aus anderen Arten 15
von Wasser entstehen, die zwar rein und klar, aber kälter und härter
sind als *angebracht*. *Diese* scheinen mir häufig *die herausgefilterte Sub-
stanz einer* (im Vergleich zur Blase) kälteren *Materie* zu sein, *was ich
sowohl aus ihrer Farbe* als auch aus dem Urin *erschließe*, der dünn und
wäßrig ist. *Im allgemeinen* kommt diese Krankheit *eher bei Kindern* 16
als bei Männern vor, *weil die Kinder* vielfach Kälteres *trinken*, als es
erwachsenere (Menschen) *zu tun pflegen*. Auch treten bei schlecht ver-
dauten (Speisen) Verteilungen roher Stoffe zur Blase hin auf, *welche*

οὐροῖντο, ῥᾳδίως πήγνυνται. προσσυνεργεῖ ⟨δὲ καὶ ὁ⟩ οὐρητὴρ στενὸς ὤν· οὐ γὰρ δέχεται πᾶσαν τὴν ὑπόστασιν.
17 [Οὐρητικὰ ἐφ' ὧν διὰ θερμότητα πήγνυται ὁ λίθος ἐν κύστει.] Τὰ
55 μὲν ⟨οὖν⟩ τεκ|μήρια τοῦ τὴν ψυχροτέραν κύστιν λίθους τρέφειν τοιαῦτ' ἐστιν. εἰκὸς μὴν καὶ ὑπὸ θερμοῦ τινος ξηρανθῆναί ποτε ὑποστάθμην ἐν κύστει, ὥσπερ καὶ οἴνου τρύγα καὶ ἄλλην τινὰ ἰλὺν ἔξω. ἀλλ' ἐγὼ τεκμήρια οὐκ ἔχω εἰπεῖν τῆσδε τῆς νόσου, εἰ μὴ ἄρα τὴν χροιὰν τῶν πωρι-
18 δίων· εἴκασται γὰρ ὠπτημένοις ὀστράκοις. ποτὲ οὖν συμφέρει τοῖς ψυχροτέροις οὐρητικοῖς χρῆσθαι, καθάπερ τῷ σελίνῳ καὶ τῷ σικύῳ καὶ τῷ ὑακίνθου σπέρματι καὶ τῷ ἀσπαράγῳ καὶ τῷ τοῦ λευκοΐου ⟨σπέρματι⟩
19 καὶ κρόκου ταῖς ῥίζαις καὶ ἰωνιᾶς τοῖς φύλλοις· ἐμεῖν τε ἀπὸ δείπνου συνεχῶς καὶ μηδὲν πυρῶδες προσφέρεσθαι, ὃ μέλλει τὴν κύστιν θερμαίνειν, δίαιταν δὲ τὴν ἄλλην ἀπονωτέραν ἐξευρίσκειν.
20 Ὅπου δὲ τὸ ψυχρὸν κρατεῖ, [Οὐρητικὰ θερμὰ ὑφ' ὧν διὰ ψῦξιν πήγνυται ὁ λίθος.] οὐρητικοῖς μὲν τοῖς θερμοτέροις χρῆσθαι, ὁποῖά ἐστιν
56 ἥ τε ἶρις καὶ τὸ Αἰθιοπικὸν | κύμινον καὶ τῆς βαλσάμου ὁ καρπὸς καὶ
21 τὸ κιννάμωμον καὶ ἡ κασία καὶ τὸ ἄκορον καὶ τὸ μῆον. ἀπεψίας δὲ καὶ πλησμονὰς φεύγειν· ὕδατά τε πηγαῖα καὶ καθαρὰ ἐκλέγεσθαι, οἴνους δὲ
22 κιρροὺς καὶ εὐόδμους. ταλαιπωρεῖν δὲ τῷ σώματι προθυμότατα καὶ λού⟨εσθαι μὲν ὀλιγάκις, χρίεσθαι⟩ δὲ πυκνά, καί ποτε καὶ πρὸς πῦρ στάντα ⟨ἀνατρίβειν τὸ ἦτρον. ἀτὰρ οὖν⟩ καὶ αἱ ψυχρολουσίαι συμφέρουσι, θερ-

6 ὥσπερ – ἔξω] *cf.* [Gal.] De aff. ren. ins. dign. et cur. 2: XIX 647,3–11 K. Alex. Trall. Therap. XI 1: II 463,5sq. Puschm. 10 ὑακίνθου] *v.* Diosc. De mat. med. IV 62: II 216,8sqq. Wellm. K. Lembach, Pflanzen, p. 174sqq. 11 ἰωνιᾶς] *cf. supra*, p. 92,8 χαμαίπιτυς 11sq. ἐμεῖν – θερμαίνειν] Aët. Libri med. XI 15: Ruf., p. 97,11–13 Da. 12 καὶ – θερμαίνειν] [Gal.] De aff. ren. ins. dign. et cur. 5: XIX 673,7sq. K. = Aët. Libri med. XI 15: Ruf., p. 97,12sq. Da. 14 Ὅπου – 18 φεύγειν] *cf.* Aët. Libri med. XI 15: Ruf., p. 98,1–5 Da. 16 βαλσάμου] *v.* Diosc. De mat. med. I 19: I 24,3sqq. Wellm. Theophr. Hist. plant. IX 6,1sqq.: II 244,9sqq. Hort 19sq. καὶ^{II} – πυκνά] Aët. Libri med. XI 15: Ruf., p. 98,20 Da. Hipp. De aff. inter. 17: VII 208,5sq. L.

1 προσσυν. . .τὴρ *(lac. ca. 13 litt.)* M: προσυνεργεῖ . . . οὐρητὴρ LWFV: *suppl. Da.* 2–4 ὑπόστα. . . *(lac. ca. 11 litt.)* φ' ὧν διὰ θερμότητα πήγνυται ὁ λίθος ἐν κύστει . . . *(lac. ca. 9 litt.)* μήρια M: Οὐρητικὰ – κύστει *del. Da.* 3 *ante* κύστει *add.* τῇ L 4 οὖν *addidi* τοιαῦτ'] ταῦτ' ψ 5 μὴν] μὲν *Ma.* θερμοτέρου L 6 *ante* ἐγὼ *add.* δὲ *Da.* 10 σπέρματι *addidi* 11 τῆς ῥίζης M: *corr. Ma.* ἰωνίας M *Ma.*: *corr. Da.* 12 ᾧ μέλλει M: ὃ μέλλοι *vel* ᾧ μέλλοιεν *coni. Ma.*: *corr. Ermerins* 14sq. Οὐρητικὰ – λίθος *del. Da.* 19sq. λού. . .υκνά *(lac. ca. 19 litt.)* M: λού. . . δὲ πυκνά LWFV: *sec. Aët. supplevi*: λούεσθαι μὲν σπανίως, χρίεσθαι δὲ πυκνά *suppl. Da.* 20sq. στάντα . . .ἱ ψυχρολουσίαι *(lac. ca. 18 litt.)* M: στάντα . . . καὶ αἱ ψυχρολουσίαι ψ: *supplevi*: στάντα τρίβεσθαι. Ὡσαύτως καὶ αἱ ψυχρολουσίαι *suppl. Da. (v. A. Sideras, Beiträge, p. 34sq.)* 21–158,1 θερμαὶ . . . δὲ *(lac. ca. 18 litt.)* M: θερμαὶ . . .σται. τὴν δὲ ψ: *suppl. Da.*

sich, *wenn* sie *nicht* mit dem Urin ausgeschieden werden, leicht ver-
festigen. Dazu trägt *auch die* Harnröhre durch ihre Enge bei, da sie
nicht den ganzen Bodensatz (aus der Blase) aufnehmen kann.
Die Beweisgründe dafür, daß eine kältere Blase Steine entstehen 17
läßt, sind also von dieser Art. Selbstverständlich ist es möglich, daß
ein Sediment in der Blase zuweilen auch unter dem Einfluß von irgend-
welcher warmen Materie austrocknet, wie etwa Weinhefe und irgend-
welcher Schlamm im Freien. Andere Indizien für diese Krankheit weiß
ich nicht zu nennen, außer vielleicht der Farbe der Steinchen; sie
gleichen nämlich den gebrannten Tonscherben. Nun nützt es manch- 18
mal, kältere harntreibende Mittel zu verwenden, wie Sellerie, Gurke,
Hyazinthensamen, Spargel, Levkoiensamen, Safranwurzeln und Veil-
chenblätter. Man sollte ferner immer wieder nach dem Abendessen 19
erbrechen und keine heißen Speisen zu sich nehmen, welche die Blase
erwärmen würden, und im übrigen sich um eine Lebensweise bemühen,
die mit weniger Anstrengung verbunden ist.
In Fällen aber, wo das Kalte überwiegt, muß man wärmere harn- 20
treibende Mittel verwenden, solche wie es die Schwertlilie, der äthio-
pische Kümmel, die Frucht der Balsamstaude, der Zimt, die Kassia-
rinde, der Kalmus und die Bärwurz sind. Verdauungsstörungen und 21
Überfüllungen soll man jedoch vermeiden und sich reines Quellwasser
sowie helle und wohlriechende Weine aussuchen. Die körperlichen 22
Übungen (soll man) eifrig betreiben, sich *zwar selten* baden, aber häufig
einölen und zuweilen auch, am Feuer stehend, *den Unterleib massieren.*
Aber auch die kalten Bäder sind von Nutzen, während die warmen

23 μαὶ ⟨δὲ παντάπασι κάκι⟩σται. τὴν δὲ γαστέρα ἐν πᾶσι μὲν τοῖς κατὰ
⟨κύστιν εὔλυτον ἔχειν⟩, μάλιστα δὲ ἐν τοῖς παροῦσιν· εἰ γὰρ ταύτῃ ὑπί⟨οι
24 καλῶς, καθα⟩ρώτεραί τε ἂν αἱ οὐρήσεις καὶ μείους γίγνοιντο. ⟨ταῦτα
μὲν περὶ τοὺς πώρους⟩ καὶ τὴν λιθιῶσαν κύστιν πραγματευτέον, καί
τινα ⟨τῶν πρὸς τοὺς⟩ νεφροὺς εἰρημένων. |

57 10. Ψώρα κύστεως. ⟨Γίγνεται δὲ καὶ ψώρ⟩α κύστεως· τοιγαροῦν καὶ
ψωριῶσαι κύστεις ὤφθησαν. σημαίνει μὲν τοῖς τε οὔροις τραχείας καὶ
πιτυρώδεις ὑποστάσεις ἔχουσι καὶ τοῖς κνησμοῖς τοῦ τε ἐπιγαστρίου καὶ
2 τοῦ ἤτρου. προϊοῦσα δὲ ἡ νόσος καὶ ἑλκοῖ τὴν κύστιν καὶ ὀδυνᾷ πλέον,
ὥστε καὶ τὰ τῶν ἑλκῶν συνεδρεύσαι ἂν εἰκότως. τούτοις μὲν σημαίνει
3 τὸ νόσημα. καθισταμένους δὲ εἰς θεραπείαν αὐτοῦ γιγνώσκειν μὲν ὡς
οὐκ ἔστι πάντῃ ἰάσιμον, πειρᾶσθαι δὲ ὅμως τὰ δυνατὰ παρηγορεῖσθαι,
τῶν μὲν δακνόντων καὶ τοὺς χυμοὺς δριμυτέρους καὶ ἁλμωδεστέρους ἀπο-
58 δεικνύντων κελεύειν ἀπέχεσθαι, προσφέρειν δὲ οἴνους μὲν γλυκεῖς | καὶ
γάλα καὶ ζωμὸν ὄρνιθος ἢ ἐρίφου ἢ ἀρνὸς καὶ τὸ τῶν φοινίκων ἀπόβρεγμα
καὶ σεμίδαλιν καὶ ἀμύλιον καὶ ῥοφήματα καὶ ἔτνη καὶ ἰχθῦς ἁπαλοσάρ-
κους, ἑφθοὺς σύμπαντας, καὶ λαχάνων ὅσα τὰς μὲν οὐρήσεις ὑπάγει,
δάκνει δὲ ἥκιστα· οἷον σταφυλίνους τε ἑφθοὺς καὶ κρῆθμα καὶ μάραθ⟨ρ⟩α
4 καὶ ἱπποσέλινα καὶ ἀσπαράγους καὶ σικύους καὶ ὅσα ἄλλα. δεῖ γὰρ ⟨καὶ⟩

1 τὴν – 3 γίγνοιντο] [Gal.] De aff. ren. ins. dign. et cur. 6: XIX 685,12–14 K. = Aët. Libri med. XI 15: Ruf., p. 98,7–9 Da. *cf.* [Gal.] De aff. ren. ins. dign. et cur. 5: XIX 675,4–6 K. 1sq. τὴν – ἔχειν] *cf.* Hipp. Progn. 11: II 136,9sq. L. = I 88,16–18 Kw. = p. 206,14–207,1 Alex. 6 Γίγνεται – 160,13 ἔστι] Rhaz. Liber cont.: X 90,5–13 = Ruf. fr. 284, p. 503,18–21 Da.; fr. 279, p. 501,25–502,5 Da. 7 σημαίνει – 10 εἰκότως] Aët. Libri med. XI 22: Ruf., p. 107,4–6 Da. *cf.* Cael. Aur. De sign. diaet. pass. 154: II 240,12–15 Rose 7sq. σημαίνει – ἔχουσι] *cf.* Hipp. Aph. IV 77: IV 530,8sq. L. De nat. hom. 14: CMG I 1,3, p. 202,8sq. [Gal.] De urinis ex Hipp. et Gal. 7: XIX 623,16–624,6 K. Orib. Syn. ad Eust. IX 27: CMG VI 3, p. 295,27sq. Alex. Trall. Therap. XI 5: II 491,12–19 Puschm. Paul. Aeg. Epit. med. III 45,5: CMG IX 1, p. 245,3sq. 11 καθισταμένους – 12 παρηγορεῖσθαι] *cf.* Alex. Trall. Therap. XI 5: II 491,20–23 Puschm. γιγνώσκειν – 160,5 τέττιγες] Aët. Libri med. XI 22: Ruf., p. 107,7–19 Da. 17sq. ὅσα – ἥκιστα] *cf. supra*, lin. 13sq. Aët. Libri med. XI 1: Ruf., p. 87,3sq. Da.

1sq. κατὰ . . . ἐν τοῖς *(lac. ca. 18 litt.)* M: κατὰ . . . μάλιστα δὲ ἐν τοῖς LWFV: *sec. Aët. et [Gal.] supplevi*: κατὰ κύστιν μὴ κινεῖν, μάλιστα δὲ ἐν τοῖς *suppl. Da. (v. A. Sideras, Beiträge, p. 35)* 2sq. ὑπ. . . τε *(lac. ca. 18 litt.)* M: ὑπί. . .ρώτεραί τε LWFV: *sec. Aët. supplevi*: ὑπίοι ἐπὶ πολύ, ἁλμυρώτεραί τε *suppl. Da. (v. A. Sideras, Beiträge, p. 35)* 3sq. γίγνοιντο . . . λιθιῶσαν *(lac. ca. 16 litt.)* M: γίγνοιντο . . . καὶ τὴν λιθιῶσαν ψ: *supplevi*: γίγνοιντο. Τοιαῦτα μὲν οὖν ἐπὶ τὴν λιθιῶσαν *suppl. Da. (v. A. Sideras, Beiträge, p. 35sq.)* 4sq. καί τινα . . .ῡς εἰρημένων *(lac. ca. 12 litt.)* M: καί τινα . . . νεφροὺς εἰρημένων ψ: *supplevi*: καί τινα τῶν πρὸς λιθιῶντας νεφροὺς εἰρημένων *suppl. Da.* 6 περὶ ψωριώσης κύστεως:- . . . *(lac. ca. 9 litt.)* ạ κύστεως. τοιγαροῦν M: *supplevi et correxi*: Περὶ ψωριώσης κύστεως. Τοιγαροῦν *scr. Da. (v. A. Sideras, Beiträge, p. 36)* 7 ὤφθησ. . .ẹι μὲν *(lac. ca. 6 litt.)* M σημαίνεται *mavult Gärtner* 11 καθισταμένοις M *Ma.*: *corr. Ermerins* 16 ἔτν῀M: ἔτνην *Ma.* 18 μάραθα M 19 καί[V] *addidi (cf. Aët. Libri med. XI 22: Ruf., p. 107,15 Da.)*

zweifellos sehr gefährlich sind. Der Leib soll ferner bei allen *Blasen-* 23
krankheiten, vornehmlich aber in diesen Fällen, *leicht zu entleeren sein.*
Denn wenn der Stuhlgang dort *normal* ist, dürften auch die Harn-
ausscheidungen *klarer* und geringer werden. *Das sind also (die Maß-* 24
nahmen), die man im Falle der porösen Steine und einer daran erkrank-
ten Blase zu treffen hat – ferner aber auch einiges *von dem, was bei der*
Besprechung der Nieren(krankheiten) erwähnt worden ist.

10. Blasenkrätze. *Es kommt auch* Blasen*krätze vor*; darum hat
man also auch von Krätze befallene Blasen beobachtet. Dies zeigt
sich einerseits an dem Harn, der rauhe und kleienartige Substanzen
enthält, und andererseits an dem Jucken sowohl in der oberen als
auch in der unteren Bauchgegend. Wenn die Krankheit fortschreitet, 2
verursacht sie Vereiterungen der Blase und mehr Schmerzen, so daß
verständlicherweise auch die Symptome der (Blasen)geschwüre auf-
treten können. Daran läßt sich also die Krankheit erkennen. Und wenn 3
man darangeht, sie zu behandeln, muß man wissen, daß sie nicht gänz-
lich heilbar ist, man muß sich aber trotzdem bemühen, sie nach Mög-
lichkeit zu mildern, und empfehlen, alles, was beißt und die Säfte
schärfer und salziger macht, zu meiden, andererseits Süßweine, Milch,
Hühner- oder Ziegen- oder Hammelbouillon, einen Aufguß von Datteln,
Grieß, Kuchen, Suppen, Breie und Fische von zartem Fleisch, alles
gekocht, anbieten; von den Gemüsen (empfiehlt man) diejenigen, die
zwar die Harnausscheidungen fördern, aber am wenigsten beißen, wie
etwa gekochte Pastinaken, Meerfenchel, Fenchel, wilden Eppich, Spar-
gel, Gurken und was es sonst noch gibt. Denn es ist zwar nötig, die 4

τοῖς οὐρητικοῖς ἀποκαθαίρειν τὴν κύστιν, ἀλλὰ πραότερον· κίνδυνος γὰρ ἑλκῶσαι τοῖς ἰσχυροτέροις, ὃ παντός ἐστι κάκιον.
5 Ἀγαθὰ οὖν οὐρητικὰ καὶ οἱ καρκίνοι καὶ αἱ πίνναι καὶ αἱ λοπάδες καὶ τοῦ ἐχίνου ἡ σὰρξ — καὶ τοῦ χερσαίου καὶ τοῦ θαλασσίου — καὶ οἱ
6 τέττιγες. οὐκ ἀνάρμοστον δὲ οὐδὲ βούκερα ἑφθὰ ⟨μετὰ μέλιτος ῥοφᾶν· τάς τε γὰρ τοῦ ἐντέρου⟩ τοῦτο δήξεις ἀμβλύνει καί, εἰ ἐπὶ κύ⟨στιν τράποιτο, πρα⟩ότερον ταῖς ψώραις ἐστί· καὶ ἡ τραγάκανθα ⟨ταὐτὸν ποιεῖ.
59 7 χαίρουσι δὲ⟩ καὶ μύρτων | ἀπόβρεγμα πίνοντες μετὰ οἴνου ⟨ἢ μήλων κυδωνίων⟩ ἀπόβρεγμα καὶ ὄχνης καὶ ἄλλης τινὸς ὀπώρας στ⟨υφούσης· πρὸς γὰρ τοὺς⟩ κνησμοὺς συμφέρει. ταῦτα μὲν οὖν τῷ π⟨άθει παρηγο-
8 ρικά. χρὴ δὲ⟩ εὐαιμότατον ταῖς διαίταις ἀποφαίνειν καὶ γυ⟨μνάζοντας συμ⟩μέτρως καὶ πυριῶντας καὶ ἐμεῖν ἀνὰ χρόνον κελεύοντας καὶ ὀρ⟨ρ⟩οῖς κατακλύζοντα⟨ς⟩. εἰ μὴ γὰρ οὕτω παρηγορήσεται, ἄλλως οὐκ ἔστι.
11. Παράλυσις κύστεως. Ἐπεὶ δὲ καὶ παραλύεται ἡ κύστις, δοκεῖ μοι
60 χρῆναι καὶ τῆσδε τῆς | νόσου ἐξευρεῖν τινα ἴασιν. παραλύεται δὲ ἄλλοτε μὲν ἰσχίων ἀκρατῶν ὄντων, ἄλλοτε ⟨δὲ⟩ ὀσφύος· γυναικὶ δὲ καὶ ὑστερῶν
2 νεναρκωμένων. ἀτὰρ οὖν καὶ αὐτὴ μόνη παραλύεται. πάσχουσι δὲ τάδε·

4 τοῦ[I] – σὰρξ] *cf.* Marcell. De medic. XXVI 76: CML V, p. 442,8sq. [Plin.] De med. II 18,9: CML III, p. 53,7–9   4sq. καὶ οἱ τέττιγες] *cf.* Gal. De simpl. med. temp. et fac. XI 36: XII 360,3–8 K. [Plin.] De med. II 18,6: CML III, p. 52,15   5 οὐκ – 13 κατακλύζοντας] Aët. Libri med. XI 22: Ruf., p. 107,20–26 Da.   8sq. μήλων κυδωνίων] *cf.* Diosc. De mat. med. I 115: I 107,10sqq. Wellm.   11sq. γυμνάζοντας συμμέτρως] *cf.* Pallad. In Hipp. Epid. VI comm. I 5: II 17, 3–11 Dietz   14 Παράλυσις – 162,13 μύρου] Rhaz. Liber cont.: X 90,14–17 = Ruf. fr. 285, p. 503,22–25 Da.   Παράλυσις κύστεως] *cf.* Aret. De acut. et diut. morb. III 7,1sqq.: CMG II, p. 44,5sqq.   Orib. Coll. med. ecl. med. 73,1sqq.: CMG VI 2,2, p. 234,13sqq.

2 ἑλκύσαι *vel* ἑλκῦσαι ψ   5sq. ἑφθὰ ... τούτου *(lac. ca. 18 litt.)* M: *sec. Aët. supplevi*: ἑφθὰ μετὰ μέλιτος ῥοφᾶν· καὶ γὰρ τοῦτο *suppl. Da. (v. A. Sideras, Beiträge, p. 36 sq.)*   6sq. ἐπὶ κυ... ότερον *(lac. ca. 16 litt.)* M: *sec. Aët. supplevi*: ἐπὶ κύστιν ἐκτράποιτο, πρᾳότερον *suppl. Da. (v. A. Sideras, Beiträge, p. 37 adn. 1)*   7sq. τραγάκανθα ... καὶ *(lac. ca. 16 litt.)* M: *suppl. Da.*   8sq. οἰν... ἀπόβρεγμα *(lac. ca. 14 litt.)* M: οἴνου ... ἀπόβρεγμα ψ: *suppl. Da.*   9 ὄχν' M: ὄχνην *Ma.*   9sq. ὀπώρας στ... κνησμοὺς *(lac. ca. 11 litt.)* M: *sec. Aët. supplevi*: ὀπώρας στυφούσης· ὠφελεῖ γὰρ κνησμοὺς *(sequente* συμφέρει *deleto) Da. (v. A. Sideras, Beiträge, p. 37)*   10sq. τῷ π... εὐεμώτατον *(lac. ca. 11 litt.)* M: *supplevi*: τῷ πάθει παρηγορικά· δεῖ δὲ εὐχυμότατον *suppl. Da. (v. A. Sideras, Beiträge, p. 38)*   11sq. καὶ γυμ...μέτρως *(lac. ca. 9 litt.)* M: *suppl. Da.*   12 κελεύ... ὀροῖς *(lac. ca. 6 litt.)* M   ὀροῖς M: *corr. Ma.*   13 κατακλύζοντα M *Ma.*: *suppl. Da.*   ἄλλοις *edd.*   14 πῶς χρὴ διαγινώσκειν παράλυσιν κύστεως καὶ θεραπεύειν M *in mg.*   16 δὲ *add. Ma.*   γυναικὸς L: γυναιξὶ *coni. Ma. (in adn.) Dübner (apud Da.)*

Blase durch harntreibende Mittel gründlich zu reinigen, aber recht
milde, weil die Gefahr besteht, durch die kräftigeren (Mittel) eine Ver-
eiterung hervorzurufen, was gefährlicher als alles (andere) ist.

Gute harntreibende Mittel sind nun auch die Krebse, die Steck- 5
muscheln, die Austern, das Fleisch des Igels – sowohl des Land- als
auch des Seeigels – und die Zikaden. Nicht ungeeignet ist es auch, 6
gekochten Bockshornklee *mit Honig zu schlürfen, denn* diese (Arznei)
lindert *einerseits die* Reizungen *in den Eingeweiden*, und andererseits
ist sie, wenn sie sich zur *Blase wendet*, für die Krätze *milder*. Auch
der Tragant *hat die gleiche Wirkung. Erleichtert werden (die Kranken)* 7
ferner, wenn sie Myrtenbeerenaufguß mit Wein *oder* einen Aufguß *von*
Quitten oder Holzbirnen oder von irgendeiner anderen *herben* Frucht
trinken; sie helfen *nämlich gegen das* Jucken. Das sind also bei diesem
Leiden die lindernden (Medikamente). Man muß ferner durch die 8
(richtige) Lebensweise dafür sorgen, daß der Patient möglichst gutes
Blut bekommt, *indem man ihn* in angemessenem Umfang *Turn-*
übungen betreiben und sich durch Schwitzbäder erwärmen läßt und ihm
empfiehlt, von Zeit zu Zeit zu erbrechen, und ihm ein Klistier aus
Molke verabreicht. Denn wenn er auf diese Weise keine Linderung
erfährt, ist es anders nicht möglich.

11. Blasenlähmung. Da auch Lähmungen der Blase vorkommen,
bin ich der Ansicht, daß man auch für diese Krankheit eine Heil-
methode herausfinden muß. Die Lähmung tritt manchmal ein, wäh-
rend das Hüftgelenk, und manchmal, während die Lende steif ist;
bei der Frau aber auch, wenn die Gebärmutter gelähmt ist. Aber frei-
lich kommt es auch vor, daß die Blase allein gelähmt ist. Wer daran 2

τὸ οὖρον τοῖς μὲν οὐ δύναται προχωρεῖν, εἰ μὴ καθετῆρα ἐνθείης, τοῖς
δὲ προχωρεῖ μέν, ἀλλ' ἀναίσθητον. καὶ τοῖς μὲν ἄθρουν ἐκκρίνεται προ-
3 ϊδομένοις οὐδέν, τοῖς δὲ ἀεὶ στάζει. καὶ αἰδοῖα μὲν οὐκ ἐντείνεται, ἀπόπατος
δὲ οὐκ ἴσχεται· ἐν δὲ τῷ χρόνῳ καὶ λεπτύνονται ἐπιγάστριον καὶ ὀσφὺν
4 καὶ ἰσχία καὶ σκέλη. ὀδύνην μὲν κατὰ κύστιν οὐκ ἔχουσιν, ἦτρον δὲ καὶ
κενεῶνας καὶ νεφροὺς ἀλγοῦσιν — οἷς γε δὴ τὰ οὖρα οὐκ ἐθέλει ὑποχωρεῖν,
ἐπεὶ τοῖς ἄλλοις πάντα ⟨ταῦτα⟩ ἀναίσθητά ἐστι.
5 Τὰ μὲν παθήματα τοιάδε. θεραπεία δέ· πόνοι τῶν κάτω πλείους
61 καὶ τρέχοντι καὶ πρὸς τὰ σιμὰ πορευομένῳ καὶ | ἀνατρίβοντι γλουτοὺς
6 καὶ ἦτρον καὶ λαπάρας, καὶ δι' αὐτοῦ καὶ δι' ἄλλων. ἄμεινον δέ, εἰ καὶ
τὸ χρῖσμα εἴη Σικυώνιόν τε ἔλαιον καὶ ἴρινον καὶ δάφνινον καὶ καστο-
ρίου μιγέντος. προσωφελεῖ δὲ καὶ νίτρῳ μετὰ ὄξους ἀνατρίβειν ⟨καὶ
χρίειν διὰ τοῦ ῥοδίν⟩ου μύρου καὶ κάχρυϊ μετὰ κηρωτῆς οἰ⟨συπηρᾶς
7 ἀπαλύνειν⟩. [ἄλλο·] ⟨τὸ δὲ⟩ καστόριον εἴς τε τὰ ἄλλα νο⟨σήματα κάλ-
λιστον φάρμακον καὶ εἰς τοῦ⟩το μείζω καὶ ἐμφανεστέραν παρέ⟨χει τὴν
ὠφέλειαν· ὥσ⟩τε καὶ πίνειν τινὶ ἀρκεῖν καὶ εἰ προκενώσας ⟨τὴν γαστέρα

1 τὸ — 4 ἴσχεται] *cf.* Orib. Coll. med. ecl. med. 63,11: CMG VI 2,2, p. 229,2–7 = Aët. Libri med. XI 24: Ruf., p. 108,1–5 Da. Gal. De loc. aff. VI 4: VIII 404, 9–11; 405,16–406,4 K. In Hipp. Epid. VI comm. III 17: CMG V 10,2,2, p. 151, 2–4 τὸ — 2 ἐκκρίνεται] *cf.* Aret. De acut. et diut. morb. III 7,7: CMG II, p. 46,5–7 τὸ — 2 ἀναίσθητον] *cf.* Orib. Coll. med. ecl. med. 73,11: CMG VI 2,2, p. 236,2sq. Paul. Aeg. Epit. med. III 18,5. 45,12: CMG IX 1, p. 165,11sq.; 249,7sq. τὸ — ἐνθείης] *cf.* Gal. De loc. aff. VI 4: VIII 408,6sq. K. Aët. Libri med. XI 21: Ruf., p. 106,27sq. Da. καθετῆρα] *cf. supra*, p. 142,12sq. 1sq. τοῖς — ἀναίσθητον] *cf.* Hipp. De morb. II 21: VII 36,4 L. Gal. De motu musc. II 8: IV 454,16sq. K. De loc. aff. VI 4: VIII 406,8–10; 407,8 K. [Gal.] Intr. s. med. 13: XIV 749, 9sq. K. 2sq. καὶ — οὐδέν] *cf.* Hipp. Epid. III 12: III 64,15 L. = I 223,19sq. Kw. 3sq. ἀπόπατος — ἴσχεται] *cf.* Hipp. Prorrh. I 78: V 530,3sq. L. 8 θεραπεία — 164,20 κύστει] *cf.* Orib. Coll. med. ecl. med. 63,11: CMG VI 2,2, p. 229,7–20; 73,11: CMG VI 2,2, p. 236,2–19 Aët. Libri med. XI 24: Ruf., p. 108,15–109,8 Da. Paul. Aeg. Epit. med. III 18,5: CMG IX 1, p. 165,12–23 10 ἄμεινον — 12 μιγέντος] Aët. Libri med. XI 24: Ruf., p. 108,22sq. Da. 11 Σικυώνιόν ... ἔλαιον] *cf. supra*, p. 138,6 ἴρινον] *cf. supra*, p. 94,16 δάφνινον] *v.* Diosc. De mat. med. I 40: I 40,15sqq. Wellm. 14sq. τὸ — φάρμακον] *cf.* Aët. Libri med. VI 38: CMG VIII 2, p. 181,8

1 ἐνείης *Da.* 2 προειδομένοις M: *corr.* L: προῃσθημένοις *Ma. in adn.* 4 ἐπιγάστριον] ἐπὶ γαστρὶ ψ *(cf. supra, p. 20 adn. 2)* 6 νεφροὶ M: *corr. Ma.*: κενεῶνες καὶ νεφροὶ Lφ, *mavult Kollesch* 7 ταῦτα *add. Da.* 8 θεραπεία M *in mg.* 12sq. ἀνατρίβειν ...ου μύρου *(lac. ca. 15 litt.)* M: *supplevi*: ἀνατρίβειν· ἐμβρεχέσθαι *(sic)* τε τοὺς τόπους διὰ γλευκίνου μύρου *suppl. Da. (v. supra, p. 138,6 sq.; A. Sideras, Beiträge, p. 38; cf. etiam supra, p. 76 cum adn. 4)* 13 κάγχρυϊ LWFφ *(cf. supra, p. 104,11)* 13sq. κηρωτῆς ὑ... *(lac. ca. 16 litt.)* ἄλλο:- ... *(lac. ca. 2 litt.)* καστόριον M: *supplevi*: κηρωτῆς οἰσυπηρᾶς πραΰνειν. Καστόριον *suppl. Da. (v. A. Sideras, Beiträge, p. 38sq.)* 14sq. νο...το μείζω *(lac. ca. 18 litt.)* M: *supplevi*: νοσήματα τῆς κύστεως εἰ προσφέροιτο μείζω *suppl. Da. (v. A. Sideras, Beiträge, p. 39)* 15sq. παρέ...τε *(lac. ca. 15 litt.)* M: *supplevi*: παρέχει ὠφέλειαν τῷ κάμνοντι, ὥστε *suppl. Da.* 16–164,1 προκενώσας ...ειτα *(lac. ca. 14 litt.)* M: προκενώσας ... ἔπειτα ψ: *suppl. Da.*

leidet, zeigt folgende Symptome: Bei einigen kann der Urin nicht ab-
gehen, wenn man nicht einen Katheter einführt, bei anderen geht er
zwar ab, aber ohne daß sie es merken. Und bei manchen (von diesen)
wird er auf einmal ausgeschieden, ohne daß sie davon etwas geahnt
haben, bei manchen dagegen tröpfelt er ununterbrochen. Auch ver- 3
lieren die Geschlechtsorgane die Erektionsfähigkeit, während der Stuhl-
gang nicht gehalten werden kann. Im Laufe der Zeit magern (die
Kranken) in der oberen Bauchgegend sowie an Lende, Hüftgelenk
und Beinen ab. Schmerz im Bereich der Blase empfinden sie zwar 4
nicht, wohl aber schmerzen sie der Unterleib, die Weichen und die
Nieren – jedenfalls diejenigen, bei denen der Urin nicht abgehen will,
da bei den anderen alle diese (Körperteile) unempfindlich sind.

Derart sind also die Leiden. Die Behandlung: Vermehrte An- 5
strengungen, (die sich auf) den Unterleib (auswirken), indem man läuft
und bergan geht und das Gesäß, den Unterleib und die Weichen ein-
reibt, entweder man selber oder andere. Recht gut ist es, wenn die 6
Salbe aus Öl von Sikyon, Schwertlilien- und Lorbeeröl unter Bei-
mischung von Bibergeil besteht. Es nützt dabei auch, mit Natron in
Essig einzureiben *und mit Rosen*öl *einzuölen*, ferner aber auch, mit Ros-
marin in einer *aus Wollfett bereiteten* Wachssalbe *zu lindern. Was den* 7
Bibergeil *angeht*, so ist er auch für die anderen *Krankheiten eine sehr
gute Arznei, und bei der vorliegenden* gewährt er eine recht große und
deutliche *Wirkung, so daß* es einem genügen würde, ihn zu trinken
oder nach vorheriger Entleerung *des Bauches* ein Klistier daraus *in*

τὸ ἔντερον⟩ ἔπειτα τούτῳ κλύζοις καὶ εἰ διὰ τοῦ οὐρητῆρος ⟨ἐνείης. |
62 8 χρὴ δὲ καὶ⟩ τοῖς ἄλλοις κλυσμοῖς τοῖς ἰσχυροτέροις χρῆσθαι. ⟨τοιαῦτα
δὲ⟩ κλύσματά ἐστι· σικυωνίας τε ἀπόβρεγμα καὶ ἐλλεβόρου μέλανος καὶ
μελανθίου καὶ κενταυρίου· πρὸς γὰρ τὴν αἴσθησιν συμφέρει. ταῦτα δὲ
εἰς μὲν τὴν ἕδραν ἐνίεται, τοῦ δὲ οὐρητῆρος ἀπέχειν· ἑλκῶσαι γὰρ κίνδυ-
9 νος. δεῖ δὲ καὶ τῇ ἑφθῇ ῥητίνῃ πυκνὰ καταπλάττειν τό τε ἦτρον καὶ
τὴν ὀσφὺν ἐν κύκλῳ, καὶ τῷ νάπυϊ συνεχῶς θερμαίνειν καὶ ἐν θαλάσσῃ
κελεύειν νήχεσθαι καὶ ἐν θερμοῖς ὕδασι, καὶ τὸ σύμπαν ἐκπυριᾶν καὶ πό-
τιμα προσφέρειν, ἅμα μὲν θερμαίνοντα ἅμα δὲ ἐπὶ κύστιν ῥέποντα, ὥσπερ
τοῦ τε ἄγνου τὸν καρπὸν καὶ πάνακος τῆς Ἡρακλείας τὴν ῥίζα⟨ν⟩
καὶ μήου ῥίζαν καὶ κύμινον Αἰθιοπικὸν καὶ ἑρπύλλου σπέρμα καὶ
10 ἀψινθίου κόμην μετὰ νάρδου Κελτικῆς. ἀγαθοὶ δὲ καὶ ⟨οἱ⟩ ἔμετοι τὸ
63 φλέγμα | ὑπεξάγοντες καὶ οἱ ἐλλεβορισμοί. ἐπὶ δὲ ταῖς τοιαύταις κενώ-
σεσι θαψίας χυλὸν προσαλείφειν τῷ ἤτρῳ καὶ τῇ ὀσφύϊ, καὶ μάλιστα
ἢν ἰσχναίνηται, καὶ μετὰ κηρωτῆς πραΰνειν τὰ ᾠδηκότα καὶ μαλάγματα
11 ἐπιτιθέναι εὐώδη. τὰς δὲ ἀρρώστους κύστεις καὶ μὴ δυναμένας τὸ οὖρον
ἐπὶ πλέον κατέχειν ἰᾶσθαι καὶ γυμνάζοντα καὶ ἀνατρίβοντα, ὥσπερ ἐν
12 τῇ παραλύσει εἴρηται. τὰ δὲ οὐρητικὰ μὴ προσφέρειν, ἐπιθεμάτων δὲ
τῶν αὐτῶν πειρᾶσθαι καὶ διαίτης τῆς ἄλλης θερμοτέρας· τῷ γὰρ θερμῷ
πάντα ἐγκρατῆ γίγνεται, τὸ δὲ ψυχρὸν ἀκρατέστατον τῇ κύστει.

1 καὶ – ἐνείης] *cf.* Ibn Hubal, *K. al-Muḫtārāt*: p. 222,4sq. Kon. 2 χρὴ – 20 κύστει] Rhaz. Liber cont.: X 90,18–91,3 4 μελανθίου] *v.* Diosc. De mat. med. III 79: II 92,12sqq. Wellm. 7 νάπυϊ] *v.* Diosc. De mat. med. II 154: I 220,4sqq. Wellm. 11 ἑρπύλλου] *v.* Diosc. De mat. med. III 38: II 50,7sqq. Wellm. Theophr. Hist. plant. VI 7,5sq.: II 48,1sqq. Hort K. Lembach, Pflanzen, p. 168sqq. 12 νάρδου Κελτικῆς] *v.* Diosc. De mat. med. I 8: I 12,22sqq. Wellm. 12sq. ἀγαθοὶ – ὑπεξάγοντες] Aët. Libri med. XI 24: Ruf., p. 108,26 Da. 14 θαψίας] *v.* Diosc. De mat. med. IV 153: II 298,3sqq. Wellm. Plin. Nat. hist. XIII 124sqq.: II 341,21sqq. Mayh. Theophr. Hist. plant. IX 20,3: II 316,14sqq. Hort R. Strömberg, Pflanzennamen, p. 127 15sq. μετὰ – εὐώδη] Aët. Libri med. XI 24: Ruf., p. 108,27 Da. 17sq. ἰᾶσθαι – προσφέρειν] Aët. Libri med. XI 24: Ruf., p. 109,5–7 Da. 19 καὶ – θερμοτέρας] Aët. Libri med. XI 24: Ruf., p. 109,7 Da. 19sq. τῷ – κύστει] *cf.* Hipp. Aph. V 22: IV 540,3–5 L.

1sq. οὐρητῆ. . . τοῖς ἄλλοις *(lac. ca. 13 litt.)* M: οὐρητῆρος . . . τοῖς ἄλλοις ψ: *supplevi*: οὐρητῆρος ἐνιείης. Χρὴ δὲ τοῖς ἄλλοις *suppl. Da.* 2sq. χρῆ. . . κλύσματα *(lac. ca. 10 litt.)* M: χρῆσθαι . . . κλύσματα ψ: *suppl. Da.* 3 ἐλλε. . .ανος *(lac. ca. 7 litt.)* M 10 ῥίζα MLW 12 οἱ *addidi* 13 οἱ *om. Ma.* 14 χυλῷ L προσαλείφειν M: παραλείφειν ψ 15 οἰδικότα M: οἰδηκότα LP *Ma.*: *corr. Da.* 16 περὶ τοῦ μὴ δυναμένου κατέχειν τὸ οὖρον M *in mg.* δυναμένας M 17 ἀνατρίβοντα M 18 προσφέρειν M 19 θερμοτέρας M 20 ἀκρατέστατον M *post* κύστει (φύσει L) *subscr.* τέλος LFφ *(v. A. Sideras, Beiträge, p. 39)*

den Darm zu verabreichen oder ihn durch die Harnröhre *einzuführen.*
Und was die sonstigen Darmspülungen *betrifft, so muß man* die stär- 8
keren anwenden. *Solche* Darmspülungen sind: Aufguß von Kürbis,
schwarzer Nieswurz, Schwarzkümmel und Tausendgüldenkraut; denn
er fördert (die Wiedererlangung) des Wahrnehmungsvermögens. Diese
(Mittel) können in den After eingeführt werden, aber von der Harn-
röhre muß man sie fernhalten, da sonst Gefahr besteht, daß sie ver-
eitert. Man muß auch oft Pflaster aus gekochtem Harz rings um den 9
Unterleib und die Lende auflegen, mit Senf unaufhörlich wärmen und
empfehlen, im Meer wie auch in warmen Gewässern zu schwimmen,
und überhaupt erhitzen und Getränke zuführen, die zugleich wärmen
und sich auf die Blase auswirken, wie etwa die Frucht vom Mönchs-
pfeffer sowie die Wurzel der herakleischen Mutterwurz, die Wurzel
der Bärwurz, äthiopischen Kümmel, Quendelsamen und Wermut-
blätter zusammen mit keltischer Narde. Gut sind auch das Erbrechen, 10
weil es den Schleim herausbefördert, sowie die Nieswurzkuren. Bei
derartigen Entleerungen bestreiche man außerdem den Unterleib und
die Lende mit dem Saft der Thapsia, vor allem wenn (der Kranke)
abmagert, und man verschaffe den angeschwollenen (Körperpartien)
durch Wachssalbe Linderung und lege wohlriechende erweichende
Mittel auf. Die erkrankten Blasen, die den Urin nicht längere Zeit 11
hindurch halten können, heile man durch Leibesübungen und Ein-
reibungen, wie es im Falle der (Blasen)lähmung gesagt worden ist.
Die harntreibenden Mittel darf man aber nicht geben, vielmehr mache 12
man einen Versuch mit den gleichen Umschlägen und der sonstigen
wärmeren Lebensweise; denn durch das Warme wird alles kräftig, das
Kalte dagegen wirkt sich auf die Fähigkeit der Blase, (den Urin) zu
halten, sehr nachträglich aus.

INDICES

* = exempla; → = vide

I. INDEX NOMINVM

II. INDEX VERBORVM